中国流动人口
基本公共卫生服务
均等化研究报告

王培刚　著

U0250481

WUHAN UNIVERSITY PRESS
武汉大学出版社

图书在版编目(CIP)数据

中国流动人口基本公共卫生服务均等化研究报告/王培刚著.—武
汉：武汉大学出版社,2022.12
ISBN 978-7-307-23052-1

Ⅰ.中… Ⅱ.王… Ⅲ.流动人口—公共卫生—卫生服务—研究报
告—中国 Ⅳ.R199.2

中国版本图书馆 CIP 数据核字(2022)第 066158 号

责任编辑:林 莉 责任校对:李孟潇 版式设计:马 佳

出版发行: **武汉大学出版社** (430072 武昌 珞珈山)
(电子邮箱:cbs22@whu.edu.cn 网址:www.wdp.com.cn)
印刷:武汉邮科印务有限公司
开本:720×1000 1/16 印张:23.25 字数:378 千字 插页:1
版次:2022 年 12 月第 1 版 2022 年 12 月第 1 次印刷
ISBN 978-7-307-23052-1 定价:88.00 元

前　　言

本研究报告分为背景介绍和实证研究两个部分。背景介绍部分由第一章到第六章构成，系统研究了相关政策和学术文献的演进历程与研究现状，并构建了评价指标体系。实证研究部分是研究报告的主体部分，由第七章到第十六章组成。该部分主要利用近10年全国流动人口动态监测调查数据，分析了流动人口重点项目、重点人群基本公共卫生服务项目的均等化利用及影响因素，揭示了当前流动人口基本公共卫生服务均等化面临的新特点、新挑战，并据此提出政策建议。各章的主要研究内容如下：

第一章以我国流动人口管理政策转变过程为线索，勾勒出我国流动人口基本公共卫生服务均等化的发展历程、成效及面临的挑战。第二章主要研究了德国和日本在推进基本公共卫生服务均等化过程中的相关政策经验。第三章在政策总体脉络及研究意义的基础上，致力于从政策的文本内容方面着手，梳理综合性基本公共卫生服务均等化以及其中与流动人口有关的政策。第四章梳理总结了我国各地的基本公共卫生服务均等化政策与实践探索经验。第五章利用文献计量学，从期刊分布、时间趋势和关键词聚类等方面对近三十年来的流动人口基本公共卫生均等化相关文献进行了梳理归纳和可视化分析。第六章对流动人口基本公共卫生服务均等化评价指标体系的内涵、逻辑、构建与运用进行了分析与探讨。

第七章结合全国流动人口动态监测调查数据以及第七次全国人口普查数据，对我国流动人口总量、性别比例、年龄结构、家庭规模、教育分布、居留意愿等方面进行了分析。第八章对户籍制度改革后我国流动人口与户籍人口基本公共卫生服务的利用状况进行了比较分析。第九章研究了"全面二孩"政策前后流动育龄妇女避孕行为的变化。第十章从流动孕产期妇女卫生保健服务利用现状深入剖析基本公共卫生服务项目中孕产期服务存在的不足。第十一章从流动儿童接受儿童保健服务方面进行了分析。第十二章探讨了流动老人基本公共卫生服务利用现状和自评健康状况及其影响因素。第十三章分析了流动人口健康素养的基本情况、影响因素以及存在的问题。第十四章分析了我国流动人口就医行为的利用现状，并探讨了流动人口基本公共卫生服务与就医行为之间的关系。第十五章从社会融入视角出发研究流动人口基本公共卫生服务利用问题。第十六章分析了边境地区流动人口的基本特征及其历年演变趋势，比较边境地区与非边境地区、边境地区内部的基本公共卫生服务利用状况及发展情况。

本研究报告所涉及的流动人口主要是指在流入地居住半年及以上，非本区（县、市）户口的 15 周岁及以上流入人口。目前，国家提供 14 类 55 项基本公共卫生服务项目，户籍或非户籍人口均可免费享受以上 14 类国家基本公共卫生服务，包括建立居民健康档案、预防接种、健康教育、0~6 岁儿童健康管理、孕产妇健康管理、慢性病患者健康管理（高血压和 2 型糖尿病）、65 岁以上老年人健康管理、严重精神障碍患者管理、中医药健康管理、肺结核健康管理、传染病和突发公共卫生事件报告和处理、免费提供避孕药具、卫生计生监督协管、健康素养促进行动。近 10 年以来，国家大力推动流动人口在基本公共卫生服务项目上与户籍人口同等免费享受的政策措施，积极维护了流动人口的基本健康权益，有效地缩小了基本公共卫生服务利用的城乡差距，推动了流动人口的城市融入和社会和谐发展。因此，本研究报告基于实证数据分析了流动人口基本公共卫生服务均等化利用的基本趋势及其影响因素，并为政策的实施提供学术上的循证支持。

本研究报告的数据资料主要来源于 2009—2018 年全国流动人口动态监测调查数据。该数据是由国家卫生健康委员会（原国家卫生计生委员会）自 2009 年起每年组织开展的大规模全国性流动人口抽样调查数据。调查采取分层、多阶段、与规模成比例的 PPS 方法抽样，在全国范围内对流动人口及家庭成员进行连续断面监测，调查点覆盖全国 31 个省（区、市）和新疆生产建设兵团中流动人口较为集中的流入地。此外，本研究报告还广泛利用了《中国卫生健康统计年鉴》、《中国人口和就业统计年鉴》等相关公开数据。

本研究报告是基于研究阐释党的十九届四中全会精神国家社会科学基金重点项目"推动流动人口基本公共卫生服务均等化、可及性研究"部分成果完成的。在研究过程中，有些成果获得了有关省部级、国家卫健委司局级领导的肯定性批示与采纳，有些发表在《中国社会科学报》、《中国人口报》等报刊媒体上。在课题的执行过程中，数据的分析和初稿的撰写得到了课题组成员的大力协助，按照各个章节的顺序，他们依次是梁静、吴淑琴、余秋静、陈宗顺、郑思、张刚鸣、王岑、马小茜、李宁宇、郑晨、杨银梅、喻研、贺安琦、姜俊丰、许心怡。中南财经政法大学徐鹏副教授协助本人进行了统稿的部分工作。

　　流动人口基本公共卫生服务均等化是我们课题组近年来长期关注的话题，先后主持了美国中华医学基金会项目、武汉大学自主科研经费项目等多项课题，也发表了一系列国际期刊论文，培养了多名研究生。在此基础上，获批国家社会科学基金重点项目的立项资助，在此要特别感谢参与该项课题的各位专家学者，特别是武汉大学的何启强教授、四川大学的潘杰教授、山东大学的周成超教授、国家卫健委发展卫生研究中心的郝晓宁研究员。正是因为他们的支持和参与，使得课题能够按照预定的目标进行开展，并获批免于鉴定结项。

　　本研究报告的顺利出版得到了武汉大学出版社的大力支持！正是由于武汉大学出版社法商分社林莉社长的大力支持，以及她认真细致的工作态度，才促使本研究报告得以顺利、高质量出版。当然，本研究报告的数据虽然来源于全国流动人口动态监测调查数据，也受资助于国家社会科学基金重点项目，但其学术观点和研究结论仅代表作者的立场，和其他方面无关。由于时间和能力的问题，漏错之处在所难免，望广大读者和学界朋友批评指正！

王培刚

2022 年 5 月 8 日

目　　录

第一章 流动人口基本公共卫生服务均等化的成效与挑战

党的十九大明确提出，中国特色社会主义进入新时代，我国社会主要矛盾已经转化为人民日益增长的美好生活需要和不平衡不充分的发展之间的矛盾（习近平，2017）。这一重要论断为我国下一阶段的改革进程指明了方向。此后，党的十九届四中全会进一步强调，要完善国家公共服务制度体系，推进基本公共服务均等化，加强普惠性、基础性、兜底性民生建设，保障群众基本生活（辛向阳，2019）。上述中央文件表明，推进基本公共服务均等化已成为解决好我国社会发展不平衡不充分问题的重要举措。毋庸置疑，基本公共卫生服务作为社会公共服务中最基础的部分，与广大民众最根本的健康利益息息相关。但现实情况是，当前我国不同地区、城乡以及群体之间的公共卫生服务水平仍然存在着显著差异，这在一定程度上会影响到社会生活场域的健康不平等。因此，全面实施基本公共卫生服务均等化政策，不仅有助于切实缓解健康不平等的现实困境，也是满足人民群众美好生活需要、实现社会可持续发展的必由之路。

新时代的社会建设离不开"流动人口"这一参与主体的重要贡献。改革开放以来，我国经济快速稳定发展，城镇化与工业化进程不断加快，流动人口规模也在不断增多：从1978年不过百万人，已增长到2020年3.76亿人（国家统计局，2021），约占总人口的26.62%。大规模的人口流动激活了劳动力资源的更新配置，促进了经济快速增长和城市繁荣，推动着经济社会各项事业的发展。因此，解决好流动人口的平衡与充分发展问题已成为新时代国家治理能力创新的必然要求。其中，流动人口的健康问题则是需要特别关注的一个领域，这是因为健康状况不仅会影响流动人口自身的生存发展、社会参与和家庭幸福，而且健康作为人力资本的构成要素之一，对于保障城市劳动力有效供给、促进经济稳步增长具有现实意义，同时也直接关系到"健康中国"战略目标的顺利实现。

　　实现基本公共卫生服务均等化，可以保障流动人口的基本公共卫生需求，有效提升身心健康水平。随着我国经济社会的发展，流动人口管理体制不断变化，围绕流动人口的基本公共卫生服务政策也在逐渐完善。本章将以改革开放以来国家在流动人口管理政策方面的变化为主线，回顾梳理流动人口基本公共卫生服务均等化的发展历程，并展示基本公共卫生服务政策所取得的成效以及未来面对的挑战，从而为我国全面推进基本公共卫生服务均等化提供政策参考与借鉴。

一、流动人口基本公共卫生服务均等化的发展历程

　　随着我国市场经济体制、政府职能和执政理念的转变，流动人口管理模式呈现出一定的阶段性特征，大体上可以分为人口流动管制阶段(1978—1989年)、人口流动开放阶段(1990—1999年)、人口流动加快阶段(2000—2008年)、人口流动深化阶段(2009—2014年)和人口流动转型阶段(2015年至今)。在这些阶段，我国流动人口管理模式经历了由重管理到重服务的转变。与此同时，服务内容和服务对象也经历了由单一向多元、由重点人群向均等化方向的转变。总体而言，在不同阶段，我国基本公共卫生服务的发展同时受到流动人口管理体制转变和我国医药卫生体制改革的影响和促进。

(一)1978—1989年：基本公共卫生服务处于萌芽时期

　　1978年以前，严格的计划经济管理和城乡户籍管理限制了人口的大规模流动。改革开放后，由于城市经济扩张，出现了城市劳动力短缺情况，在农村劳动力富余与城市劳动力短缺的双重契机下，近百万人口离开农村户籍所在地，第一代流动人口由此产生。此时的流动人口也被称为农民工，他们整体上年龄偏年轻化，文化程度低，多流向东北老工业基地和一些资源丰富的地区，主要从事建筑业和制造业(段成荣，2009)。当时政府对于流动人口的管理还处于"摸着石头过河"的探索阶段，各地政府延续了计划经济时期留下的传统管理思路，形成了"户籍属地"管理方式下的防范型管理模式，即以公安部门为管理主体，对流动人口进行以治安管理为主的模式(傅崇辉，2008)。这种管理模式强调被管理者的

义务属性，忽视了流动人口的权利属性，导致其没有充分享受到教育和健康等基本公共服务的权利。

此阶段的医疗卫生所有制结构发生了变化，由以往的单一公有制转变为多种所有制并存的结构体制（郭均平，2010），公共卫生服务领域也从"政府全额补助"转为"自收自支、自负盈亏"的企业化模式（樊立华，2014），卫生事业的公益性服务大幅度下降。虽然在新旧管理体制的交替期，预防保健服务难以落实到基层，但为了实现世界卫生组织在 1978 年《阿拉木图宣言》中提出的"人人享有基本医疗保健"这一人类共同愿景，国家相应地制定了"2000 年人人享有初级卫生保健"的战略目标。初级卫生保健是指第一线的、基本的或群众最先接触的卫生保健服务（孙德俊，2007），其主要内容包括：开展对当前流行的卫生问题以及预防和控制方法的宣传教育；改善食品供应和适当的营养；提供安全饮水和基本环境卫生；加强妇幼卫生保健和计划生育；主要传染病的免疫接种；预防和控制地方病；妥善治疗常见病和伤残；提供基本药物等。在此阶段提出的初级卫生保健是基本公共卫生服务的前身。各地区积极探索实现人人享有初级卫生保健的实践路径，构建了比较健全的城乡三级医疗卫生网。从时间维度来看，这一阶段处于我国基本公共卫生服务的萌芽时期，对于流动人口是基于户籍地管理，因而主要由农村医疗机构为其提供初级保健服务。

（二）1990—1999 年：基本公共卫生服务处于探索时期

1990 年至 1999 年期间我国经济持续向好，流动人口规模随之迅速增长，其在总人口中的比例也在不断上升。尤其是 1992 年邓小平同志南方谈话后，以珠三角和长三角为中心的东南沿海发达地区以及北京、上海等大中城市的经济得到大力发展，吸引了大规模的流动人口。1990 年的流动人口在全国总人口中的比例已经从 1982 年的 0.66% 提高到 1.89%，到 1995 年又进一步提高了五倍，部分城市中流动人口占城市总人口的比例升至 10% 以上（段成荣，2008；段成荣，2012）。此时，国家不再局限于流动人口的治安管理，其他类型的服务也相继进入到相关政策之中。例如，1991 年出台的《流动人口计划生育工作管理办法》对流动人口避孕节育技术支持、费用报销等相关内容做出初步规定，而在 1995 年发布的《中央社会治安综合治理委员会关于加强流动人口管理工作的意见》中，又提出了"因势利导、宏观调控、加强管理、兴利除弊"的工作指导思想(陆继霞,2019),明确规定应该由卫生主管部门负责流动人口的健康检查、节育技术服务、卫生防疫工作(刘亚娜,2020)。

这一时期对于医疗卫生体系中的基层卫生服务而言,仍处于不断探索完善的阶段。1997年,全国社区卫生服务工作现场研讨会首次提出了发展社区卫生服务,指出要通过合理定位社区卫生服务机构的功能,重构城市卫生服务体系,积极扩展社区卫生服务内容,逐步为社区居民提供包含预防保健、慢性病治疗和健康教育等在内的综合性基本医疗和公共卫生服务(李长明,2003;张平,2007)。1999年,原卫生部联合财政部等十部委共同发布了《关于发展城市社区卫生服务的若干意见》,提出"小病进社区、大病到医院"的工作方针,切实解决好群众看病难、看病贵的问题(周亚东,2007)。这一文件出台后得到了各省市的快速响应,但由于各地经济发展不平衡,政府财政投入不均衡(尹文强,2004),导致我国社区卫生服务发展依然存在区域差异的问题。

(三)2000—2008年:基本公共卫生服务处于调整时期

进入21世纪以来,流动人口呈现出快速增长的势头。到2000年,数量已经超过1亿人,2005年则达到近1.5亿人。沿海发达地区(珠三角和长三角)对流动人口的吸引力持续上升,流动人口中男女两性性别比结构逐渐趋于平衡,家庭化流动迁移成为人口流动的新特征;同时,流动育龄妇女数量也在逐渐增多,并且教育水平也在不断提高,这对所在城市计划生育工作提出了更高要求(陈洪,2019)。此阶段的政策服务对象主要是户籍地为农村的城市务工流动人口及流动妇女,并开始重视这一群体的健康需求。随后,国务院陆续发布了《关于做好农民进城务工就业管理和服务工作的通知》、《关于解决农民工问题的若干意见》和《关于切实做好当前农民工工作的通知》,逐渐关注到流动人口的属地化管理,以及传染病防控、职业健康、社会和医疗保障等多个健康相关领域(郑韵婷,2017)。

2007年,在党的十七大报告中首次提出了卫生医疗系统的"四梁八柱"概念,其中"四梁"包括公共卫生体系、医疗服务体系、医疗保障体系和药品供应体系。在2008年召开的全国卫生工作会议上又明确提出,要着力推动我国卫生事业改

革发展，为逐步实现人人享有基本医疗卫生服务的目标而努力奋斗(王丽平,
2008)。这是第一次从社会公平正义的角度明确了人人享有基本医疗卫生服务的
重要性，从而为后续施行"均等化"政策奠定了基础。此时，一些政府部门(如全
国总工会、国家安全监管总局等)也开始重视流动人口这一特定人群的健康问题，
牵头发起了农民工健康相关的系列活动(如"关爱农民工生命安全与健康特别行
动"(冯瑾,2006))。这些活动的开展营造出关爱农民工生命安全与健康的良好氛
围，有效保障了农民工群体的安全与健康合法权益。但是，此阶段流动人口依然
没有享受到更为丰富的公共卫生服务内容。

(四)2009—2014 年：基本公共卫生服务步入规范化时期

2009 年，人口流动开始从以"经济型"流动为主转向以"经济型+社会型"流
动的模式。流动人口的平均年龄增加，流动儿童和流动老人数量不断上升，对于
卫生服务的整体需求也在增长。然而，这一群体的健康素养较低，健康就医意识
较弱，这给流入地增加了传染病发病的风险以及慢性病的经济负担。

2009 年，国务院发布了《关于深化医药卫生体制改革的意见》和《2009—2011
年深化医药卫生体制改革实施方案》，将"促进公共卫生服务逐步均等化"作为其
深化改革的重点。财政部联合原卫生部发布的《关于促进基本公共卫生服务逐步
均等化的意见》则明确阐述了"基本公共卫生服务均等化"的概念内涵，而在同期
发布的第一版基本公共卫生服务项目规范中，制定了九类基本公共卫生服务项
目，但在基层实际工作中并未覆盖流动人口。2012 年，国家人口计生委、人力
资源社会保障部、中央综治办、财政部联合发布《关于创新流动人口服务管理体
制推进流动人口计划生育基本公共服务均等化试点工作指导意见》，提出在 40 个
城市开展建立健全流动人口健康档案、开展流动人口健康教育工作、加强流动儿
童预防接种、落实流动人口传染病防控措施、加强流动孕产妇和儿童保健管理、
落实流动人口计划生育基本公共服务六个试点项目。这一试点工作创新了流动人
口管理体制，极大地促进了流动人口基本公共卫生服务均等化的进程。此后，国
家专门出台了相关政策，明确提出要大力推进流动人口卫生和计划生育基本公共
卫生服务均等化(王晓霞,2017)。2014 年，原国家卫生计生委等五国家部委进一
步提出到 2020 年，要建立流动人口基本公共卫生计生服务均等化的运行机制，

并做好流动人口基本公共卫生计生服务均等化工作。在 2009 年新医改之后的五年时间里，中央政府高度重视基本公共卫生服务均等化问题，每年都会出台相应的相关工作方案和政策，推动流动人口基本公共卫生服务均等化工作。但是，由于户籍制度的存在，政府服务项目在配套物资、人力资源以及经费安排方面一直是按照户籍人口的规模来设计的，并未将流动人口纳入服务范围。因此，这一时期我国不同地区的流动人口所享有的基本公共卫生服务还是存在着较大差异。

(五)2015 年至今：基本公共卫生服务进入均等化时期

2015 年以来，我国人口流动处于转型阶段，迁移模式出现了一些新的特征：一是新生代成为流动人口的主要构成部分；二是人口流向的多元化，由以往的东南沿海单向流动向城市群流动转变，越来越倾向于选择就地就近流动、由珠三角流动为主向以长三角流动为主转变；三是有更强的融入城市意愿，工作模式由"亦工亦农"向"全职非农"转变、生活上由"谋求生存"向"追求平等"转变（段成荣，2020）。年轻化、追求平等、多元流动的特征对于全国各地的卫生服务工作都提出了新的要求。为了适应这些新的流动特征，流动人口健康政策也逐步呈现出维度多元化、理念均等化、政策体系化的特点。例如，《"十三五"推进基本公共服务均等化规划》等政策文件就是以流动人口健康为中心，要求重点关注流动育龄妇女、流动学龄儿童和新生代流动人口健康，涉及健康管理、传染病防治、慢病防控、职业健康和心理健康、性与生殖健康、老年人健康等不同领域。

2016 年 8 月，习近平总书记在全国卫生与健康大会上指出，基本公共卫生服务均等化工作是保证人的全面发展最基础最根本的保障，是体现社会主义公平正义在健康领域的重要举措，是新医改以来"强基层"的重要实施载体。同年 10 月《"健康中国 2030"规划纲要》发布，包括八篇 29 章内容，其中第三篇为"优化健康服务"，而"强化覆盖全民的公共卫生服务"构成了此篇的首要内容，这突显了公共卫生服务的重要性。2017 年 10 月，习近平总书记在党的十九大中提出"实施健康中国战略"，这进一步明确了基本公共卫生服务作为健康中国建设的重要内容。从这一系列的政策文件中可以看出，我国对基本公共卫生服务均等化工作高度重视，并且开展了卓有成效的政策实践。但是，当前全国基本公共卫生服务均等化水平还有待提升，因此还需要进行更深入的探索。

总体而言，我国流动人口政策经历了从严格限制管理到大力服务保障的转变，人口流动特征也经历了由单人、短期性、谋求生存的流动到家庭化、长期性、追求平等发展的转变。这些政府层面治理理念的变化以及流动人口对美好生活的更高需求，共同促进了我国基本公共卫生服务均等化的发展和实现。

二、流动人口基本公共卫生服务均等化的政策成效

改革开放40多年来，作为国家基本公共服务体系的重要组成部分，流动人口的基本公共卫生服务机制逐渐健全，服务内容逐渐完善，财政投入逐渐加大，在基本公共卫生服务提供模式、资金筹集、支付模式、组织结构以及资源配置等方面都已经形成了一套相对完善的制度体系。这些成效进一步促进了均等化的实现和服务理念的完善。具体而言，主要政策成效包括以下四个方面。

第一，多部门合作机制的建立。为了给流动人口提供更全面的健康保障，国家相关政府部门不断更新观念、大胆实践，积极探索实现流动人口基本公共卫生服务均等化的体制、机制、方法和措施。客观而言，流动人口管理涉及多个政府部门，既包括治安部门、人力资源和社会保障部门，也涉及卫生健康、民政、住建、教育等部门，各部门之间的工作是相辅相成、互为支撑的。随着流动人口卫生服务需求水平的提高和现代网络技术的快速发展，政府部门积极探索利用信息化手段开展流动人口服务管理，搭建了全国流动人口信息管理平台，建立了网络化协作工作机制。利用国家和省级平台，通过社区居委会和社区卫生服务中心(站)建立重要信息的快速反应通道，从而为推动流动人口服务管理"一盘棋"工作奠定基础。

第二，公共卫生服务体系的形成。2009年，原卫生部首次下发了《基本公共卫生服务方案》，确定了九类服务项目和细则，建立了一套经费管理制度，确立了一条完善的实施路径(胡同宇，2015)。此后，在国务院深化医药卫生体制改革的政策文件中基本都会涉及推动基本公共卫生和计生服务的均等化、提升人均服务经费财政补助标准等方面的内容。在国家卫生健康委的部门文件中，每隔一两年也会出台更加详细的加强基本公共卫生服务项目的政策通知，这些都已经成为制度保障和政策执行的惯例安排。通过以上十年的政策解读，我们发现流动人口

基本公共卫生服务项目已经由"重数量"逐渐向"重质量"转变，由关注普通流动人群向普惠与重点人群并重转变，由试点区域、小额配套到全面覆盖、与当地经济发展相适应的经费投入方式转变。到 2020 年，我国流动人口的基本公共卫生服务均等化制度体系基本形成，覆盖面扩大、服务内容增加、质量提升、资金管理以及项目绩效考核评估等工作机制基本形成。

第三，服务项目数量的扩增。为流动人口提供的基本公共卫生服务项目最初仅为计划生育，到 2014 年则明确提出优先落实好流动儿童预防接种、传染病防控、孕产妇和儿童保健、健康档案、计划生育等五类基本公共服务，2017 年再次提出在流动人口中全面落实十一类基本公共卫生服务项目（王晓霞，2017）。根据全国流动人口动态监测十年数据的统计结果显示，流动人口健康档案建档率在 2013 年至 2018 年从 15% 提升至 40%，接受健康教育率从 44% 提升至 85%，孕期建册比例达 92% 以上，接受过至少一次产前检查的比例接近 100%；91.88% 的流动儿童建立了《0~6 岁儿童保健手册》，64.96% 的流动儿童在过去一年中接受了免费健康检查；流动儿童建立《预防接种卡》基本实现全覆盖，90% 的流动适龄儿童接种了国家免疫规划规定的疫苗；绝大部分地区实现了流动人口现居住地的计划生育免费服务，流动人口避孕药具服务免费覆盖率达 98% 以上，避孕率达到 88.6%。另据 2016 年七省流动人口抽样调查显示，流动人口的总体健康素养水平为 36.7%，高于同年我国居民 11.58% 的平均健康素养水平（国家卫健委，2017）。

第四，流动人口健康水平的提升。现阶段，我国已基本实现流动人口基本公共卫生服务与户籍人口同宣传、同管理、同服务。具体的健康服务成效包括：①对流动儿童开展免费疫苗接种后，降低了全国儿童百日咳、白喉、麻疹、结核、脊髓灰质炎、破伤风、乙肝、甲肝等传染病的发病率；流动人口结核病患病率从 2008 年的 66%，下降至 2013 年的 4.48%，传染病得到有效控制；②流动孕产妇住院分娩率达 95%，流动人口孕产妇死亡率、5 岁以下儿童死亡率、婴儿死亡率均有不同程度的下降，缩小了与本地居民妇幼健康的差异（肖丽萍，2008）；③流动人口健康素养逐步提高，2020 年流动人口对基本公共卫生服务项目的知晓率达到 90%，东、中、西部地区健康素养水平分别达到了 24%、20% 和 16%（李莉，2018）；④2011 年流动人口医疗保险参保率为 69.4%，到 2016 年参保率升至

89.1%(黄瑞芹,2019)。由上可知,我国基本公共卫生服务均等化和医疗保险的全覆盖极大地促进了流动人口的健康平等。

三、流动人口基本公共卫生服务均等化的现实意义

基本公共卫生服务均等化是我们党坚持以人民为中心、坚持在发展中保障和改善民生的重要举措,是完善国家公共卫生服务体系的重要组成部分。推进流动人口基本公共卫生服务均等化则构成了深化医药卫生体制改革的重要工作之一,具有以下三个方面的现实意义。

首先,以全人群视角保障公民基本健康需求。我国70年的卫生与健康发展经验证明,重视初级卫生保健、全面开展基本公共卫生服务是保障人民健康的有效方式。基本公共卫生服务项目覆盖我国全体人民,涉及人民群众方方面面的健康需求。其有效实施和均等利用可显著提高居民健康意识,改变不良健康生活方式,减少健康相关危险因素,预防和控制传染病及慢性病的发生和流行,建立起维护居民健康的首道屏障(郭海健,2018)。可见,促进基本公共卫生服务均等化,是一项惠及全人群、全生命周期的民生工程(肖子华,2018)。而做好流动人口健康服务工作则是贯彻执行党中央、国务院决策部署的重要体现,也是惠及民生需求、提升民生福祉的重要途径。概言之,以全人群视角保障我国公民的基本健康需求,充分彰显了社会主义国家的制度优越性。

其次,以全方位策略促进流动人口可持续发展。实施基本公共卫生服务均等化政策,有助于缩小地区之间、城乡之间和不同群体之间的健康水平差距,满足人民群众对美好生活的共同需要。对于流动人口而言,推进基本公共卫生服务均等化不仅可以实现流动人群的健康发展,也可以有效促进流动人口的社会融合。经验研究表明,地区的公共卫生、基础教育、公共就业及基本社会保障水平越高,流动人口社会融合程度也越强(薛艳,2016)。因此,通过全方位的策略推进流动人口健康和社会融合,有利于流动人口的可持续发展,进而提升了社会治理现代化的水平。

最后,以全生命周期健康管理助力建成"健康中国"。国家基本公共卫生服务项目是以儿童、孕产妇、老年人、慢性疾病患者为重点人群,面向全体居民免

9

费提供的最基本的公共卫生服务。从时间维度来看，这些重点人群是全生命周期健康管理的重要环节，从儿童到老年人均可享受到相应年龄的基本公共卫生服务项目。例如，深圳市卫生健康部门根据市民健康服务新需求，全面整合卫生、计生服务资源和项目，为市民免费提供覆盖全生命周期的 28 项优质卫生与健康服务项目，让市民更加公平地享受系统连续的预防、治疗、康复、健康促进等健康服务。全生命周期服务的提供不仅推动了整合性医疗的落实和实现，还进一步推动"以治病为中心"向"以健康为中心"服务理念的转变，不断满足全面推进健康中国建设、全面建设社会主义现代化强国的内在需要（郑韵婷，2017）。

四、流动人口基本公共卫生服务均等化面临的挑战

推进流动人口基本公共卫生服务均等化，这不仅关涉流动人口的生存与健康保障，同时也与我国新型城镇化与工业化建设紧密相关。在新时代背景下，流动人口基本公共卫生服务均等化工作主要面临以下三个方面的挑战。

一是在公共卫生服务动态管理方面存在挑战。流动人口问题从表面上看是由人口空间分布变化引起的，是人口自身的发展问题。但实际上，它也是涉及个人和家庭发展、城乡统筹协调、社会稳定公平的问题。推进基本公共卫生服务需要合理、完整、有效、科学的管理和服务机制才能发挥其公共卫生职能。目前，虽然已经建立有全国流动人口监测网络，但是各部门之间信息未完全共享，单一、分散的信息还未能得到有效整合，不利于准确及时把握流动人口变动规律。因此，推进流动人口基本公共卫生服务均等化，需要采用科学合理的社会管理模式以切实提高基本公共服务可及性和利用率。

二是在公共卫生服务内容决策方面存在挑战。随着医疗卫生服务改革和"健康中国"战略向纵深推进，我国基本公共卫生服务的供给数量和质量将不断提升。而流动人口对基本公共卫生服务的主动选择与实际需求逐渐增多，尤其在老龄化加快的时代背景下，从以往对计生服务的单一需求扩增为孕产妇保健、儿童疫苗接种、高血压管理、糖尿病管理等多维服务需求。然而，目前基本公共卫生服务存在着供给与需求不完全匹配的矛盾，服务的可及性程度还没有到达到理想状态。鉴于此，未来需要进一步深化对流动人口健康问题及基本公共卫生服务需求

的调查研究，在卫生服务均等化机制日益成熟的机制上加强可及性路径的探索，努力做好全方位、全周期的流动人口卫生健康服务保障工作，提升流动人口家庭发展能力，真正实现基本公共卫生服务的机会公平与结果公平。

三是在公共卫生服务能力建设方面存在挑战。基本公共卫生服务属于公共产品的范畴，其服务供给的有效提供是政府服务群众利益的直接体现，是现代化政府职能的一项重要功能，也是推动我国公共卫生服务体系高质量发展的重要举措。流动人口虽然是具有流动特征的群体，但为其提供基本公共卫生服务的机构均是辖区内的社区卫生服务中心(站)或者是卫生院(村卫生室)(郭静，2016)。推动流动人口基本公共卫生服务均等化，一方面需要优化我国基层卫生服务资源配置；另一方面，还需要提高流动人口的健康素养和健康意识。无论是硬性的资源配置，还是软性的群众健康需求意识，都需要扎扎实实做好健康政策的宣传及项目的推进，其本质还是对基层卫生服务机构投入的问题。现阶段，我国基本公共卫生服务资源配置不均衡，城乡基本公共卫生服务能力存在很大的差别。同时，基层人力资源配置方面也存在人员流动性大、素质能力不强的现象，这些问题都会一定程度上影响到基本公共卫生服务均等化的步伐。基本公共卫生服务是公民健康的首道防线，未来应该加强流动人口聚集与流动的分析研判，为他们提供均等、有效、适宜的基本公共卫生服务，切实解决好流动人口基本公共卫生服务的均等化、可及性问题。

第二章 流动人口基本公共卫生服务均等化的国际经验

改革开放以来，随着我国工业化的发展及城镇化的推进，流动人口数量显著增多。2020 年第七次人口普查数据结果显示，我国流动人口数量已达 3.76 亿人，超过全国人口总量的 1/4。相关研究结果显示，流动人口在基本公共卫生服务利用方面常处于劣势地位(冷晨昕，2020a；张检，2021)，这不利于全面推进我国基本公共卫生服务利用的均等化发展。

现阶段，我国正处于推动基本公共卫生服务均等化的关键时期。广泛借鉴其他发达国家在基本公共卫生服务方面的实践经验，能够为我国基本公共卫生服务均等化的推进工作提供有益的经验参考。其中，德国和日本与我国存在很多共同之处，其经验具有较强的参考价值：其一，在流动人口特征层面，两国的人口流动都存在规模较大以及从经济欠发达地区向经济发达迁移等特征；其二，在医疗保障体系层面，两国均有较为完善的社会医疗保障体系，能确保绝大多数公民对公共医疗保险的有效参与；其三在医疗筹资特点方面，两国均通过国家立法手段，强制雇员和雇主按工资比例缴纳保费，医院的支付费用由保险机构支付(饶克勤，2019)；其四，在改革方式层面，两国在"新公共管理"运动席卷全球的背景下，均采用了较为温和的改革方式(陈艳，2005；徐水源，2016)。基于以上分析，本章拟分别以德国和日本为例，致力于深入探讨上述两国在基本公共卫生服务均等化方面的实践经验及其启示价值。

一、德国基本公共卫生服务经验及其政策启示

(一) 德国人口流迁概况

随着第一次工业革命的兴起，德国城市地区开始快速发展，农村人口逐渐大

量涌入城市。1871 年，德国的统一为城市发展消除了许多障碍，城镇人口超过总人口的 1/3(肖辉英，1997)。随着工业化与城镇化的迅速发展，流动人口规模不断扩大，1907 年德国的流动人口约占总人口数的 50%(陈丙欣，2007)。两德统一后，流动人口规模进一步扩大，且其人口迁移还表现出由东部向西部地区迁移的特征；1991 年至 2006 年期间，超过 200 万人从东德地区迁移到了西德地区(徐水源，2016)。近年来，德国因其较完善的福利制度体系吸引到越来越多的境外移民，2011 年境外移民数量为 634.2 万人，2020 年境外移民数量已增长至 1143.25 万人，占德国总人口的 13.7%①。其中，寻求庇护者的数量也在逐年增加：2015 年欧洲难民危机形成了"二战"以来最大的难民潮，而德国秉承着人道主义精神以积极接纳难民；至 2019 年，约有 183.9 万寻求庇护者②在境外移民中央登记册(AZR)上登记，这一数字比 2018 年增加了 3%。

大量国内外流动人口涌入德国的经济发达城市，必将给城市管理和公共服务供应带来严峻的挑战。同时，国际移民作为高度异质的群体，对基本公共卫生服务的需求也存在较大差异。因此，促进流动人口基本公共卫生服务均等化成为提高国民健康水平的一个重要方向。

(二) 德国流动人口基本公共卫生服务的现状特征

德国卫生服务保健的供给可分为三个方面，即初级卫生保健、门诊服务与住院治疗。具体内容包括传染病防治、精神健康服务、环境卫生服务及食品与药品安全等方面。以下将分别从医疗保险参保情况、卫生保健体系与卫生保健系统、预防保健服务利用情况和政策支持与法治保障四个方面，阐述德国流动人口基本公共卫生服务的现状特征。

1. 医疗保险参保现状

在德国，健康保险制度是以社会保险为基础的，其中包括法定健康保险

---

① 数据来源：德国联邦统计局(Destis)，https://www.destatis.de/EN/Themes/Society-Environment/Population/Migration-Integration/Tables/foreign-population-laender.html，访问日期：2021-06-26。

② 德国外国人中央登记册(AZR)将"寻求庇护者"定义为"出于国际法、人道主义或政治原因留在德国的外国人"。

(SHI/GKV)以及私人健康保险(PHI/PKV)。作为世界上首个建立社会医疗保险制度的国家，德国于 1883 年颁布了世界上第一部社会保险法《疾病保险法》。以国家立法手段为依托，德国的绝大多数公民都参加了医疗保险，而对于低收入或无收入的合法居民，也可以通过政府补贴的方式享受到法定医疗保险这一社会福利。在德国短期停留也需要购买健康保险，除非有效的健康保险到位，否则签证将不会发放。2017 年，德国法定健康保险覆盖了 89.3% 的公民，商业健康保险覆盖率为 34.3%，其中特定群体参加的是福利性医疗保障，如公务员、军人等。然而，由于护照和有效签证等证件限制，无证移民则不能参加医疗保险。

2. 卫生保健体系与卫生保健系统

根据卫生保健服务的内容，德国的卫生保健服务体系可分为两个层次：第一层次包括初级卫生保健服务和门诊保健服务，主要由家庭医生、私人诊所和护理机构三个主体来承担；第二层次是住院治疗，主要由规模较大的医院承担，如教会医院等。在管理体制方面，德国卫生保健系统自上而下可分为三级，即联邦卫生部、各州卫生局以及市县卫生所，其中联邦政府和州政府采用的是分权决策的管理模式。尽管德国卫生保健系统实行了垂直管理，但从联邦到各州的卫生保健工作则更多体现的是一种合作关系：联邦卫生部主要负责顶层设计，制定卫生服务规范和筹集资金；而各州的卫生局则负责医疗资源的调整与配置，以及监管医疗机构及其服务人员的行为等。

3. 预防保健服务利用情况

在德国，针对成年人的一级和二级预防提供了不同的健康检查，这些检查通过法定健康保险制度向特定年龄的男女免费提供，其主要目的是通过减少重要的危险因素来预防疾病，并在疾病的前兆或早期发现疾病，以防止疾病进展或成为慢性病。具体包括：一般健康检查(GHCs)、癌症筛查检查和牙科检查(DCU)(Starker，2021)。具有移民背景①的人与非移民群体在预防保健服务利用方面存在着不平等的情况，具有移民背景的群体在寻求预防保健服务过程中往往障碍重

---

① "移民背景"包括非德国国民以及 1949 年后父母或自己从另一个国家移民到德国的德国国民。

重,包括有限的医疗保险覆盖范围、语言障碍、歧视以及移民人口中有关预防保健的信息和获得预防保健的机会不均等(Rivenbark,2020)。此外,寻求庇护者最初会被安置在收容中心,由现场的诊所提供医疗卫生服务;再根据原籍国的不同,于抵达后6周至数月内可转往区域住宿中心,由区域卫生当局提供卫生保健服务,并使用与常住人口相同的保健服务安排(Biddle,2019)。

4. 政策支持与法治保障

20世纪末,德国开始承认移民国家的身份,并逐步制定了一系列积极的政策与措施来管理与服务外来移民,主要体现在反种族歧视和促进融合两个方面。为此,德国政府还增设了专门管理移民事务与促进移民融合的部门,包括联邦移民与难民局(BAMF)、移民及难民融合部、家庭事务部和联邦反歧视署。此外,为了推动外来移民更好地融入德国社会,德国还出台了一系列促进移民融合的法律法规,例如《国籍法》新《移民法》《反歧视法》和《平等对待法》等。

(三)德国针对重点人群的基本公共卫生项目

1. 妇幼保健

由于存在语言沟通障碍、文化差异、经济条件以及地域歧视等因素,移民身份通常被视为不利于妊娠结局的风险因素(David,2017)。德国的正规移民(即拥有合法身份居住在德国的移民群体)享有与本地人口同等的医疗保健权利,产科保健服务由法定医疗保险覆盖(David,2017)。对于德国境内的寻求庇护者,获得庇护、辅助保护或寻求庇护15个月以上的人都将得到与德国人基本相同的医疗保健,包括怀孕的医疗费用。根据德国现行的"产妇指令",所有孕妇都应该在怀孕期间参加10~12次产前体检,包括病史、血液检查和至少3次的超声波检查以及任何必要的检查和咨询等服务,以尽早在孕前期诊断出危险性怀孕的可能性(Brenne,2015),降低产妇以及新生儿的疾病风险。

2. 妇女癌症预防

德国出台了《通过临床癌症登记处进一步发展癌症早期检测和质量保证法》,

该法案的核心目标是提高现有癌症筛查计划的可及性、有效性以及保证该计划的质量，并根据《欧洲癌症筛查质量保证指南》将当前的宫颈癌筛查和结直肠癌筛查转变为基于人群的质量保证计划（Helou，2014），以进一步推进德国国家癌症计划的落实。其中，该计划针对 20 岁以上不同年龄组的妇女群体，定期由特定的癌症筛查机构进行宫颈癌、乳腺癌和结直肠癌这几种特定癌症的早期筛查与检测，而具有德国公民身份的移民妇女（除难民和寻求庇护者外的所有移民）也享有与非移民妇女同等的癌症预防保健服务。

3. 儿童和青少年疫苗接种

疫苗接种是法定医疗保险中预防保健服务的重要内容，参加法定医疗保险的雇员（参保义务人）及其家庭成员和未成年子女可自动成为被保险人，无需另外缴纳保险费即可享受同等的医疗保险服务待遇。换言之，无论是非移民还是移民儿童和青少年，只要其父母参加了德国法定医疗保险，即可享受疫苗接种服务和其他预防保健服务。德国常设疫苗委员会（STIKO），建议所有儿童在出生后的前两年对 12 种病原体进行基本免疫接种，具体包括白喉、破伤风、百日咳、乙型流感嗜血杆菌（Hib）、脊髓灰质炎、乙型肝炎、肺炎球菌结核、腮腺炎、风疹、水痘和脑膜炎球菌 C（Reiter，2009）。

（四）德国促进流动人口基本公共卫生服务均等化的实践与经验

1. 健全的疾病防控制度体系

德国国民基本都参加了法定医疗保险，其中包含传染病预防保健项目。各州在卫生保健项目上存在差异，但流动人口能够办理医疗保险转移接续，一定程度上降低了异地就医的困难，并且减少了因经济困难而选择不治疗的可能性，进而达到防止传染病扩散的效果。另外，保险公司在德国传染病防控工作中也扮演着重要角色。出于自身经济利益的考虑，保险公司也期望能够尽可能防止大规模传染病的出现，故而会实时监测流行病的动态，必要时展开疫苗接种或药物干预工作，协助做好未雨绸缪的疾病防控工作。

2. 非政府组织为边缘群体提供人道主义援助

边缘群体指的是被排除在德国医疗保障体系与公共卫生服务之外的人群，主要包括没有参加医疗保险的移民和非法移民这两类群体。没有参加医疗保险的移民主要是出于经济原因而放弃了医疗保障和公共卫生服务，而大多数非法移民则是因害怕受到惩罚而不寻求公共卫生服务。为了解决边缘群体的就医问题，各种人道主义组织于 20 世纪 90 年代中期开始向大城市中服务不足的人口提供医疗保健，由最初主要照顾无证移民(包括被拒绝的寻求庇护者和没有有效居留许可的劳工移民)，扩大到照顾来自欧盟内部的有证件(合法)但没有保险的移民(Huschke，2014)。这些非政府组织由医生或健康方面的专家构成，为边缘化群体提供健康信息、健康咨询和保健等基本公共卫生服务，在一定程度上弥补了政府在流动人口基本公共卫生服务供给方面的空白，有效保障了边缘群体的健康权利。

3. 跨文化的疫苗接种服务

由于语言和文化方面的障碍，境外移民在寻求卫生保健服务(如接种与补种疫苗)方面面临多重困难。大多数疫苗接种和感染筛查都是由初级保健医生负责的(Hargreaves，2006)，而且他们可能面临医疗保健服务收费的情况，这可能解释了移民寻求预防性医疗保健(如疫苗接种)的意愿并不强烈的现象。为提高成人和儿童移民接种率，德国国家层面制作了 20 种语言的疫苗信息传单，并组织由医生组成的外联小组到移民社区和接待中心开展卫生服务的宣传工作。另外，欧洲疫苗行动计划(EVAP)为 2015—2020 年欧洲地区成员国的疫苗接种和疫苗可预防疾病(VPD)控制制定了一系列目标，且强调应特别关注移民和边缘化社区，2013 年结束的"促进欧洲移民人口中的疫苗接种(PROVOMAX)"项目也旨在促进移民中的疫苗接种(Hargreaves，2018)。

4. 完备的医疗保障体系与信息系统

德国在整合保健(Integrated Care)改革中，健康 Kinzigtal 项目有效地利用数据驱动以实现科学管理(于梦根，2020)。健康 Kinzigtal 项目利用共享的电子健康信息系统来访问患者的电子健康记录，服务提供者之间也能够迅速且有效地沟通，进而减少处方药物的相互影响，避免医疗资源的浪费（Hildebrandt，2010），提高了诊疗服务的效率和质量。完备的医疗保障体系与信息系统为流动人口异地就医提供了便利，保障了流动人口享受基本公共卫生服务的权益。

（五）德国促进流动人口基本公共卫生服务均等化的启示

我国正处于"健康中国"建设的关键时期，人口流动趋势日益明显，流动人口规模正在迅速扩大。正因如此，流动人口的基本公共卫生服务均等化的重要性与迫切性尤为突显。但是，当前流动人口基本公共卫生服务均等化的推进过程仍存在许多困境与挑战，如缺乏良好的管理和服务动态机制、缺乏科学的服务内容决策机制以及服务能力体系等。德国在流动人口公共卫生服务方面的实践历程，可以提供以下三方面的经验启示。

1. 发挥多元主体力量，形成以社区为基础的公共卫生服务供给模式

基本公共卫生服务的供给不能仅依靠卫生行政部门单一主体，还需医疗保险机构、社区机构和社会组织等主体参与进来。应该以社区卫生服务站为中心，逐步建立家庭医生制度，不断扩大基本公共卫生服务的覆盖范围；同时，政府应不断完善流动人口基本公共卫生服务体系，将疾病的预防与控制作为重要构成部分，建立以预防为主的卫生保健服务体系；此外，还要发挥社会组织的力量，下沉到社区来为流动人口提供健康教育宣传和健康咨询服务。

2. 完善信息管理系统建设，为促进基本公共卫生服务均等化提供技术支撑

在互联网时代，通过借助大数据与信息化手段，能够帮助实现流动人口基本公共卫生服务的科学高效管理。首先，完善流动人口信息管理系统，将其与基本公共卫生服务系统相衔接，以便于更好地掌握流动人口的基本公共卫生服务利用情况和健康情况。其次，建立统一共享的电子健康信息系统，规范医疗机构和医保机构信息系统，不仅能够与医保支付方式改革相适应，还能使流动人口异地就医更加便利。对基本公共卫生服务的供给侧视角而言，这有利于优化卫生服务管

理模式进而降低管理成本；对基本公共卫生服务的需求侧视角而言，医疗机构信息资源的有效共享也有利于服务对象享受到更加高质、高效的基本公共卫生服务。

3. 建立以预防保健为中心的流动人口基本公共卫生服务体系

立足于健康中国战略的现实背景，构建以预防为主的大健康格局是我国健康工作的关键，而流动人口基本公共服务体系的导向也应从疾病治疗转向预防保健。上述德国经验显示，合法移民与非移民在参加了法定医疗保险的情况下，均能享有同等的预防保健服务，包括孕产妇保健、妇女癌症筛查、儿童和青少年疫苗接种等。相较之下，我国基本公共卫生服务往往根据户籍将流动人口与常住人口严格区分，在一些特殊预防保健项目上存在明显的区别对待现象。今后，应逐步缩小流动人口与常住人口基本公共卫生服务的差异，让城市中的流动人口（尤其是弱势群体、困难群体）也能享受与常住人口同等的预防保健服务，共享国家公共卫生服务质量提升的成果。

二、日本基本公共卫生服务经验及政策启示

近几十年来，随着日本经济的快速增长，其低生育率和人口老龄化问题致使日本面临严重的劳动力资源短缺困境。日本对劳动力的迫切需求为大量移民工人的涌入创造了机会。截至 2019 年年底，外国居民人数已超过 290 万人，日本的移民工人数量达到了 127.87 万人，约占总劳动人口的 2%（Qian，2005）。

（一）日本的人口流动管理制度

在日本，户籍制度仅仅与公民出生、死亡等特定事件有关，而涉及公民就业、社会保障、居住、迁移、国民保险等事项则采用住民票管理制度（肖海英，2013）。住民票完全跟随居民住址进行移动，即"户随人走"，故日本居民可以自由地选择全国各地就业及居住，并且享受与当地居民同等的福利待遇。住民票管理制度有助于促进人口的有序流动，对于日本社会的经济发展起到了推动作用，同时为政府掌握本国居民的流动迁移状况带来了便利。

对于国外移民，日本国会上通过了《住民基本台账法部分修正法》，决定启用"住民基本台账制度"。自此，市区町村要为本地的国际移民制作"在留卡"（He，2012）。外籍居民"在留卡"上需记载有国民健康保险、国民年金等关于被保险者的相关事项。领到在留卡的移民在决定了住址以后14日以内，必须向所居住的市区町村提交住址申报（迁入申报）。同时，市区町村将为移民发行个人编号，以便在办理社会保障、纳税及灾害对策等手续时，可以快速锁定移民个人。住民基本台账制度通过迁入申报等途径，实现与国民健康保险等各种行政服务申报的统一，使手续更加简化。同时，通过法务大臣与市区町村长之间的信息交换，也减轻了国际移民向法务省和市区町村分别申报的负担。

（二）日本的基本公共卫生服务变化

1. 医疗保健服务供给内容逐渐多元化

1961年，日本建立了以公共保险为基础的全民健康医疗保险制度。该制度建立之初，就要求全体日本国民都必须参加健康保险计划，但不包括移民。日本的健康医疗保险主要包括健康保险和国民健康保险两种类型。其中，健康保险的对象是就职于具有健康保险义务的公司并有必要加入健康保险的人；而全民健康保险的对象是办理了居民登记、未加入公司的健康保险且未满75岁的人。2008年4月，日本又推出了"后期高龄者医疗制度"，把75岁以上的后期高龄者作为对象独立出来进行医疗费用集中管理（Starfield，1998）。居住在日本的人，不论国籍如何，都必须加入公共医疗保险。

厚生劳动省向移民推出了社会保险制度加入指南，针对不同人群采取不同的纳入方式。其中，在企业的职工移民，可以委托工作单位办理所必须加入的医疗保险手续；未在企业就职的移民可以在居住地的市区町村政府的全民健康保险窗口自行办理。75岁以上的老年移民可加入后期高龄者医疗保险制度。这个制度通过社会共同分担的方式，减轻了个人的医疗费用负担，保障了人们平等获得高质量医疗服务的机会。但是，伴随日本经济的高速增长，大量的国内移民向东京大都市圈集中，形成了东京都的"一极集中"问题，这就导致了其面临着医疗卫生资源供给严重不足。为此，日本政府近年来通过"故乡税"等手段帮助地方发展，增强地方吸引力，吸引人们移居回流以缓解医疗保健系统的压力。

2. 探索国家与个人共同承担相协调的卫生资金筹集方式

日本的全民健康保险计划是由政府监管的混合系统。它拥有三大资金支柱：政府管理计划、社会管理计划和互助协会。其中，政府管理计划的固定保费率为每月税前收入的8.2%，社会管理计划中工资缴款占每月总收入的5.8%至9.5%，互助协会则由政府雇员资助，工资税为雇员工资的8.5%。同时，为了改善老人护理的质量并提供额外的资金，以及消除医疗与长期护理功能的交混所产生的低效率问题，日本政府又于2000年实施了一套长期护理保险体系。此体系从包括移民在内的所有公民那里收取强制性保险费用，其中65岁及以上的人员（"1类受保人员"）的保费由当地管理部门从其退休金中扣取，而年龄在40岁到64岁之间的"2类受保人员"的保险费用则与其健康保险费用一起收取。此体系的受益人必须至少年满40岁，并在支付了常规保险费用之外，还必须支付其所接受服务费用的10%（Aoki，2017）。近年来，日本的老龄化问题导致日本政府的财政负担加重，加上日本经济长期处于低迷状态，致使日本政府管理的健康保险已经连续8年赤字。为了改变这种不利状况，日本政府提出了以增加患者负担的医疗费用为主要目标的"医疗制度改革大纲"，以此来纾解政府医疗资金负担过重的压力。

3. 医疗机构和卫生人员配备向老年人护理倾斜

日本的医疗机构主要包括医院、一般诊疗所、牙科诊疗所三大类型。通过对分级医疗圈的持续性改革，日本已形成了"门诊服务—住院服务—高精尖服务"三级医疗服务体系链条。具体来说：一级医疗圈以市町村为单位，主要向附近居民提供便捷门诊服务；二级医疗圈则会根据市町村人口密度、经济发展、道路交通等因素设立，主要功能为提供住院服务；三级医疗圈一般以都道府县为单位进行划分，主要提供高精尖住院服务，除转诊外基本不提供门诊服务（OECD，2015）。三级医疗服务体系实现了层级错位与功能协同并济，有助于引导居民有序就医，促进了医疗卫生资源的合理配置。但由于日本老龄化程度严重，政府开始探索与医疗护理机构结合，就近设置养老设施，包括养老机构使用医养结合模式将邻近优质医疗项目引入养老社区，以及医院直接划出闲置床位用于开办养老院等一系列举措。

4. 中央政府与地方政府卫生保健服务的合作分工机制

日本政府一直在正式文件里声称不接收非技术移民，并严格实施选择性接收技术移民的政策。与日本中央政府形成鲜明对比的是，许多地方政府非常积极地将移民工人作为本地公民纳入社区。这事实上就出现了一种分工，即国家政府负责移民流动和边境管制的监管以及永久居留和公民身份的程序问题；而地方政府则负责提供促进移民社会融合以及保障其基本服务和权利，其中就包括满足移民的医疗保健需求。有大量移民人口的地方政府则将移民工人视为定居居民和当地公民，并主动为移民工人提供信息手册、咨询服务、健康保险和紧急医疗保险等服务(Ishii-Kuntz，2003)。但是，这种只有地方政府为移民提供医疗服务的模式也出现了问题，例如地方政府的移民医疗服务质量和覆盖面会因城市而异，同时也会受到资金缺乏的阻碍。所以，日本政府决定为地方政府的移民医疗卫生服务提供资金，并通过厚生劳动省和法务省提供国家政策和法律支持，从而将地方政府的职责定位为对中央政府移民政策措施的执行与落实。

5. 社会组织力量积极参与移民医疗保健服务的供给过程

日本成立了许多社会组织以填补政府在卫生服务方面缺口，为处于日本边缘化的移民群体谋取合理的福祉。在日本，非政府组织和民间团体是始终致力于保护移民权利的机构，它们致力于提高移民对健康问题的认识，同时为其提供保健服务和健康培训。1990年中期出现的两个志愿协会"和平小组"和"外国人医疗协会"就是其典型佐证：前者由普通公民和移民积极分子组成，曾直接挑战地方和国家政府，要求扩大移民的权利；后者通过向移民提供相应的健康检查来促进移民的健康。非政府组织的另一个例子是日本SHARE组织。1991年，SHARE开始在东京为移民提供免费医疗咨询，这些咨询服务随后发展成为移民健康促进计划。

(三)日本针对重点人群的基本公共卫生项目

日本基于户籍管理中的基本居民台账制度，将国内的流动人口以及国际移民纳入日本的医疗保健系统，并向重点人群提供特定的服务。

1. 妇幼健康管理

在日本，移民群体中母婴死亡率和胎儿死亡率是日本国民平均水平的两到三倍。《妇幼保健法》、《儿童福利法》和《生计援助法下的分娩援助方案》这三部福利法为包括移民在内的所有孕妇及其子女提供相应福利和服务。这些方案提供的服务包括为母亲进行产前和产后检查、为儿童进行检查和接种疫苗、介绍和支持进入产妇之家和日托中心，以及关于儿童保育的咨询。

移民在确认怀孕后，需要向居住地的市区町村提交怀孕申报表。市区町村会对提交怀孕申报者发放母子健康手册、公费补助孕妇健康诊断的门诊券或补助券以及保健师的免费咨询等服务。同时，移民孕妇要定期进行健康检查，接受医生和助产师的指导以管理好母子的健康。

在分娩费用和各类补贴方面，由于怀孕和分娩并非生病，所以原则上不能享用健康保险，但是剖腹产等手术费用可享用健康保险。日本对怀孕移民的补贴主要包括：①分娩育儿一次性补贴金，是指加入健康保险和国民健康保险的成员在分娩时，可以领取42万日元补贴金的制度。该补助有以下两个制度：一是直接支付制度，指医疗机构等代替孕妇领取分娩育儿一次性补贴金；二是代理领取制度，指向医疗机构直接支付分娩育儿一次性补贴金。②分娩津贴，是指加入健康保险的人因分娩而停工，在此期间无法领取工资时，可领取停工时的分娩津贴。③育儿停工津贴，符合条件的职工原则上可以向 HelloWork（公共职业安定所）申请并领取育儿停工补贴金。④儿童津贴，是以稳定家庭生活和儿童健康成长为目的的津贴。孩子和抚养孩子的人都在日本国内生活的情况下，可以领取这项津贴。

考虑到移民人口中高风险怀孕的频率、医疗卫生服务的可获得性和使用率较低以及相应的语言和文化障碍等问题，日本政府出台的《儿童福利法》和《生计援助法下的分娩援助方案》两部法律规定移民孕妇可以申请相应的医疗援助。此外，日本也相继出现了一些志愿者组织来帮助移民孕妇更好地融入日本社会，例如日本横滨的 SABAY 组织通过定期向移民孕妇提供免费的健康咨询和登记以促进孕妇的健康。

在婴幼儿健康检查方面，移民可以在市区町村免费实施一岁六个月婴儿以及三岁儿童的健康检查。此外，在有的市区町村，其他月龄的婴幼儿也能接受健康检查。健康检查的项目包括：有关成长发育的检查，测身高体重，育儿咨询等。移民接种的疫苗可分为两种：一种是所居住的市区町村推荐接种的疫苗，市区町村所推荐的接种疫苗有时候是免费的；另一种是根据本人希望而接种的疫苗，其费用由本人负担。在儿童医疗费方面，移民如果已加入健康保险，6 岁以下的学前期孩子医疗费的自我负担比例为 20%。不过，每个市区町村的情况不尽相同，有的市区町村至孩子小学毕业为止免付医疗费，有的则以添加补助金的方式来帮助减轻医疗费的负担。

2. 老年人健康管理

日本是全球老龄化最快的国家，可以定义为"超高龄"社会，即超过五分之一的人口是 65 岁或以上的国家。在 2018 年的全国新年讲话中，前首相安倍将日本的老龄化社会和低出生率定义为"自 19 世纪中叶以来对国家生存的最重大挑战"。对此，日本内阁政府出台了一揽子政策以应对这一挑战。

首先，凡是办理了居民登记且年满 75 岁的日本公民和移民，均有义务加入后期高龄者医疗制度。其保险费是由加入者全体成员均等负担的"均等比例额"和按被保险人收入算出的"收入比例额"共同构成。医疗费的个人负担接受适用保险的治疗时，个人负担金额占总医疗费的 10%，与未退休前收入水平相当者则需要负担 30%。

其次，日本的护理保险制度是一项依靠全社会力量来支持有护理需求人员的社会制度。护理保险制度的参保者缴纳保险费，需要护理时支付一部分费用即可以使用护理服务。其参保对象是 40 岁以上并在日本生活超过 3 个月以上的人，其中也涵盖了国际移民。提出介护申请的老年人所需介护种类由专业评估机构评估决定，介护种类不同，政府补贴也随之有所差异；介护程度越高，政府补贴越多。

最后，日本针对老年人还推出了综合社区护理系统。由于未婚人口、单身家庭和亲子分离家庭数量的增加，越来越多的老年人独自生活。对此，日本政府于 2006 年推出了综合社区护理系统（ICCS）。该系统旨在为社区提供适当的生活安排、社会护理和日常生活支持服务，并为老年人提供综合预防、医疗服务和长期护理。值得指出的是，日本将老年移民纳入到综合护理系统之中，与日本国民享受同等的待遇。

3. 妇女健康促进

为了帮助每一位日本女性关注自身健康，日本政府向包括移民在内的女性实施了健康促进计划，主要包括两类服务：一是青春期至 30 岁的健康支援事业，向她们提供健康教育、健康手册、健康咨询等服务，其内容涵盖妇女健康的信息，如月经周期、怀孕和分娩、适当营养摄入和身体活动的重要性等；二是中老年期(特别是更年期及其前后)的健康支助方案，向她们提供解决更年期妇女经常遇到的健康问题的知识、健康咨询以及提供关于可用服务的信息。

厚生劳动省的一个研究小组创建了"女性健康促进办公室医疗实验室"，以便向女性提供各种健康咨询服务。同时，厚生劳动省将每年的 3 月 1 日至 3 月 8 日定为"女性健康周"，将女性健康促进作为全国性的运动进行推进。这些措施都极大地促进了日本女性对健康的重视程度，减少了包括移民在内的女性患病率。

(四)日本促进流动人口基本公共卫生服务均等化的启示

1. 加强流动人口管理的信息化建设

日本实行"户随人走"的人口流动管理模式，户籍制度的存在更多的是一种登记备案形式，并未限制日本居民的迁徙流动(王桥，2014)。同时，日本将国外移民纳入了住民基本台帐制度。对中国而言，改革属地化的户籍管理制度是彻底消除户籍人口与流动人口间公共管理和公共服务差异的根本办法。但在目前的户籍制度背景下，建立完善的流动人口信息管理体系、保证基础信息数据的全面、及时和准确地获取则成为改革的基本前提(段丁强，2016)。

为此，首先需要对现有分散的流动人口信息管理系统进行整合，通过多种渠道完善和丰富电子健康档案的内容。同时，还应完善基本公共卫生服务信息系统建设，搭建管理流动人口的政府部门与相应的卫生服务机构之间的信息沟通桥梁，以加大流动人口信息和公共卫生服务的资源共享程度。

2. 将基本公共卫生服务的相关内容纳入法制化轨道

日本法律规定了医疗保健是社会每个成员的权利，也出台了相关法律来保障移民的权益。同时，将移民的健康和获得保健的权利明确纳入地方、国家的卫生政策文件，出台了一系列关于如何克服移民语言和文化等障碍的指导方针。在依法管理卫生健康事业方面，我国尚有较大的提升空间。例如，我国 1998 年颁布的《关于建立城镇职工基本医疗保险制度的决定》和 2016 年颁布的《关于整合城乡居民基本医疗保险制度的意见》，虽然在一定程度上提高了我国医疗保障制度的公平性，但城乡居民医保制度的筹资与待遇仍然存在着差异，其实质就是制度的不公平性(刘晓婷，2015)。日本通过法律规定筹资水平的措施，对于我国完善统领和协调公共卫生服务的《公共卫生法》和《社会保障法》具有一定的借鉴意义。

3. 在基本公共卫生服务过程中引入非政府组织的力量

非政府组织可以帮助弥补相关政策滞后给移民造成的社会问题。日本将政府视为影响移民福利的政策的官方主体，将民间社会或非政府组织视为非官方主体，并将其作为政府的补充力量以保障移民的基本权益。目前，我国的城市化发展正在逐渐走向成熟，大量的流动人口给城市的公共管理及基本公共卫生服务的供给提出了挑战，给政府带来了管理压力。国家可以出台相关政策鼓励非政府组织参与流动人口基本公共卫生服务的供给过程，一方面可缓解政府压力，另一方面更加全面的保障流动人口权益。

4. 加强针对流动人口重点人群的基本公共卫生服务项目

日本政府一直非常重视重点人群的健康问题。例如，在母婴健康管理方面，日本通过发放补贴及将其纳入医疗保险的方式来保障妇女及儿童的健康权益；在老年人健康管理方面，通过建立后期高龄者医疗制度和介护保险制度，以解决老年人的护理和看病的问题；在妇女健康教育方面，日本厚生劳动省通过建立专门的网页，开展妇女健康教育周以及建立相应的研究小组以促进妇女对自身健康的关注。我国也早已将重点人群列为基本公共卫生服务的重要内容，但是由于户籍制度的限制，流动人口和户籍人口的重点人群所享受的基本公共卫生服务还存在差异，可以将流动人口中的重点人群作为切入点，进行统筹管理，有针对性地提供专项服务，进而实现基本公共卫生服务均等化。

5. 中央和地方政府加强合作以有效应对弱势群体健康问题

日本在为移民提供公共卫生服务时，逐步探索出了中央政府与地方政府的合作模式，中央政府负责相关政策的制定，市町县则负责具体政策的执行。符合国情的中央和地方政府的合作模式有助于提升工作效率。我国应积极探索中央与地方政府间的合作模式，依托于国家立法手段，通过制度优化来切实保障流动人口依法享受基本公共卫生服务的权利，有效提升这一群体的健康水平。

第三章　流动人口基本公共卫生服务均等化的政策文本

自 2009 年新一轮医改开始，我国政府部门明确地将"促进基本公共卫生服务均等化"作为政策改革的出发点和落脚点，并在全国范围内实施基本公共卫生服务项目。从近些年的改革实践历程来看，我国在基本公共卫生服务均等化的体制、机制、方法和措施等方面已经做出了有益的探索，使得该服务项目得以不断完善和发展。在整个政策实践过程中，不同层级的政府主体围绕此项工作的开展发布了一系列政策文件。上一章已经对相关政策的总体脉络及其政策涵义进行了系统的阐述，而本章将进一步从政策分析的价值认同路径着手，梳理相关政策所关涉的工作重心、资金管理、项目目标等具体内容的变化趋势，以期能够更详实地了解流动人口基本公共卫生服务的目标导向，更准确地把握国家针对流动人口开展此项服务的重大战略意义，进而为后续的具体实证研究提供必要的政策参考。

一、基本公共卫生服务均等化工作重点的转变

促进基本公共卫生服务均等化是保障人民健康和促进卫生公平可及的重要举措，而规模庞大的流动人口则构成了这一卫生政策的重要服务对象。我国政府部门不仅重视基本公共卫生服务在国家综合层面的发展状况，也非常关注其在流动人口等特殊人群中的实施情况，相继出台了各项促进公共卫生服务均等化发展的政策文件。具体而言，在国务院层面，有关服务均等化的政策主要在每年深化医药卫生体制改革的工作方案中被提及；在国家部委层面，卫生健康委员会每年均会发布做好基本公共卫生服务项目工作的通知以及专门针对流动人口卫生健康领

域的政策文件。本部分将首先以上述相关政策的工作重点为切入点，探究国家综合层面以及针对流动人口的公共卫生服务政策转变情况。

(一)国家综合层面基本公共卫生服务均等化工作重点

我国于 2009 年制定并明确了 9 项基本公共卫生服务项目以及具体内容，并于同年启动施行。在此后的几年，基本公共卫生服务全面开展，均等化政策全面推进，而初期政策工作重点则是集中于服务项目的增多以及服务面的扩大。随着人均基本公共卫生服务经费的不断增长和覆盖面的逐渐扩大，承担服务的基层医疗机构工作人员负担加重，存在大量服务不到位、工作敷衍等现象，服务项目的质量不足和效率较低问题逐步凸显。鉴于此，我国卫生主管部门在继续完善和拓展服务内容的同时，将工作重点转向了提高基本公共卫生服务项目供给质量和效率，紧抓服务水平(见表 3-1)。截至 2020 年，保障我国公共卫生服务均等化的一系列体制机制已基本建立。与此同时，扩大覆盖面、增加项目内容、提升服务质量、加强资金管理以及项目绩效考核评估几项工作也在同步推进，这也构成了国家综合层面的政策重点内容(见表 3-2)。

表 3-1　　　　　国务院关于基本公共卫生服务均等化的相关政策

时间	政策名称	与基本公共卫生服务均等化相关的内容
2009.03	关于深化医药卫生体制改革的意见	促进逐步均等化；明确制定国家基本公共卫生服务项目，逐步增加服务内容；逐步向城乡居民统一提供基本公共卫生服务
2009.03	医药卫生体制改革近期重点实施方案(2009—2011 年)	促进逐步均等化；基本公共卫生服务覆盖城乡居民；制定基本公共卫生服务项目，明确服务内容
2009.07	医药卫生体制五项重点改革 2009 年工作安排	促进逐步均等化；启动 9 类国家基本公共卫生服务项目；落实人均基本公共卫生服务经费不低于 15 元
2010.04	医药卫生体制五项重点改革 2010 年度主要工作安排	促进逐步均等化；完善 9 类基本公共卫生服务；在城乡基层普遍落实；制定项目考核办法

时间	政策名称	与基本公共卫生服务均等化相关的内容
2011.02	医药卫生体制五项重点改革 2011 年度主要工作安排	促进逐步均等化：全面开展 9 类基本公共卫生服务；拓展和深化服务内容，扩大服务人群，提高服务质量；完善并严格执行项目服务标准、操作规范和考核办法，提高服务水平
2012.03	"十二五"期间深化医药卫生体制改革规划暨实施方案	继续推进均等化，提高均等化水平；逐步提高人均经费标准；免费为城乡居民提供国家基本公共卫生服务项目
2012.04	深化医药卫生体制改革 2012 年主要工作安排	提高均等化水平：继续做好 10 类国家基本公共卫生服务项目，着力提高服务质量、居民知晓率和满意度
2012.10	卫生事业发展"十二五"规划	实施国家基本公共卫生服务项目，扩大项目内容和覆盖面
2013.07	深化医药卫生体制改革 2013 年主要工作安排	继续实施国家基本公共卫生服务项目；提高人均经费；完善国家基本公共卫生服务管理机制，充分发挥专业公共卫生机构作用，指导基层医疗卫生机构落实各项任务
2014.05	深化医药卫生体制改革 2014 年重点工作任务	完善均等化制度；继续实施项目、细化、优化服务项目和服务内容；健全专业公共卫生机构与基层医疗卫生机构间的分工协作机制，加强项目绩效考核和日常管理，规范资金管理和使用，注重服务效果
2015.04	深化医药卫生体制改革 2014 年工作总结和 2015 年重点工作任务	加快促进均等化；调整完善基本公共卫生服务项目。加强资金管理和项目进展监测，完善项目绩效考核机制
2016.04	深化医药卫生体制改革 2016 年重点工作任务	提高人均经费财政补助；优化现有服务项目，扩大服务覆盖面；健全分工协作机制；加强项目绩效考核；加强项目进展监测评价工作；完善项目资金管理和支付方式；对基本公共卫生服务项目实施情况进行综合督查评估
2016.12	"十三五"卫生与健康规划	基本公共卫生服务项目：居民健康档案……传染病和突发公共卫生事件报告和处理等
2016.12	"十三五"深化医药卫生体制改革规划	健全基本公共卫生服务项目和重大公共卫生服务项目遴选机制；到 2020 年，基本公共卫生服务逐步均等化机制基本完善；纳入中医药服务项目

时间	政策名称	与基本公共卫生服务均等化相关的内容
2017.04	深化医药卫生体制改革 2017 年重点工作任务	人均基本公共卫生服务经费财政补助标准提高到 50 元；加强疾病预防体系和慢性病防控体系建设；做好健康促进
2018.08	深化医药卫生体制改革 2018 年下半年重点工作任务	人均基本公共卫生服务经费补助标准提高至 55 元，新增经费主要用于基本公共卫生服务项目的提质扩面。优化国家基本公共卫生服务项目，提高服务质量
2019.05	深化医药卫生体制改革 2019 年重点工作任务	评估基本公共卫生服务项目实施情况，推动提高资金使用效益

表 3-2　　　　**各部委关于基本公共卫生服务均等化的相关政策**

时间	政策名称	政策主要内容
2009.07	卫生部、财政部、国家人口和计划生育委员会关于促进基本公共卫生服务逐步均等化的意见	国家人均基本公共卫生服务经费标准每年 15 元。主要任务：制定和实施基本公共卫生服务项目、实施重大公共卫生服务项目、提高服务能力、规范管理、转变运行机制。保障措施：加强公共卫生服务体系建设、健全公共卫生经费保障机制、强化绩效考核。加强组织领导
2011.05	关于做好 2011 年基本公共卫生服务项目工作的通知	国家人均基本公共卫生服务经费标准每年 25 元。新增服务项目和内容；加强基本公共卫生服务项目管理；加强对基本公共卫生服务项目的组织领导
2013.06	关于做好 2013 年基本公共卫生服务项目工作的通知	国家人均基本公共卫生服务经费标准每年 30 元。提高健康档案使用率；丰富健康教育内容和形式；巩固和加强预防接种工作；提高儿童健康管理水平；加强孕产妇健康管理；做好老年人健康体检工作；提高慢性病管理率和控制率；加强重性精神疾病患者管理；做好传染病和突发公共卫生事件报告和处理工作；积极推进中医药健康管理服务；完善卫生监督协管服务。规范资金管理。加强绩效考核和日常管理

续表

时间	政策名称	政策主要内容
2014.09	关于做好 2014 年基本公共卫生服务项目工作的通知	国家人均基本公共卫生服务经费标准每年 35 元。提高经费标准调整优化服务项目。明确 2014 年工作任务目标。加强项目管理：加强项目宣传和培训、强化资金管理、完善服务模式和项目管理方式、加强绩效考核
2015.06	关于做好 2015 年基本公共卫生服务项目工作的通知	国家人均基本公共卫生服务经费标准每年 40 元。提高经费标准调整优化服务项目：进一步扩大服务覆盖面。加大对村医支持力度。规范项目资金管理。加强项目管理。强化项目绩效考核
2016.06	关于做好 2016 年基本公共卫生服务项目工作的通知	国家人均基本公共卫生服务经费标准每年 45 元。明确工作任务目标。开展基本公共卫生服务项目签约服务。完善资金使用和支付方式。强化项目绩效考核。健全分工协作机制。加强项目日常管理
2017.09	关于做好 2017 年基本公共卫生服务项目工作的通知	国家人均基本公共卫生服务经费标准每年 50 元。提高经费补助标准。做好项目统筹衔接。明确工作任务目标。抓好几项重点工作：加大项目宣传力度、以高血压为突破口进一步提高服务水平、充分发挥健康档案载体作用提高使用率、严格执行新版服务规范、做好项目进展数据上报工作、确定补助水平完善资金支付方式、严格开展项目考核
2018.06	关于做好 2018 年基本公共卫生服务项目工作的通知	国家人均基本公共卫生服务经费标准每年 55 元，抓好工作落实：明确工作任务目标、做好年度重点工作，稳妥推进基层高血压医防融合试点和基层高血压医防融合试点，推动电子健康档案向个人开放；提高经费补助标准、加大宣传力度，规范开展国家基本公共卫生服务，做好项目进展数据上报工作、加强项目绩效评价
2019.08	关于做好 2019 年基本公共卫生服务项目工作的通知	国家人均基本公共卫生服务经费标准每年 69 元。明确工作任务目标：原基本公共卫生服务内容、新划入基本公共卫生服务内容。提高经费补助标准。加强基层机构预防接种单位管理。积极稳妥推进电子健康档案向个人开放。以高血压、糖尿病等慢性病为突破口促进医防融合。创新绩效评价方式方法。切实减轻基层负担。充分发挥疾控等专业公共卫生机构的作用

时间	政策名称	政策主要内容
2020.06	关于做好 2020 年基本公共卫生服务项目工作的通知	国家人均基本公共卫生服务经费标准每年 74 元。提高资金和安排主要工作任务。切实做好常态化疫情防控。推进居民电子健康档案务实应用。深化基层慢病管理医防融合。相关工作要求：加快完善管理运行机制、及时落实资金安排、进一步加强项目绩效评价、有效减轻基层工作负担、持续做好项目宣传

(二) 流动人口基本公共卫生服务均等化工作重点

在我国全面推进实施基本公共卫生服务均等化的过程中，流动人口作为一个特殊人群，其健康素养更为薄弱、对卫生服务的知晓率更低，主动接受卫生服务的参与度也较低，这些现实问题影响着流动人口自身的卫生健康状况，同时也关系着我国公共卫生服务均等化的进程(冷晨昕，2020a)。因此，加快完善针对流动人口的相关政策体系是促进基本公共卫生服务均等化的应有之义。

从表3-3、表3-4 中可以看出，我国早在 2009 年发布的《关于深化医药体制改革的意见》(中央人民政府，2009)中就指出，要大力促进农民工等流动人口的卫生工作。随后，在 2011 年也提出了做好农民工的基本公共卫生服务。随着政策的不断完善，2012 年发布的《卫生事业发展"十二五"规划》(中共中央国务院，2012)对做好流动人口基本公共卫生服务有了更为明确的政策安排。到了 2013 年，国家开始对流动人口的基本公共卫生服务均等化政策进行深入研究，自此政策安排更加全面，服务内容也渐趋完善。此后几年，国家政策开始强调要将流动人口纳入流入地卫生计生服务体系进行统一管理，促使其与户籍地居民享受同等医疗卫生服务。通过不断细化服务人群和服务项目的举措，进一步夯实了公共卫生服务均等化工作的实效性，为提高流动人口服务水平提供了坚实的政策支撑。自此以后，我国流动人口基本公共卫生服务体系逐步完善，服务水平得到了极大提升。

具体而言，在服务对象方面，政策的关注人群范围逐步扩大。改革开放后，人口迁移流动浪潮涌现，此时外出务工的农民工成为初期流动人口的主体，因此我国初期政策中涉及流动人口时多提及农民工，开展流动人口卫生服务时也较为关注农民工群体。此外，相关政策在关注流入地农民工的基本公共服务的同时，也注意到流出地留守儿童和老人的健康问题，致力于解决好外出务工流动人口的后顾之忧。随着城镇化的持续发展以及人口流动模式的转变，流动类型逐渐丰富，家庭化流动使得流动儿童和流动老人不断增多，进城务工人员及其随迁子女、老人等各类流动人口在流入地的基本公共卫生服务均等化问题逐渐成为政策关注的重点内容。

在服务项目方面，政策所涉及的项目类型逐渐多样化。通过表3-3和表3-4可以发现，从该项目实施之初，我国对流动人口的政策工作重点一直在公共卫生计生服务方面。在2009年全国开启基本公共卫生服务均等化项目的同年，《全国流动人口计划生育工作"一盘棋""三年三步走"实施方案》(国家人口计生委，2009)也同期启动，旨在促进流动人口免费计划生育服务的全覆盖，一直到2017年针对流动人口卫生计生服务管理的"十三五"规划(中华人民共和国国家发展和改革委员会，2017)中仍在重点强调流动人口计生服务的公平性和可及性。这主要是由于我国流动人口群体生殖健康问题较为突出，并且解决流动人口的卫生计生问题也是增强流动人口获得感的重要途径。但除了卫生计生问题，近些年流动人口存在的其他健康问题也逐步成为政策的重点内容。例如，尽管流动人口的医疗保险覆盖率在进一步提升，但由于政策宣传不到位、异地就医报销不便、流动人口自身选择等原因，仍有少数流动人口没有参加基本医疗保险，参保率与户籍人口相比还有一定的差距。因此，2016年提出加强完善流动人口异地医疗保险关系转移接续办法，旨在解决流动人口异地医保结算不方便的困难，提高医疗保障水平；2017年以来，又多次强调要加强保障流动群体的医保权益以及对流动人口的健康宣传，进一步提升其健康素养和卫生防范意识。

表3-3　　　国务院关于流动人口基本公共卫生服务均等化的相关政策

时间	政策名称	与流动人口基本公共卫生服务均等化相关的内容
2009.03	关于深化医药卫生体制改革的意见	大力促进环境卫生、食品卫生、职业卫生、学校卫生，以及农民工等流动人口卫生

时间	政策名称	与流动人口基本公共卫生服务均等化相关的内容
2011.02	医药卫生体制五项重点改革 2011 年度主要工作安排	做好农民工基本公共卫生服务
2012.03	"十二五"期间深化医药卫生体制改革规划暨实施方案	加强流动人口以及农村留守儿童和老人的公共卫生服务和重大传染病防控工作,提高公共卫生服务的可及性
2012.04	深化医药卫生体制改革 2012 年主要工作安排	提高流动人口以及农村留守儿童和老人公共卫生服务可及性
2012.10	卫生事业发展"十二五"规划	做好流动人口公共卫生服务工作,提高进城务工人员及其子女基本医疗卫生服务可及性,使随迁儿童享有与流入地户籍儿童同等的基本医疗卫生服务;强化流动人口的公共卫生服务和重大传染病防控工作,促进农民工与城镇居民享受均等化的公共卫生服务
2013.07	深化医药卫生体制改革 2013 年主要工作安排	研究流动人口享受基本公共卫生服务相关政策
2014.05	深化医药卫生体制改革 2014 年重点工作任务	重点做好流动人口以及农村留守儿童和老人的基本公共卫生服务
2015.04	深化医药卫生体制改革 2014 年工作总结和 2015 年重点工作任务	全面推进流动人口基本公共卫生计生服务均等化工作
2016.04	深化医药卫生体制改革 2016 年重点工作任务	启动实施流动人口健康促进行动计划,全面推进流动人口基本公共卫生计生服务均等化工作
2016.12	"十三五"卫生与健康规划	维护流动人口健康,按照常住人口(或服务人口)配置资源,将流动人口纳入流入地卫生计生服务体系;全面推进流动人口基本公共卫生计生服务均等化,流动人口目标人群基本公共卫生计生服务覆盖率达到90%;完善基本医保关系转移接续办法,提高流动人口医疗保障水平;做好流动人口聚居地突发公共卫生事件应对;广泛开展流动人口健康促进行动,提高流动人口健康素养水平,深化流动人口全国"一盘棋"机制建设;关怀关爱留守人群特别是留守儿童,在 40 个县开展留守儿童健康教育项目,促进社会融合

表3-4　　　　各部委关于流动人口基本公共卫生服务均等化的相关政策

时间	政策名称	与流动人口基本公共卫生服务均等化相关的话语
2009.03	全国流动人口计划生育工作"一盘棋""三年三步走"实施方案	探索建立促进流动人口基本公共卫生服务均等化的保障机制，实现流动人口计划生育免费服务基本覆盖
2009.06	全国流动人口计划生育服务管理工作规范	流动人口享有现居住地的计划生育服务设施、文化产品等服务资源，逐步实现流动人口计划生育、优生优育和生殖健康基本公共服务均等化 　　探索建立促进流动人口基本公共服务均等化保障机制，实现流动人口免费计划生育技术服务基本覆盖
2010.03	2010年流动人口计划生育区域"一盘棋"工作方案	在不断深化省内流动人口服务管理"一盘棋"的基础上，加强对流动人口聚集重点区域的指导，完善信息化工作平台，推进网络化协作，形成"信息互通、服务互补、管理互动、责任共担"的区域"一盘棋"格局，促进全国流动人口计划生育"一盘棋"目标的实现，全面提高全国流动人口计划生育工作水平
2010.03	2011年全国流动人口计划生育"一盘棋"工作方案的通知	推进流动人口计划生育基本公共服务均等化，深化改革试点，推广成功经验，全面落实流动人口计划生育宣传倡导、技术服务、奖励优待等；在免费孕前优生健康检查等服务项目中，将流动人口纳入覆盖人群，享受与户籍人口同等服务；进一步拓宽流动人口药具免费发放渠道，提高流动人口避孕节育药具的获得率和可及率
2010.10	创新流动人口服务管理体制推进流动人口计划生育基本公共服务均等化的指导意见	创新流动人口服务管理体制、推进流动人口基本公共服务均等化，切实保障流动人口合法权益，全面推进流动人口计划生育基本公共服务均等化
2012.04	2012年流动人口计划生育全国"一盘棋"工作方案	推进服务均等，基本实现计划生育基本公共服务全覆盖

续表

时间	政策名称	与流动人口基本公共卫生服务均等化相关的话语
2014.10	关于做好流动人口基本公共卫生计生服务的指导意见	将流动人口纳入社区卫生计生服务对象；建立与统一城乡户口登记制度相适应的卫生计生机制；建立健全流动人口信息共享机制
2016.06	流动人口健康教育和促进行动计划（2016—2020年）	保障流动人口公平享有国家基本公共卫生和计划生育服务，精准、有效开展流动人口健康教育服务，促进流动人口健康素养和健康水平提升
2017.02	"十三五"全国流动人口卫生计生服务管理规划	推进基本公共服务均等化，提高流动人口卫生计生服务的公平性和可及性，全面落实基本公共卫生和计划生育服务；加强农民工等流动人口基本医保权益保障；大力开展流动人口健康教育和促进。完善服务供给模式

这些政策情况表明，我国综合基本公共卫生服务均等化工作逐渐由"重量"转向"重质"，由"横向扩宽"转向"纵向挖深"，国家基本公共卫生服务在扩面和提速方面取得显著进展。在同一时期，流动人口基本公共卫生服务工作也在扩大人群覆盖面和增多服务项目两方面不断发力，对流动人口基本公共卫生服务获益的渠道和享受的福利与户籍人口相比越来越同质化。

二、基本公共卫生服务项目资金管理政策的发展

对项目资金进行管理是开展基本公共卫生服务的重要环节，资金的合理利用有利于提高基本公共卫生服务质量和资金的使用效率，能够为实现服务项目的均等化发展提供重要的物质保障。原卫生部、财政部联合国家医疗保障局和国家中医药管理局，针对资金管理分别于 2010 年和 2019 年出台了《关于印发基本公共卫生服务项目补助资金管理办法的通知》（中央人民政府，2019a）以及《关于印发基本公共卫生服务等 5 项补助资金管理办法的通知》（中央人民政府，2019a），通过这两个文件以及上述文件中关于资金管理部分的梳理与对比，可以较为全面地反映出公共卫生服务在资金管理方面的变化（具体信息参见表 3-5）。

表 3-5　　　　　　　　我国两部基本公共卫生服务资金管理政策对比

	《关于印发基本公共卫生服务项目补助资金管理办法的通知》	《关于印发基本公共卫生服务等 5 项补助资金管理办法的通知》
发布时间	2010.12	2019.07
拨付金额标准	增加投入，根据各地城乡基本公共卫生服务人口和国家规定的人均经费标准，统筹考虑区域财力状况和基本公共卫生服务绩效考核情况确定补助金额 县(区)级财政、卫生部门根据辖区内服务人口数和提供基本公共卫生服务项目的数量、质量以及人均经费标准，在全面绩效考核的基础上确定对基层医疗卫生机构的具体补助金额	按照基本公共卫生服务项目和经费标准安排转移支付资金预算 考虑各地实施基本公共卫生服务常住人口数量、国家基础标准、中央与地方分担比例等确定。某省(区、市)应拨付资金=常住人口数量×国家基础标准×中央与地方分担比例+绩效因素分配资金，其中绩效因素根据项目总体执行情况确定权重，原则上不得低于 5%
拨付方式及时间	"当年预拨、次年结算"，当年按服务人口、人均经费标准预拨补助资金，次年根据基本公共卫生服务项目绩效考核情况结算	中央财政每年 10 月 31 之前下达地方补助数，批准后 30 日之内下发补助给省级，省级收到后 30 日之内下达给本行政区域县级以上各级财政部门
拨付时间	有条件的地区采取国库集中支付方式直接拨付	采取国库集中支付制度
资金分配	省级财政要安排必要的专项转移支付资金，支持困难地区开展基本公共卫生服务	因素法分配：考虑人口、国家标准以及中央地方分担(实行中央分档分担)
资金使用(主体)	基层医疗卫生机构。任何单位和个人不得以任何形式截留、挤占和挪用	原来项目的钱主要用于基层，也可以用于非基层医疗卫生机构和专业公共卫生机构提供基本公共卫生服务用；新项目资金使用不限于基层医疗卫生机构
资金使用(用途)	用于相关的人员支出以及为城乡居民提供政府统一规定的基本公共卫生服务项目范围内的各项服务。不得将补助资金用于基层医疗卫生机构的基本设施建设、设备配备和人员培训等其他支出	原项目资金用于经常性支出，包括人员经费、公用经费等，不得用于开展基本建设工程、购置大型设备等。新项目主要用于需方补助、工作经费和能力建设等支出

续表

	《关于印发基本公共卫生服务项目补助资金管理办法的通知》	《关于印发基本公共卫生服务等5项补助资金管理办法的通知》
绩效评价	县(区)级卫生、财政部门要加强对基层医疗卫生机构的绩效考核，并通过适当的方式向全社会公开绩效考核结果，接受社会监督。有条件的地区，可通过招投标方式依托有资质的中介机构开展绩效考核工作。对经考核达不到规范要求的基层医疗卫生机构，要按有关规定取消其提供基本公共卫生服务项目的资格	转移支付资金实施全过程预算绩效管理，建立绩效评价结果与资金分配挂钩机制，提高转移支付资金使用效益。各级卫生健康部门负责业务指导和项目管理，会同财政部门建立健全绩效评价机制，并对相关工作进展和资金使用情况开展绩效评价。绩效评价原则上每年一次。国家卫生健康委、财政部根据需要对各省(区、市)项目开展和资金使用绩效评价工作予以复核，并以一定的项目实施期为限。根据复核结果组织财政部各地监管局开展重点绩效评价，必要时可以委托第三方机构开展

基层社区卫生服务机构和乡镇卫生院是基本公共卫生服务的管理主体和执行主体，在不断深化基本公共卫生服务均等化的进程中发挥着重要的作用(孙基耀，2017)。我国在提高人均服务经费的同时，为了加大对基层机构支持力度，于2014年提出农村地区和城市地区新增人均5元经费分别用于村卫生室以及社区卫生服务中心和服务站；2015年至2018年期间，提出将新增经费重点向乡村医生倾斜，或者通过直接新增开展基本公共卫生服务的人均经费来加强村级基本公共卫生服务工作；2019年和2020年又强调将新增经费全部用于村和社区，保障基层人民享受均等的基本公共卫生服务。所拨付资金全部用于支持基层医疗卫生机构，为城乡居民免费提供基本公共卫生服务，并且严格要求其他专业卫生机构不能挪用和挤占经费。

具体而言，在资金拨付方面主要发生了以下改变。一是在拨付金额上，2009年国家基本公共卫生服务项目启动时人均财政补助标准为15元，城乡居民可免费获得服务项目。到2020年，基本公共卫生服务项目人均财政补助标准提高至

74 元，中央财政共安排基本公共卫生服务补助资金达到 603 亿元（中央人民政府，2020）。在此期间，我国平均每年提高 5 元人均基本公共卫生服务经费（除 2019 年提升 14 元），新增经费用途每年存在细微差别，但总体上主要是用于扩大服务覆盖面、增加和巩固服务项目、完善服务内容、提高服务质量和水平以及统筹新增项目等方面（见表 3-6）。二是在拨付时间上，也有了更为明确的规定，由较为笼统的"当年拨付"到更为严格的时间限制，要求具体到每年 10 月 31 日前中央财政应下达地方补贴数，中央和省级在收到资金后 30 日内需下发给下级财政部门。三是在拨付方式上，也由原先有条件地区国库支付方式改变成直接采取国库支付方式，减少资金拨付层级以提高效率。四是在资金拨付依据上，由以往根据基层医疗卫生机构提供的服务数量和质量，在绩效考核后安排和拨付资金，转变为通过政府购买服务的方式划定任务量和考核标准，然后根据核定的任务量和考核结果将相应的服务经费给予拨付。

表 3-6　　　　　　　　我国基本公共卫生服务资金管理变化

年份	人均基本公共卫生服务经费	新增资金用途	资金管理
2011	25 元	扩大服务人群，增加服务项目，提高服务质量	采取预拨加结算的方式并根据绩效考核结果，拨付专项资金。补助经费主要用于基层医疗卫生机构免费向城乡居民提供基本公共卫生服务，其他机构不得挤占
2013	30 元	做实、做细、做深现有基本公共卫生服务，同时进一步扩大受益人群范围，强化基础性服务项目	中央给予补助；"先预拨、后结算"；根据基层医疗卫生机构提供的服务数量、质量和绩效考核结果安排和拨付资金

年份	人均基本公共卫生服务经费	新增资金用途	资金管理
2014	35 元	重点巩固现有服务项目，进一步扩大服务覆盖面，提高服务规范程度，提高居民感受度。加大对基层机构支持力度，农村地区新增人均 5 元经费全部用于村卫生室，城市地区新增经费统筹用于社区卫生服务中心和服务站	中央给予补助；"先预拨、后结算"；根据基层医疗卫生机构提供的服务数量、质量，在绩效考核后安排和拨付资金
2015	40 元	巩固现有项目，扩大服务覆盖面，扩展服务内容，提高服务水平，同时突出重点，适当增加新项目，预防和控制重大疾病	以政府购买服务的方式绩效考核后拨付资金；中央给予补助；"先预拨、后结算"；根据基层医疗卫生机构提供的服务数量、质量拨付资金；强化政府购买服务方式，基层医疗卫生机构在考核后获得的基本公共卫生服务补助资金可统筹使用
2016	45 元	提高服务质量效率和均等化水平及开展国家基本公共卫生服务项目签约服务，并适当增加高血压、糖尿病和严重精神障碍（原重性精神疾病，下同）患者的管理人数	中央给予补助；"先预拨、后结算"；县区级卫生计生和财政部门根据本地项目内容和任务量，合理测算各项服务补助或支付标准（或采取当量法），按照购买服务机制，根据基层医疗卫生机构（包括其他承担服务的机构）提供的服务数量和质量拨付资金
2017	50 元	一是巩固、扩面、提补助，细化和完善服务内容，提质；二是统筹安排免费提供避孕药具和健康素养促进两个项目经费	中央给予补助；"先预拨、后结算"；县区级卫生计生和财政部门要根据本地项目内容和任务以及工作重点，确定各项服务补助或购买服务支付标准，按照服务数量和质量拨付资金；县级卫生计生和财政部门要鼓励对乡村两级实行分别核算，保障村卫生室补助资金

续表

年份	人均基本公共卫生服务经费	新增资金用途	资金管理
2018	55元	一是巩固、扩面、提补助，细化和完善服务内容，提质。二是统筹安排免费提供避孕药具和健康素养促进两个项目经费 新增经费重点向乡村医生倾斜，用于加强村级基本公共卫生服务工作	中央给予补助；"先预拨、后结算"；乡村医生提供的基本公共卫生服务，通过政府购买服务的方式，根据核定的任务量和考核结果，将相应的基本公共卫生服务经费拨付给乡村医生
2019	69元	全部用于村和社区，让基层群众受益	确保项目经费按时足额到位。在确保国家基础标准落实到位的前提下，可合理增加保障内容或提高保障标准，增支部分由地方承担，不得挤占国家项目经费
2020	74元	全部落实到乡村和城市社区，统筹用于基层医疗卫生机构开展新冠肺炎疫情防控的人员经费、公用经费等支出	各地在确保国家基本标准落实到位的前提下，各地可合理提高保障标准，增加保障内容，增支部分由地方承担

注：表格内容参照2009—2020年基本公共卫生服务均等化工作通知内容制作。

其次，在资金分配方式上，逐渐实现了更为细致完善的分配方式。此前，主要是采取根据实际情况统筹使用中央补助资金的方式，支持困难地区开展基本公共卫生服务工作；到2019年，相关政策文件则明确规定中央和地区共同承担基本公共卫生服务支出并实行中央分档分担，即根据中央承担的比例由高到低共分为五档，中央分别承担80%、60%、50%、30%和10%。再次，在资金使用主体方面，由只允许基层医疗卫生服务机构使用、其他机构不得挤占挪用，转变为除基层外的其他非基层医疗卫生机构以及专业公共卫生机构提供基本公共卫生服务时也可使用。最后，在资金核算方面，逐渐由乡镇核算转变为鼓励乡村两级实行分别核算，从而能够更有效保障村卫生室补助资金使用到位。

三、基本公共卫生服务项目实施内容的扩展

我国基本公共卫生服务项目是基于社区项目试点和农村地区的初级卫生保健计划原有项目演化而来（刘花，2019），因此在服务项目开展之初，全人群、全生命周期、全方位的"三全"服务体系尚未建立。此后，基本公共卫生服务项目逐步增多，内容逐渐完善，服务水平也得以逐步提高。

随着经济社会的不断发展，我国居民生活方式发生了巨大的改变，慢性非传染性疾病逐步成为危害我国居民健康的主要问题，同时卫生不公平现象日益凸显。鉴于此，我国根据医药卫生体制改革的工作要求以及全国公共卫生形势，在突出预防为主以及推行健康管理的理念下，依据科学的服务内容决策机制，基于突出重点人群、防控重大疾病、具有较高的成本效益和广泛服务全人群的服务内容要求（胡同宇，2015），在初始9项服务的基础上对国家基本公共卫生服务项目进行了适当调整。从表3-7可见，我国分别在2011年（新增卫生监督协管管理）、2013年（新增中医药健康管理）和2015年（新增结核病患者健康管理）增加了基本公共卫生服务的项目内容。而针对原有的服务均等化项目，则突出强调加强管理、增加服务内容和提高质量的要求。

2016年发布的《"健康中国2030"规划纲要》明确提出，要坚持以基层为重点，预防为主，推行健康生活方式，实现全民健康。此时"大卫生""大健康"的理念不断成熟，卫生体制改革取得了一定成效（中共中央国务院，2016），基本公共卫生服务体系稳步成熟。随后，我国相继在2017年（新增免费提供避孕药具和健康素养促进）以及2019年（新增地方病防治、职业病防治等19项）进一步丰富了基本公共卫生服务项目内容，健康素养促进等新增项目的纳入也体现出"以预防为主"、"以人民健康为中心"的卫生工作策略。对于原有的基本公共卫生服务

项目，我国在 2016 年提出要提高服务质量、效率和均等化水平；2017 年和 2018 年相继强调继续巩固 12 类项目，扩大服务覆盖面，适当提高服务补助水平，细化和完善服务内容以及提高服务质量。2019 年之后，除了继续巩固保持原有基本服务项目以外，同时针对目前青少年凸显的眼健康和儿童肥胖问题，提出要开展 0~6 岁儿童眼保健和视力检查并加强儿童肥胖筛查和健康指导工作；针对高血压和 2 型糖尿病的慢性病管理工作，提出要促进和深化医防融合。2020 年则针对突发的新冠肺炎疫情，提出了与疫情防控相结合的基本公共卫生服务项目，包括及时完善新冠肺炎康复患者健康档案信息、加强对辖区人群开展疫情防控的健康教育、调动全员参与疫情防控的主动性和积极性等。从以上政策可以看出，我国正在逐步实现全人群、全方位和全生命周期的基本公共卫生服务均等化项目内容。

在确定基本公共卫生服务项目后，政策还具体制定了各个项目的服务规范，即各项"基本公共卫生服务路径"，作为确定项目具体内容以及资金支付标准的参考依据。自 2009 年开启基本公共卫生服务项目，我国在 2009 年、2011 年和 2017 年分别更新了基本公共卫生服务项目的规范条款。2017 年 2 月更新的《国家基本公共卫生服务规范(第三版)》(国家卫生计生委，2017b)包含了 12 个基本公共卫生服务项目的执行规范，后续关于免费提供避孕药具和健康素养促进两个项目的规范在 2017 年 8 月也相继由国家卫生健康委员会、财政部、中医药管理局联合发布。在 2019 年针对新划入的 19 项内容(包括免费提供避孕药具和健康素养促进)，更新了《新划入基本公共卫生服务相关工作规范(2019 年版)》(中央人民政府，2019b)。截至 2020 年年底，国家基本公共卫生服务项目共包含 31 项相关的规范条款。

基本公共卫生服务项目的开展是为了让疾病在基层早发现、早诊断、早治疗，更好地发挥预防的作用。由 2009 年的 9 项到 2020 年的 31 项，项目量以及服务内容进一步丰富，同时服务质量和水平也有了质的飞跃。通过开展基本公共卫生服务项目，我国所有城乡居民，包括边境居民、农村居民以及各类特殊人群均可以公平获得基本公共卫生服务项目，流动人口的基本公共卫生服务均等化也得到了有效保障，预防为主的工作方针也真正落到实处。

表 3-7　基本公共卫生服务内容的变化

序号	类别	2011	2013	2014	2015	2016	2017	2018	2019	2020
1	建立居民健康档案	提高使用率、电子档案	提高使用率，加大检查力度	降低补助水平，取消新建档案补助	提高建档率	提高质量、效率和均等化	提高使用率、逐步向个人开放	推动电子健康档案向个人开放	继续促进电子健康档案向个人开放	及时完善新冠肺炎康复患者健康档案信息
2	健康教育	增加服务内容，提高服务频次	丰富内容和形式	提高村和社区的补助水平	提高个体化健康教育补助水平	提高质量、效率和均等化	巩固、扩面、提高补助水平、细化完善服务内容提质	巩固、扩面、提高补助水平、细化完善服务内容提质	保持	开展疫情防控的健康教育
3	预防接种		巩固加强	保持	加强；完善建立预防接种证、防接种卡服务并给予相应补助，提高每接种剂次补助水平	提高质量、效率和均等化	巩固、扩面、提高补助水平、细化完善服务内容提质	巩固、扩面、提高补助水平、细化完善服务内容提质	加强基层机构预防接种单位管理	加强预防接种管理，严格疫苗的管理和使用

续表

序号	类别	2011	2013	2014	2015	2016	2017	2018	2019	2020
4	传染病和突发公共卫生事件报告和处理	增加公共卫生事件应急处置		提高村和社区的补助水平	保持	提高质量、效率和均等化	巩固、扩面，提高补助水平，细化完善服务内容提质	巩固、扩面，提高补助水平，细化完善服务内容提质	保持	保持
5	儿童健康管理	人群扩大至0~6岁，新增儿童口腔保健，提高质量	提高管理水平	保持	保持	提高质量、效率和均等化	巩固、扩面，提高补助水平，细化完善服务内容提质	巩固、扩面，提高补助水平，细化完善服务内容提质	开展0~6岁儿童眼保健和视力检查；加强儿童肥胖筛查和健康指导	开展0~6岁儿童眼保健和视力检查
6	孕产妇健康管理	增加检查项目，提高质量	加强	保持	保持	提高质量、效率和均等化	巩固、扩面，提高补助水平，细化完善服务内容提质	巩固、扩面，提高补助水平，细化完善服务内容提质	保持	保持

续表

序号	类别	2011	2013	2014	2015	2016	2017	2018	2019	2020
7	老年人健康管理	增加检查项目，提高质量	做好健康体检工作	提高村承担比重	增加腹部黑白B超检查	提高质量、效率和均等化	巩固、扩面，提高补助水平、细化完善服务内容提质	巩固、扩面，提高补助水平、细化完善服务内容提质	保持	保持
8	高血压患者健康管理；2型糖尿病患者健康管理	加强管理；增加患者管理人数	提高管理率和控制率	增加管理人数，提高随访补助水平，提高村承担比重	增加管理人数，对血压、血糖控制不理想的患者增加随访次数	增加管理人数	提高服务水平；巩固、扩面，提高补助水平、细化完善服务内容提质	推进基层高血压医防融合试点，开展基层糖尿病医防融合管理	促进医防融合	深化医防融合
9	重性精神疾病管理	加强管理；增加患者管理人数	加强管理	增加管理人数，随访补助水平，增加随访次数，提高村承担比重	增加管理人数	增加管理人数	巩固、扩面，提高补助水平、细化完善服务内容提质	巩固、扩面，提高补助水平、细化完善服务内容提质	保持	保持

续表

序号	类别	2011	2013	2014	2015	2016	2017	2018	2019	2020
10	卫生监督协管服务	新增	完善	提高村和社区的补助水平	保持	提高质量、效率和均等化	巩固、扩面，提高补助水平、细化完善服务内容提质	巩固、扩面，提高补助水平、细化完善服务内容提质	保持	保持
11	中医药健康管理	无	新增	保持	提高老年人体质辨识和儿童中医调养服务覆盖率	提高质量、效率和均等化	巩固、扩面，提高补助水平、细化完善服务内容提质	巩固、扩面，提高补助水平、细化完善服务内容提质	保持	保持
12	结核病患者健康管理	无	无	无	新增	提高质量、效率和均等化	巩固、扩面，提高补助水平、细化完善服务内容提质	巩固、扩面，提高补助水平、细化完善服务内容提质	保持	保持
13	免费提供避孕药具	无	无	无	无	无	新增		被划归为新划人，各省份结合本地实际实施	保持

续表

序号	类别	2011	2013	2014	2015	2016	2017	2018	2019	2020
14	健康素养促进	无	无	无	无	无	新增		被归为新划入，各省份结合本地实际实施	保持
15	地方病防治	无	无	无	无	无	无	无	新划入单列	保持
16	职业病防治	无	无	无	无	无	无	无	新划入单列	保持
17	重大疾病及危害因素监测	无	无	无	无	无	无	无	新划入单列	保持
18	其他新划入	无	无	无	无	无	无	无	共14项，各省份结合本地实际实施	保持

注：表格内容参照 2009—2020 年基本公共卫生服务均等化工作通知内容制作。

四、基本公共卫生服务项目预期目标的改变

我国基本公共卫生服务项目目标要求的变化体现了服务均等化现状水平和发展需求之间的差异，同时也反映了基本公共卫生项目和政府相关工作侧重点的变化。在每年颁布的关于做好基本公共卫生服务项目工作的通知中，均会对当年基本公共卫生服务的具体目标给予说明，明确规定出当年的具体量化指标和应达目标值，而针对流动人口的具体工作目标尚未有明确指标规定。本研究主要整理了基本公共卫生服务的量化指标和目标值，结果参见表3-8所示。

表3-8　　我国基本公共卫生服务项目年工作量化指标及目标值

指标	2011	2013	2014	2015	2016	2017—2020
全国建档率	—	80%	—	—	—	—
电子建档率	50%	65%	70%	75%	75%	75%
高血压患者规范管理人数	4500万	7000万	8000万	8000万	8500万	—
高血压患者健康管理率	—	35%	38%	35%	40%	60%
糖尿病患者规范管理人数	1500万	2000万	2500万	3000万	3100万	—
糖尿病患者健康管理率	—	20%	25%	30%	35%	60%
规范管理率	—	—	—	50%	—	—
免疫规划疫苗接种率	—	90%	90%	90%	90%	90%
3岁以下儿童系统管理率	—	—	85%	85%	85%	85%
7岁以下儿童健康管理率	—	80%	85%	85%	85%	85%
孕产妇系统管理率	—	80%	85%	85%	85%	85%
65岁以上老年人健康管理率	—	65%	65%	65%	65%	67%
中医药健康管理服务目标人群覆盖率	—	30%	30%	40%	40%	45%
卫生监督协管服务比例	—	90%	95%	95%	—	—
重性精神疾病全国管理人数	—	—	350万	400万	450万	—
严重精神障碍患者在册管理率	—	—	—	—	80%	75%

指标	2011	2013	2014	2015	2016	2017—2020
结核病患者管理率	—	—	—	90%	90%	90%
结核病全国管理患者数	—	—	—	90 万	—	—
传染病、突发公共卫生事件报告率	—	—	—	—	—	95%

具体来讲，在 2011 年的基本公共卫生服务均等化工作通知中，开始出现了明确的量化目标，但只对电子建档率以及高血压、糖尿病患者规范管理人数有着明确的规定。2013 年起，针对电子建档率有了新的要求，目标值在原本 50% 的基础上提高了 15%，在 2014 年和 2015 年分别提升了 5% 后，电子建档率目标值一直保持在 75% 的水平。针对高血压和糖尿病等慢性疾病，2013 年在规范管理人数的基础上增加了健康管理率的量化指标。此外，2013 年在 2011 年的要求上还新增了免疫规划疫苗接种率、7 岁以下儿童健康管理率、孕产妇系统管理率、65 岁以上老年人健康管理率、中医药健康管理服务目标人群覆盖值、卫生监督协管服务比例等 6 个新量化指标，这些指标中除了免疫规划疫苗接种率的目标值保持在最初制定的水平，其他指标的目标值随着年份的增加呈上升趋势。2014 年起，新增的重性精神疾病全国管理人数在 2017 年被改为严重精神障碍患者在册管理率，而 2015 年新增的量化指标结核病患者管理率的目标值要求（90%）一直延续至今。2017 年开始增加了传染病、突发公共卫生事件报告率。自 2017 年我国发布了《国家基本公共卫生服务规范（第三版）》后，每年均按照此版本执行，因此 2018 年至 2020 年具体量化指标和目标值的要求均保持不变。概括而言，近年来我国基本公共卫生服务的量化指标呈现出不断增多的态势，目标水平也在逐渐提升。

五、关于均等化政策文本的总结与讨论

自 2009 年新医改以来，国家出台了大量关涉基本公共卫生服务均等化的政策，这些政策随着我国的时代发展、医药卫生大政方针和顶层设计的改变而不断调整。具体而言，在基本公共卫生服务均等化开展初期，医药领域的市场化倾向

使得我国医药卫生水平逐渐提升，但随之而来的"看病难、看病贵"问题逐渐凸显，卫生领域不公平的现象日趋严重。面对上述问题，我国基本公共卫生服务政策强调要"着力提升均等化水平，使人人都能够享受到基本公共卫生服务"，初期的服务政策重点则定位为提升基本公共卫生服务覆盖面，规定由基层医疗卫生机构免费向全部居民提供9项基本公共卫生服务，加大宣传力度、提高建档量，保障每一位居民的基本健康。概括来说，初期的服务项目只有最基本的9项，服务内容、资金管理、绩效评价等各项配套工作处于陆续起步阶段，相关的卫生服务政策则主要着力于在横向上的扩宽，暂时未开始纵向上的深挖。

此后，随着基本公共卫生服务项目的实施，服务覆盖人群逐渐增多，项目开展之初的"扩面"目标已基本达成。但新问题也随之而来，例如：最初政策规定的9项基本服务项目已不符合时代发展的要求，亟需增加新项目；资金管理中一些模糊说法使得资金开展产生困难；量化指标的缺失和目标值的不清晰使得量化目标与实际不适配；服务质量有待提高。因此，我国基本公共卫生服务均等化政策工作重点开始转向在纵向上的发展，即在服务项目上增多项目量、明确具体项目内容，在资金管理上出台更为明确细致的资金安排，在量化指标和目标值上增多项目指标，设定与实际适配的目标值，开展项目进展监测。同时，还强调要提升基本公共卫生服务质量和服务水平，确保各项配套工作协调完善，促使人人能够享受优质高效的基本公共卫生服务。

自党的十八大以来，以习近平总书记为核心的党中央始终把保障人民健康放在优先发展的战略位置。在党的十八届五中全会通过了《"健康中国2030"规划纲要》之后，"大卫生、大健康"理念不断成熟。党的十九大正式将"健康中国"上升为一项基本的国家战略，而继续加强实施基本公共卫生服务均等化仍是这一国家战略的有机组成部分。现阶段，我国的主要矛盾已经转变为人民日益增长的美好生活需要和不平衡不充分发展之间的矛盾，而在基本公共卫生服务领域亦存在类似的矛盾：虽然我国基本公共卫生服务已基本实现全覆盖，"均等化"水平达到了一定要求，但不均衡问题仍然存在，如少数贫困地区基本公共卫生服务项目实施工作还仍待加强。虽然计划生育管理领域的基本公共卫生服务均等化任务已经完成，但在其他领域，与户籍人口一样仍有较大的发展空间。

面对项目实施过程中的现实问题，政府部门不断对基本公共卫生服务均等化政策予以修改完善。例如，我国多次在相关政策中强调要重视贫困地区及流动人口等特殊群体的基本卫生服务均等化，对贫困地区采用分级拨款等形式支持均等化的政策落实。同时，新时代的卫生工作理念强调预防的重要性，因此在服务项目上将更多疾病预防项目纳入项目服务内容，并进一步提升服务质量。另外，相关政策也高度重视健康教育和居民健康素养的提升，深入贯彻"预防为主"的工作方针，财政补偿渠道进一步健全，人均经费补助标准逐步提升，服务内容不断扩大，服务项目逐渐丰富，资金管理、绩效考核也日趋完善(国家卫健委，2020b)。2020 年新冠疫情暴发，我国基本公共卫生服务均等化政策则与时俱进地更新了与疫情防控相关的内容，目前已逐步实现了全人群、全方位和全生命周期的基本公共卫生服务体系，更加符合新时代实施基本公共卫生服务工作的现实要求以及发展方向。

现阶段，我国基本公共卫生服务体系已相对健全，随着各类服务项目的实施和推广，越来越多的城乡居民享受到了基本公共卫生服务，这对于切实保障国民的身心健康起到了极大的积极作用。总之，与新时代医药卫生大政方针、顶层设计相适应的卫生服务政策体系的建立，正全力推动着我国基本公共卫生服务均等化工作的加速实施，为全面建成"健康中国"提供重要的动力源泉。

第四章 流动人口基本公共卫生服务均等化的地区实践

2016 年 8 月，习近平总书记在全国卫生与健康大会上强调："没有全民健康，就没有全面小康"。推进基本公共卫生服务均等化是保障人民健康、完善健康公平的应有之义。其中，确保流动人口的基本公共卫生服务均等化则明确地列入了《"健康中国 2030"规划纲要》，成为我国中长期健康工作的重点任务之一，有利于为实现"两个一百年"奋斗目标和中华民族伟大复兴的中国梦打下坚实的健康基础。

一直以来，我国重大政策的制定与实施都遵循"先试点、再推广"的科学原则。2010 年国家正式启动了流动人口计划生育基本公共服务均等化试点，随后在 2013 年又加入了基本公共卫生服务的内容并展开了新的试点工作。本章通过系统梳理与总结试点城市和地区的经验做法，旨在深入分析我国流动人口基本公共卫生服务均等化的实践进展，并进一步归纳凝练不同地区开展基本公共卫生服务均等化工作的创新模式与特色方案，从而为流动人口基本公共卫生服务均等化的全面实现提供有益的政策参考和经验借鉴。

一、从顶层设计到基层落实

(一) 建立法制保障体系

流动人口基本公共卫生服务均等化是关涉民生的大事，也是一项需要统筹协调的社会系统工程，需要完善的制度规划和法治体系才能做到令行政通。全国各地通过将基本公共卫生服务工作纳入五年计划、健康规划纲要等统领性政策文件，致力于提高均等化工作的整体协调度，并出台了一系列配套政策来逐步完善流动人口基本公共卫生服务政策体系。例如，经济发达的江苏省一直以来是我国流动人口集中流入地之一，省内苏州、南京、无锡三市为流动人口卫生计生基本公共服务均等化试点城市。江苏省较早开始探索实施服务均等化，逐步形成了流动人口基本公共卫生服务的保障机制。2006 年江苏省财政厅和卫生厅发布《关于加强农村基本公共卫生服务工作的意见》（江苏省人民政府，2007），在全国较早开始了农村基本公共卫生服务的项目化并建立起相应的财政支持制度，服务对象则明确覆盖农村流动人口。苏版农村基本公共服务项目基本涵盖了之后 9 类国家基本公共卫生服务项目，并提供不低于每人 6 元标准的专项资金支持。2009 年，国家开始推动基本公共卫生服务均等化，各地跟进落实并以国家框架为参照来制定本地政策。在此背景下，江苏省出台了相应的实施意见，但此时的均等化服务项目尚未专门关注到流动人口。

2015 年是江苏省基本公共卫生服务均等化工作的重要一年，出台了《关于加快推进流动人口基本公共卫生计生服务均等化工作的意见》（江苏省卫生健康委员会，2015），为均等化工作的快速推进进行了顶层布局。该政策文件提出，到2017 年要基本建立满足流动人口健康需求的基本公共卫生计生服务均等化运行机制；要建立和完善有效支撑卫生计生公共服务、覆盖所有流动人口、方便可及的卫生计生服务网络体系，提升基层流动人口卫生计生公共服务能力和水平。2015 年江苏省还发布了《江苏省政府关于深入推进"健康江苏"建设不断提高人民群众健康水平的意见》（江苏省人民政府，2015），进一步提出要建立流动人口卫生和计划生育基本服务制度，实施"流动人口卫生和计划生育基本公共服务均等化工程"，提高服务的可及性和均等化水平。2016 年，《"健康江苏 2030"规划纲要》（江苏省卫生健康委员会，2017）正式颁布，明确提出了流动人口基本公共卫生计生服务率在 2030 年达到 90%以上的目标，并且强调要健全基本公共卫生服务项目遴选和动态调整机制，逐步提高人均经费标准，建立流动人口卫生和计划生育基本服务制度。而在随后出台的《江苏省"十三五"卫生与健康暨现代医疗卫生体系建设规划》中，进一步将加快基本公共卫生服务均等化、实施"流动人口卫生和计划生育基本公共服务均等化工程"列为"十三五"期间江苏省健康领域的主要任务与重点工作。

良法善治是治国之要，完善相关立法能够为流动人口基本公共卫生服务均等化提供重要的法制保障。近10年来，各省市关于流动人口管理的法律在不断探索中逐渐完善，集中反映在使居住证制度法律化的流动人口管理条例之中。湖北、浙江、广东、云南等省份在流动人口服务管理立法方面走在了全国前列，较早制定了流动人口管理与服务相关条例。例如，2012年《湖北省流动人口服务和管理条例》立法通过，在地方规划、财政预算中纳入流动人口服务管理，逐步实现流动人口服务均等化。该《条例》明确规定：流动人口在妇幼保健、儿童规划免疫、传染病防治、计划生育等方面，与户籍人口享有同等权益，卫生行政部门应将流动人口纳入公共卫生服务范围。值得一提的是，湖北省对于流动人口管理范围有其独特的界定，即流动人口既包括流入人口也包括流出人口。此外，浙江省还规定建立流动人口信息平台等相关内容，强调居住证持有人可免费享受基本公共卫生服务；云南省提出要保障流动人口的政治参与，指出居住证持有人依法享有选举权和被选举权，能够参与民主管理和民主决策；江西、陕西、新疆等省份也相继出台了流动人口服务管理相关规章，以保障流动人口凭居住证能获得基本公共卫生服务的合法权益。

(二) 深化户籍制度改革

追根溯源，"流动人口"概念与我国独特的户籍制度密切相关，很多管理与服务体系依赖户籍建立。在促进其基本公共卫生服务均等化的策略上，各地区在推动流动人口市民化、剥离服务提供与户籍的关系等方面进行了有益探索。具体而言，在户籍登记方面，一是推动城乡户口统一登记，取消农业户口与非农户口的区别；二是探索以常住地来登记户口的方式。在落户政策方面，特大城市致力于积极完善积分落户制度，其他城市则是探索"基本条件落户"制度，不断降低直至取消落户门槛。在剥离服务提供与户籍关系方面，主要体现在全国范围内逐步推广居住证制度。

湖北省在全国较早开始推进户籍制度改革。2004年，湖北省出台了"六条"意见推进户籍制度改革，在户口登记统一管理等方面做出调整；同年，成都也实施了户口登记制度改革，取消城乡差别，探索户籍一元化管理(李霞，2012)。2014年，全国户籍改革开始后，各地逐渐使用城乡居民户口替代了农业与非农业户口性质划分。晋江等中小城市则探索实行分类落户制度，包括居住期限落户、在校学生落户、创业落户等，每个类别设定不同落户条件，只要满足基本落户条件即可落户，从而实现了"无房也可落户"。2021年1月，中办、国办印发《建设高标准市场体系行动方案》，提出试行以经常居住地登记户口制度。随后，广东开始在广州、清远结合片区探索试点，尝试建立了以经常居住地登记户口的弹性落户制度。江苏省则先后出台了《江苏省政府关于进一步推进户籍制度改革的意见》《江苏公安机关深化人口服务管理"放管服"十项措施》《省政府办公厅关于推动非户籍人口在城市落户的实施意见》等政策推进户籍改革，根据城市人口规模逐步放开限制，推动流动人口在城镇落户，探索实施特大城市落户积分互认。例如，根据2020年出台的《苏州市流动人口积分管理计分标准》，苏州认可流动人口在南京的居住年限作为落户积分加分项，与在苏州的居住年限具有同等效用。另外，还探索实施了"户口通迁"制度，如徐州、宿迁、连云港、淮安、盐城的居民可以凭参加社保等基本条件，在五市范围内的城镇地区自由迁移户口。

在完善居住证制度方面，各地也在逐步探索居住证制度覆盖常住流动人口的政策安排，保障流动人口凭居住证可以免费享有与户籍人口等同的基本公共卫生服务。以江苏省为例，居住证制度自2011年苏州市试点后，2013年在全省推行。至2020年，江苏省居住证"一证通用"，政府出台了包括基本公共卫生服务在内的覆盖十大领域、87个项目的居住证持有人服务清单。由此可见，居住证制度的推广及其附加的公共服务权利不断扩大，有力推动了常住流动人口的基本公共卫生服务均等化进程。

(三)构建基层服务网络

基层医疗卫生服务网络，包括城市中的社区卫生服务机构和农村县、镇、村三级医疗服务网，是基本公共卫生服务提供的主要载体。以江苏省为例，通过不断强化基层卫生服务能力，推动建立起以全科医生为主体、以家庭医生签约服务为支撑的综合健康管理模式。基本公共卫生服务项目是家庭医生签约服务包的核心内容之一，由基本公共卫生服务经费来支付签约费用。卫生人力资源是基本公共卫生服务提供的关键要素，江苏省组织实施了卫生人才强基工程，对基层卫生人才的招聘、后续发展提供大力支持，在编制方面县乡统一管理，为基层定向招聘卫生人才。通过提高基层卫生人员工资待遇，优化职称晋升模式，提高基层中高级职称职位设置比例，建立长效留人机制。江苏省社区卫生中心卫生人员数从2010 年的 31381 人增至 2019 年的 48773 人，社区卫生站卫生人员数也从 5795 人增至 7124 人，基层卫生人员规模逐年扩大。2018 年，江苏省卫健委借助"互联网+"开展家庭医生签约，为流动人口建立健康档案，促进基本公共卫生服务均等化(江苏省卫生健康委员会，2019)。通过"强基层"来提高服务供给能力，切实保障流动人口平等享受基本公共卫生服务。

此外，广州市在乡镇和街道探索建立了来穗人员和出租屋管理服务中心，在更基层的村和社区建立起服务站，形成了从市到村的四级流动人口管理系统，并设置了专门的经费保障系统，保障基层平等享有服务管理资源(张跃国，2020)。成都温江区也积极探索流动人口服务的网格化管理模式，根据行政区划、人口分布、区域功能等将全区层层划分为具体网格，通过出租房主、公司企业来收集流动人口信息，开展针对性的公共卫生服务(袁晓玲，2013)。通过网格细化管理的方式压实责任，从而实现了基层服务网络的广覆盖和深覆盖效果。

二、从政府内到区域间的多维协同机制

(一)政府各部门工作协同机制

流动人口基本公共卫生服务不仅是卫生部门的职责，还涉及公安、民政等多个部门，多头治理容易各自为政。因此，部门之间的协作机制显得尤为重要。概括而言，实践过程中主要有以下两种协作方案：一是建立联席会议或联合工作组；二是成立流动人口综合管理部门。不同部门的权限也各不相同，如广州的来穗人员事务管理局是全权负责流动人口管理的权责部门，是市政府的下级单位，与市卫健委等机构同级；有的则仅为沟通协调部门或是对接流动人口的服务窗口机构，如苏州高新区的新市民事务服务中心，名义上是新市民服务管理的专职机构，但从组织架构来看，很难有效协调多个部门。近年来，多数省市成立了以卫健(计)委主任为组长的流动人口卫生计生基本公共服务均等化工作领导小组，

办公室设在流动人口服务管理处，由该处处长任办公室主任，小组成员多数为卫健委各处室负责人。在政策实践过程中，江苏省还专门设立了省市区三级基本公共卫生服务项目技术指导中心，以强化专业技术指导及项目进度管理。总之，相关工作领导小组通过对基本公共卫生服务项目进行统筹协调，进而建立起条线协同推进工作机制。

(二) 政府间双向管理机制

流动人口服务的难点在于流入与流出两地的工作对接与协作。只有两地共同发力，才能为基本公共卫生服务均等化工作提供强大合力。解决这一难点主要有两种途径：一是通过驻外协会点建设，推进流出地与流入地间的交流合作，力图实现流动人口的双向管理；二是基于城市群及相邻地域的区域间联合管理机制。

在具体实践中，湖南、江西等省份与广东实现了流动人口信息的对接。南昌市出台《关于进一步做好流动人口区域协作工作的通知》《南昌市流动人口区域协作工作规范》(南昌市卫生健康委员会，2017) 等系列政策文件，建立了区域协作工作体系；对于流出人口较多的县，推广"党支部、商会+计生协会"的"2+1 模式"来建立驻外计生协会，与对应县市签订《流动人口区域协作服务管理协议书》，达成双向合作协议，共同服务流动人口；市政府则制定了任务工作表，推动合作协议签约与工作落实，还要求坚持每季度到流入地卫生计生部门汇报交流一次工作，并建立了驻地工作交流制度、流动人口信息管理制度、监督考评制度等工作制度。通过不断创新协作方式，拓宽协作领域，完善协作内容，提高服务覆盖面，致力于协调流出地与流入地基层开展业务交流和联合服务，切实保障流动人口服务不断档。

(三) 区域公共卫生一体化机制

近年来，中国区域发展体现出中心城市引领城市群、城市群带动区域发展的趋势特征(王玉海，2021)。针对跨省但又在一定区域内流动的流动人口，基本公共卫生服务工作需要加强区域协作并进行府际协同治理，力求在点对点协议的基础上，实现在更广区域范围内更深度的合作。同一区域内的政府间通过签订多方协议、进行高层对话，可以建立初步的区域协作雏形，继而开展府际协同治理，最终达成区域一体化发展。区域一体化发展的内涵在于破除要素自由流动的行政壁垒和体制机制障碍，促进资源合理配置，是经济社会要素的一体化，也是解决流动人口基本公共卫生服务均等化问题的长远之道,。以长三角为例，从 1992 年长三角 15 个城市经济协作办主任联席会议制度的建立开始，长三角区域合作已有近 30 年。2018 年长三角一体化上升为国家战略，长三角区域合作办公室成立，一体化进程大大提速，从经济合作到全面协同，从三级运作到合署办公(俞世裕，2020)，长三角在一体化发展的探索中为中国的区域治理提供了制度体系和路径模式。

在《长江三角洲区域一体化发展规划纲要》的总体引领下，长三角三省一市密切合作、共同推进，相关省(市)也出台了对应的实施方案，坚定推进一体化进程(俞世裕，2020)。三省一市之间签署了一系列合作框架协议和备忘录，制定了一系列行动方案及工作制度，促使基础设施建设、信息互通共享和公共服务便利化等方面的一体化进展明显。

公共服务水平与基本生活保障水平趋于均等是长三角一体化建设的重要任务目标。2017 年，长三角地区开始实施区域信息化合作五年行动，推动政务数据共享以及社会保障信息化一体化建设，包括户籍迁移在内的长三角政务服务现已可以一网通办。加强基本公共卫生服务合作，重大传染病联防联控也是一体化发展的目标之一。2019 年 5 月，长三角三省一市签订卫生健康合作备忘录，涵盖推进公共卫生一体化、健康信息互联互通等六个方面的合作。具体来讲，在公共卫生一体化方面，继续深化突发公共卫生事件联防联控机制，探索建立严重精神障碍重点患者信息交换机制；在健康信息互联互通方面，建立了居民电子健康档案与电子病历共享机制，开展公共卫生数据共享联动试点。在新冠疫情期间，长三角区域合作办公室成为协调区域产业链复工复产的重要枢纽，业已建立起信息互通、物资互帮、人员互动的协同联动工作机制，实现了高度的信息共享与政策协同。总之，长三角基本公共服务一体化的核心和着力点是制度一体化(张晓杰，2021)。可见，通过促进公共资源在更大的区域空间进行流动与共享，能够切实助推基本公共卫生服务的均等化发展。

三、社会组织与流动人口的共同参与

(一)社会组织与机构主动参与

提供具有公益性的基本公共卫生服务是政府的主体职责,而同样具有公益性的社会组织也应该成为公共卫生服务的重要参与主体。社会组织作为介于政府和市场之间的第三部门,可以有效衔接政府、市场与流动人口群体,能够在服务流动人口中发挥其独特的作用。在"强政府弱社会"的治理格局之下,"行政吸纳社会"与"行政吸纳服务"融合发展构成了中国社会组织的实践生态(刘玉照,2020)。政府购买基本公共卫生服务成为了服务提供的重要方式,而公立医疗机构与社会组织则是对基本公共卫生服务提供的重要补充。政府购买服务本质上可以概括为"合同购买,绩效付款"(储亚萍,2014),即政府在公共服务提供中利用合同签订引入社会力量,并根据绩效拨付对应资金,建立准市场化服务提供机制。同时,政府将竞争机制引入购买公共卫生服务中,利用更加专业的机构提供专项服务。例如,上海较早就开展了政府购买流动人口健康教育和健康促进服务的实践,而且购买服务比重较大。从来源来看,主要是向公立医疗机构购买,其次是向社会组织购买(国家卫生和计划生育委员会流动人口司,2018b),以单一来源购买为主,没有进行招标。

政府购买公共卫生服务可分为公共卫生服务券、合同外包、内部合同三种形式。公共卫生服务券与内部合同的区别在于服务核算与评估方式不同;而合同外包与内部合同的区别在于购买服务的承接方不同,前者以民营机构或者社会组织为主,后者以公立医疗机构与公立社区卫生服务中心为主。重庆市2005年开始试点基本公共卫生服务券的新形式,将政府提供的公共卫生服务投入转换为服务券发放给服务对象(张萍、何士平、沈星亮等,2014),公共卫生机构则根据居民持有的服务券提供服务。卫生部门根据各服务券量向机构拨付公共卫生服务经费。另外,江苏省也在积极探索政府购买服务等方式,逐步统筹安排区域内基本公共卫生服务工作。如邳州市通过政府购买服务方式,与邳州安康医院(精神病院)签订《严重精神障碍患者购买服务协议书》,由该院承担全市严重精神障碍患者的健康管理任务。安康医院属于民营医疗机构，此项政府购买属于合同外包机制，以需方投入取代供方投入，以按服务量支付取代按人员工资支付，建立起"钱随事走"的动态机制。政府用购买服务的形式实现了基本公共卫生服务的多方提供，促进了供方之间的公平竞争，并且发放服务券本身也是接地气的基本公共卫生服务宣传过程。

太仓市皖江红新市民服务中心则是社会组织参与流动人口基本公共卫生服务的一次有益探索。2014年，在太仓市与定远市(比较集中的流动人口原籍地)卫生计生部门的支持下成立了该服务中心，开展流动人口自治互助服务，而太仓市以政府购买服务的形式提供后续支持。随着实践探索的发展，该中心的业务不断扩展，包括流动人口信息采集、健康档案建立、卫生计生宣传到健康教育健康促进、健康素养监测等。可见，皖江红新市民服务中心通过发挥社会组织的优势补足了政府部门工作的短板，节约了服务成本，同时还依托乡音乡情的优势建立了贴近流动人口群体的服务网络。

总体来看，社会组织参与流动人口基本公共卫生服务的机制已经基本建立，而由社会组织承接的流动人口基本公共卫生服务项目主要集中于政策宣传与健康教育等方面。现阶段，在社会组织自我发展模式、政府购买基本公共卫生服务招标机制等方面仍有待完善，有能力提供服务的社会组织数量还较少，培育建设优质社会组织的工作依然任重道远。在今后的工作中，应该充分利用社会组织灵活性和开放性的特点来提供更高质量的服务。

(二) 流动人口群体共建共享

流动人口积极主动争取自身应有的健康权益，是推进基本公共卫生服务均等化的另一重要维度。流动人口群体对基本公共卫生服务项目和相关均等化政策的了解是其主动参与的前提，畅通流动人口主动参与渠道是重要保障。在拓宽流动人口参与渠道方面，主要有三种方式：一是保障其选举权，探索异地参选机制，增强流动人口对当地政策制定的影响力；二是探索将流动人口纳入基层多元共治格局，让流动人口参与到街道、社区的民主决策；三是开展流动人口党建工作，将相对分散的流动人口组织起来，通过流动人口中的优秀党员带领大家争取合理权益，进行自我管理和自我服务。

国家卫生健康委流动人口服务中心主编的《广州新市民服务指南》介绍了广州流动人口服务机构提供的服务情况，具体内容包括国家基本公共卫生服务项目及流动人口服务相关政策，办理流动人口居住证、电子化婚育证明等证件的流程说明等。其他省市也相继编制了类似的新市民指南，并且积极利用新媒体平台进行政策宣传与服务指导。

舟山市则探索实施新居民健康管理项目，为流动人口建立"健康银行"。流动人口参与基本公共卫生服务将会在其健康银行账户增加健康币值，积累的健康币可用于兑换辅助检查项目及体检套餐服务。当健康银行与家庭医生签约工作相结合，家庭医生就成了健康银行的"客户经理"，为签约客户提供积分储蓄与支取的业务支持。积分兑换免费项目的市场化思路以及银行的服务模式增加了基本公共卫生服务项目的关注度与吸引力，有利于流动人口更加主动持续的享受基本公共卫生服务。

流动人口参与当地的社会事务有助于提高其社会融合水平，也是完善基层治理的路径要求。在这个方面，广州市不断探索形成了基层协商模式，以制度保障流动人口民主参与基层治理（张跃国，2020）：一是吸纳来穗人员担任社区两委委员；二是成立包含来穗人员担任委员的社区共治议事会，搭建社区开放性民主协商平台。又如，安徽省在流动人口较为聚集的流出地建立了流动人口卫生健康服务联络站，与当地联合开展流动人口健康体检月等活动，帮助政府实施惠民便民项目，从而为流动人口协调解决了实际问题。

选举权是一种基本政治权利，如果流动人口在现居地参加选举，也有助于其争取自己的合理权益。国内已经有部分地区允许持居住证的流动人口参与选举，例如，深圳市和浙江省义乌市等地曾为流动人口单列选区，保障这一群体选举权的行使；另外，深圳市还曾探索以行业组织为单位设定选区，由流动人口卫生计生协会协助推举代表参与地方决策。概言之，通过依托在外流动人口组织广泛开展自我教育和自我服务等活动，有利于形成流动人口共建共享新模式来帮助维护正常的工作生活秩序，同时也有助于促进流动人口与当地居民切实同享基本公共卫生服务权利。

四、精准识别与标准提供

(一)流动人口信息的精准识别

掌握流动人口信息,精准识别流动人口动态特征,了解流动人口具体需求,是流动人口基本公共卫生服务精准提供的前提。从浙江开始,全国多地进行了"最多跑一次"政务服务改革。如广州的居住证就可以在"穗好办 APP"快捷办理,也可以在微信公众号"广州来穗局"下的来穗通板块直接办理。广州还通过大数据技术扩大来穗人员服务管理半径,如番禺区强化大数据技术应用,与手机通信运营商等企业合作,在手机号实名制的基础上,实现了来穗人员居住登记和居住证申办状态的智能识别;通过手机数据掌握来穗人员动态信息,向未进行居住登记和未申办居住证的来穗人员宣传相关政策法规并告知相关服务信息,保障其合法权益。又如,江苏省也在不断加强基层医疗卫生机构信息化建设,进一步完善基本公共卫生服务信息系统业务功能,推动基本公共卫生服务相关信息系统和流动人口卫生计生服务管理信息系统实现信息共享。

(二)基本公共卫生服务经费的拨付精准化

公共服务问题本质上是财政问题,财政支持是流动人口基本公共卫生服务均等化提供的核心要素,而基本公共卫生服务经费对流动人口的精准拨付则是工作开展的资源动力。以江苏省为例,该省对于基本公共卫生服务的财政支持力度不断增强,转移支付制度逐渐完善,以持续增长的财政支持来加强资源配置强度和服务提供质量,以不断细化的转移支付机制实现经费拨付到市县的精准,同时还以不断丰富的项目监督考评机制力求经费应用到人的精准。从 2015年开始,江苏省人均基本公共卫生服务经费开始高于国家标准,2019 年的省标准已达 75 元,实际人均补助 80.69 元。到了 2020 年,江苏省人均基本公共卫生经费标准进一步增至 80 元,是 2009 年的 5 倍多,比国家标准高出 6 元。如图 4-1 所示。

转移支付可以提高财政弱势地区的基本公共卫生服务提供与保障能力,有助

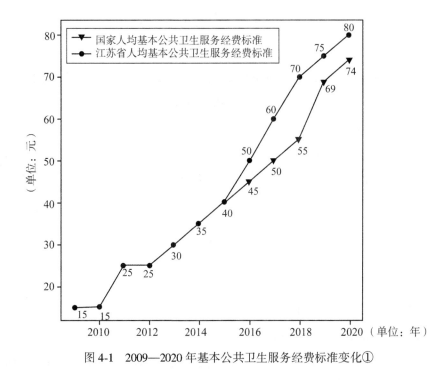

图 4-1 2009—2020 年基本公共卫生服务经费标准变化①

于实现财力均衡，还可以为流动人口提供专项基本公共卫生服务补助，是实现流动人口基本公共卫生服务均等化的重要方式之一。江苏省不断调整完善转移支付制度，2017 年出台《调整完善省以下财政管理体制实施细则》，将转移支付机制同农业转移人口市民化挂钩，规定按常住人口标准进行基本公共卫生服务转移支付，对市县按农业转移人口进城落户人数进行奖励，以此调动市县的工作积极性。江苏省还通过建立流动人口落户奖励机制与公共卫生服务经费转移机制，均衡各地的基本公共卫生服务保障能力，为流动人口的基本公共卫生服务提供可靠的财政支持。

党的十九届四中全会提出优化政府间财政事权和财权划分，建立权责清晰、财力协调、区域均衡的中央和地方财政关系(中央人民政府，2019)。江苏省在此基础上，探索建立起省与县市的现代财政关系，把基本公共卫生服务作为省与市县的共同财政事权，支出责任共担；适时调整基本公共卫生服务项目内容与经费综合评估，服务经费由中央财政拨付，省进行统筹，市县则具体根据财政综合保

---

① 数据根据国家及江苏卫健委网站数据整理。

障能力按比例分担。此外，江苏省还将基本公共卫生费用拨付与项目考核挂钩，保障经费用到实处。省卫健委与财政厅负责对各地基本公共卫生服务项目进行绩效考核，并根据考核结果确定省补助系数和结算资金；对于考核不合格的，省级财政不予补助，而考核扣减的省级资金由市、县予以补足。通过将资金补助与考核挂钩，能够督促市县切实做好基本公共卫生服务工作。在资金拨付方面探索建立了购买服务机制，根据服务数量和服务质量来拨付相应资金，对健康档案和高血压、糖尿病等面向居民个人的项目拨付则更加精细化，会依托信息化系统记录的项目数据实施计量付费。

(三) 基本公共卫生服务的标准化建设

标准化是贯彻均等化理念、达成各阶段具体均等化任务的可靠路径(张启春，山雪艳，2018)，而标准化建设则有助于保障政府基本公共服务提供的全面性和持续性(郁建兴，2015)。江苏省在基本公共卫生服务领域进行了标准体系建设，这些项目中有的是在基本公共卫生服务均等化建设之前就开展的，有的是为均等化服务配套建设的。具体来讲，2002年江苏省就开始探索农村社区卫生服务中心建设，2005年江苏省卫生厅制订了城市社区卫生服务中心和卫生站的设置标准，明确其必须具备的基本公共卫生服务能力；之后，又相继制订了示范城市社区卫生服务中心评估标准以及农村社区卫生服务中心标准，以此来加强城市社区卫生服务中心的标准化建设。上述机构建设标准规定了基层医疗卫生机构需要配置的资源，包括场地、床位、设备及人力资源等。2013年，《江苏省"十二五"基本公共服务体系规划》提出加快建立健全江苏省基本医疗卫生服务标准体系，该服务就包含了基本公共卫生服务。2017年，《江苏省"十三五"时期基本公共服务清单》对基本公共服务清单予以进一步明确，指明了基本公共卫生服务的对象、标准、支出责任与牵头负责单位；同年出台的《江苏省"十三五"时期基层基本公共服务功能配置标准》则规定了基层医疗卫生机构的配置密度、覆盖范围等具体标准。与此同时，徐州市也开始实施系统的基本公共卫生服务项目标准化工程，重点以标准化促均等化，通过政府职能整合来增强自身标准化建设，能够有规划地实现城乡区域基本公共卫生服务机构网络广覆盖，以及服务项目的精准化管理。上述政策构成了扎实推进流动人口基本公共卫生服务均等化的内源动力，有利于在流动人口服务享有的机会均等基础上进一步实现结果均等。

(四)准确把握流动人口的异质性特征

流动人口群体特征的不同会导致其需求表现出异质性特征，需要有层次地管理，有重点地服务。江苏省不断加大重点人群保障力度，全力推进妇幼健康促进行动，实施母婴安全行动，加强出生缺陷综合防治，将流动孕产妇和儿童健康管理纳入本地常住人口服务管理体系，为流动孕产妇和 0~6 岁儿童建立保健手册，并提供规范的技术服务，对包括儿童计划免疫等在内的妇幼基本公共卫生服务项目予以重点保障。在 2020 年出台了《江苏省出生缺陷防治办法》，通过立法健全出生缺陷防治体系，全面实施免费孕前优生健康检查，强化覆盖孕育全过程和儿童全周期的健康管理和高质量的医疗保健服务。

图 4-2 显示了江苏省十年间的居民健康水平变化。近十年来，江苏省的婴儿死亡率与 5 岁以下儿童死亡率基本处于稳定下降趋势；孕产妇死亡率则经历从 2009 年到 2016 年的逐年下降，到 2017 年突然相对大幅增加，之后两年又开始逐步回落。这可能与 2016 年开始实施的二胎政策有关，开放二胎使得孕产妇数量增加，也相对增加了总体风险积累，导致孕产妇死亡率上升。但总体来说，全省居民的健康水平呈现出逐步提升的良好态势。

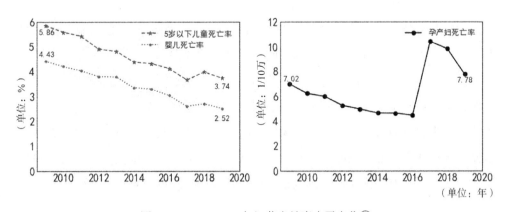

图 4-2　2009—2019 年江苏省健康水平变化①

---

① 数据根据江苏统计年鉴 2010、江苏统计年鉴 2015、江苏统计年鉴 2020 整理。

五、经验总结与政策优化路径

(一)注重顶层设计,打通基层网络

流动人口基本公共卫生服务均等化需要从顶层设计出发,层层落实,形成从上到下的强大合力。各地在将流动人口基本公共卫生服务均等化工作纳入"五年计划""健康中国 2030 规划"的基础上,应出台更为细致的实践措施,将均等化工作从大规划里的一句话拓展开来,形成切实可行的顶层设计系统方案。在完善相关法律方面,可以借鉴武汉市的做法,在流动人口的定义上将流出人口同样纳入法律管理范围,避免服务对象的缺位。卫生计生服务与基本公共卫生服务的概念相似但又有所不同,应在法律条文中给予界定,明确保障流动人口基本公共卫生服务均等化的合法权利。户籍改革及其相关的居住证制度是常住流动人口基本公共卫生服务均等化的有效解决方案。各地探索出了积分落户、基本条件落户、区域通迁等落户办法,进行人口流动调控。今后可以继续探讨深化户籍制度改革的可行性,妥善处理好户籍改革与居住证制度二者间的动态关系,真正实现"户随人走"的政策目标。事实上,国家正在试点的以常住地登记户口是这方面政策改革的一次有益探索。

承担基本公共卫生服务的基层机构和群众之间的距离,是影响服务能否可及、服务能否均等的重要因素。基层网络的打通关键在人,需要大力培养基本公共卫生人才,培育全科医生与专业公共卫生医师,推动资源下沉,充实基层人力资源;加强对基层医疗卫生机构人员的相关培训,强化相关考核,将流动人口基本公共卫生服务的保障绩效作为整体考核的重要因子,既有惩罚机制也要有激励机制。各地在广泛推行家庭医生签约制度基础上,可以进一步提供基本公共卫生服务包签约,从而确保让每一位流动人口能够从相关政策中受益。

(二)加强政府内部协调,促进区域政策协同

专职流动人口服务管理的窗口机构在各地已经普遍建立,但是由于行政级别较低,往往难以起到协调政府各个部门的作用。可以采取广州来穗人员服务局的

形式，在市政府建立与卫健委、公安局等同级的流动人口服务管理正式部门。另外，还需建立更高级别的流动人口基本公共卫生服务均等化领导小组，形成改革、协调、督促的顶层意识。新冠肺炎疫情的暴发给我国的人口流动模式和基本公共卫生服务都带来了深刻的改变，而传染病防控本身就是其中的重要问题。2020 年，国家新增 5 元人均基本公共卫生服务经费专门用于疫情防控。流动人口基本公共卫生服务均等化问题是关系到群众最基本的生命健康的重要问题，是我国建设共享共治社会必须补齐的短板。各级党委政府需要提高重视程度，将其列入"一把手工程"，由政府主要负责人亲自抓、亲自管；县市政府也要改变传统政绩观念，提高责任意识，确保基本公共卫生经费专款专用，流动人口基本公共卫生服务保障到位。

目前的流动人口基本公共卫生服务属地管理政策为双向管理，是以流入地管理为主，流出地为辅，工作责任主要在流入地。无论是流动信息的交流还是基本公共卫生服务的工作闭环都需要流入地与流出地加强协作。对于流入地流出地相对匹配、流动趋势较为集中的区域，可以建立省级联席工作机制。目前江西、安徽等省份的市县已经积极与其他省份市县签订了双向管理协议，促进流动人口基本公共卫生服务信息互通，两地工作相互补足并实现工作闭环，共同保障流动人口基本公共卫生服务的有效获得。

在构建国内国际双循环发展格局的发展要求下，各地对于流动人口的管理要有序疏导，缓解特大城市的管理压力，增强大城市和中小城市的吸引力，通过市场规律引导人口有序迁移，形成具有合理层级结构的城市群人口规模体系；发展差异化的城市落户配套政策，均衡发展流动人口基本公共服务提供能力；在加强区域经济合作的同时，加强区域公共政策协同，尤其是流动人口管理政策的对接。随着我国都市圈与城市群的发展，区域一体化在建设互联互通基础设施方面，力求实现各种市场要素的自由流动，这也与人口流动的追求不谋而合。类似长三角区域一体化办公室这种统筹机构在区域合作中的作用举足轻重。此外，均等化工作还要与城市、省份、区域发展战略相结合，让提升流动人口基本公共卫生服务均等化水平的内生动力，这也有助于促进流动人口人力资本对经济增长的贡献，进而提高城市的可持续发展能力。这是一个渐进累积的过程，随着一体化的深入发展，区域内各地方政府均可从公共政策的协同中获益，地方利益逐渐与公共利益并行不悖、相互促进，从而达成"帕累托最优"并形成良性循环。

在推进区域一体化的大背景下，人口的频繁、快速流动会导致各利益群体发生分化，从而对城市治理产生一定的影响。区域发展一体化在发展初期的合作主要集中于基础设施建设的互联，尤其是交通网络的互通将使流动人口数量增多，流动更加频繁，给流入地城市的流动人口基本公共服务均等化带来较大压力。而随着区域一体化的发展，公共服务领域的一体化以及政务数据协同将使得人口流动不受省域市域的行政边界制约。在区域一体化治理理念的驱动下，相关资源的优化配置也将有力推进流动人口基本公共卫生服务的均等化发展。

(三) 激活各方主体动能，形成多元共治局面

多元共治是完善治理体系、提高治理能力的必然要求。各地区针对流动人口基本公共卫生服务，探索出多主体参与的激励与保障机制。首先，政府通过购买基本公共卫生服务的形式，为社会组织参与流动人口基本公共卫生服务提供创造条件。无论是有价证券还是政府合同，政府购买服务的形式已经比较成熟，不过我国社会组织尚处于发展阶段，社会组织质量和数量都还难以满足当下的治理需求，尤其针对流动人口健康的社会组织发展更是处于萌芽阶段。成立流动人口服务相关的社会组织，主要是当地政府"以外治外"的治理尝试，抑或是流动人口自我帮扶的自组织。政府与社会组织之间的雇佣关系与监管关系部分限制了社会组织参与多元共治的发挥余地。社会组织的自我发展机制完善、政社关系的探索变革都还有很长的路要走，各级政府需要反思如何培育更多优质的社会组织，以协助做好流动人口基本公共卫生服务的均等化工作。

流动人口自身的参与需要政府通过宣传来激活其主体意识，也需要保障其参与渠道的畅通。随着智慧政务的推广和网络服务的普及，政府的宣传方式也更多利用到了新媒体技术。保障流动人口参与渠道的方式并不直接指向基本公共卫生服务，而是指向了更广义的社会融合或者对当地政策的影响力方面。当流动人口彻底融入了当地社会，和本地居民一样对当地的政策有同等影响力，那么基本公共卫生服务均等化也就真正得以实现。因此，各地区在实践中积极探索保障流动人口选举权、被选举权，将流动人口纳入基层治理格局，使其参与基层民主决策；成立流动人口党支部，发展流动人口党员，发挥党员先锋模范作用。这些政

策为流动人口提供了主动发声的平台，加速了其社会融入的进程。总之。实施流动人口基本公共卫生服务均等化，需要激活政府、市场、社会组织、流动人口群体等各个主体的能动性，建立各主体平等参与的合作机制，进而形成多元共治的局面。

(四)科学精准管理，分层分类服务

流动人口群体的服务需求具有异质化特征，因此应该进行科学精准管理，分类分层服务。精准识别流动人口群体、掌握流动人口的动态信息是流动人口基本公共卫生服务均等化的实现基础，而信息化技术和大数据应用的发展则为我们提供了工具向导。通过多部门多区域的合力开发，建立更加互联互通的流动人口数据信息系统，有助于打破医疗服务信息、基本公共卫生服务信息、人口流动信息、公安监管信息等多种信息之间的壁垒，构建起流动人口的动态识别数据系统。

在基本公共卫生经费的决策方面，需要依据基本公共卫生服务的质量、需求、项目数等进行科学测算。如今，以常住人口为基准进行基本公共卫生经费拨付的模式可以改善常住流动人口的服务均等化，而对于短期频繁流动人口的经费保障还需要更加精细的测算，可以采取财政多预拨、精准管理核对回收的模式进行保障。另外，标准化建设则是确保结果均等的重要一环，这既包括资源的标准化配置，也包括服务的标准化提供。

分层分类服务是指流动人口基本公共卫生服务推动要有所侧重，以流动妇幼和流动老人等重点人群为突破，突出重点、以点带面，推动均等化工作全面进展。一方面，分类服务举措是考虑到不同类型的流动人口情况不一，有长期流动、短期流动之分，有跨省流动、省内跨市等形式之别，需要针对性地精准施策。目前来看，对于短期流动人口的基本公共卫生服务，经常出现流入地流出地两头落空的境况，这是服务提供的盲点所在，需要政府予以更多关注。另一方面，也考虑到不同省市也有人口规模、发展水平、发展特征之分，这可能导致同样的政策在不同地区无法等效实施。因此，今后应该采取精准管理、分层分类服务的方式，切实提升基本公共卫生服务工作的质量与效率，切实保障广大流动人口的健康权益，从而有效提升这一社会群体的获得感和幸福感。

第五章　流动人口基本公共卫生服务的研究现状与趋势

基本公共卫生服务是根据城乡居民主要健康问题和健康危险因素制定的公共服务项目，是由政府承担开展服务所需要的资金，并通过基层医疗卫生机构来负责具体实施。在基本公共卫生服务均等化政策实施过程中，政府对城乡居民健康问题越来越重视，基本公共卫生服务均等化政策也在不断补充、发展和完善。该政策的主要实施目标是保障城乡居民能够公平地享受到最基本、最有效的公共卫生服务，维护和提高居民的健康水平。流动人口作为一个特殊群体，流动性大且受到户籍"二元制"的历史影响，其社会医疗保障和基本公共卫生服务的可及性相对较低。如果流动人口无法均等地享受到基本公共卫生服务，会加剧社会经济地位和健康的不平等。因此，探究流动人口基本公共卫生服务均等化研究进展和演变趋势，对于完善基本公共卫生服务均等化政策体系具有重大意义。

本章拟采用文献计量学，从期刊分布、时间趋势和关键词聚类等方面对近三十年来流动人口基本公共卫生均等化相关文献进行系统梳理和可视化分析，深入阐述流动人口基本公共卫生服务的研究现状、热点及其演变过程，并对其中存在的问题进行探讨和思考，以期为相关政策制定提供理论参考与经验借鉴。

一、流动人口基本公共卫生服务的中文文献分析

(一)资料来源

本部分分析的中文文献全部来源于 CNKI 数据库，检索文献分类选择核心期刊、CSSCI 和 CSCD，利用学术期刊高级检索，检索式为：（主题：流动人口）

AND(主题：公共卫生；预防接种；慢性病；健康档案；健康素养；健康教育；儿童健康；孕产妇保健；老年人健康；传染病；避孕；精神疾病)。经过文章标题与摘要的筛查，手动剔除与流动人口基本公共卫生服务主题无关的文献并进行去重处理，最终有 557 篇文献纳入文献分析①。

(二)结果分析

1. 国内流动人口基本公共卫生服务研究经历了四个发展阶段

图 5-1 显示了流动人口基本公共卫生服务中文相关文献发表的时间演变趋势。总体来说，中文相关研究的发文数量呈现先波动上升后波动下降的趋势，发文数量最少的一个阶段是 1992—2003 年，此时流动人口基本公共卫生服务的概念还未明确提出，相关研究仍处于初步探索期。从 2004 年开始发文数量逐步攀升，流动人口基本公共卫生服务研究进入快速发展期，学术研究也在一定程度上推动了政策制定。2007 年至 2013 年发文量均维持在较高水平(41.5 篇/年)，发文数量最多的是 2011 年，达到 52 篇，可见这个时期是流动人口基本公共卫生服务研究发展的高峰期。2014 年至今，流动人口基本公共卫生服务研究发文数量波动下降，但研究兴趣具有延续性(平均发文量 23.8 篇/年)，其中 2016 年和 2019 年的发文数量突破了 30 篇，一定程度上表明流动人口基本公共卫生服务研究进入了持续推进期。

从文章的发表时间来看，第一篇关于流动人口基本公共卫生服务的中文文献是 1992 年发表在《中国农村卫生事业管理》杂志上的《流动人口对传染病流行影响浅析》，初步对流动人口与传染病发生、治疗、输入、管理和预防接种的影响进行了相关阐述(吴小龙，1992)。从文章的被引次数来看，被引最多的文章是 2007 年发表在《现代预防医学》上的《我国流动人口的公共卫生现状》。该文指出，人口流动已经构成全球许多疾病发生与流行的重要社会因素，从传染病防治、职业病防治、计划免疫、妇幼保健四个方面阐述了我国流动人口的公共卫生状况，

---

① 将中国知网中筛选后的中文文献分别以 Refworks 和自定义 xls 格式导出，通过 Excel 对于文献的演变、作者、期刊、机构、关键词进行分析，Refworks 格式经 CiteSpace 软件进行格式转化后导入，以备后续进行可视化分析。

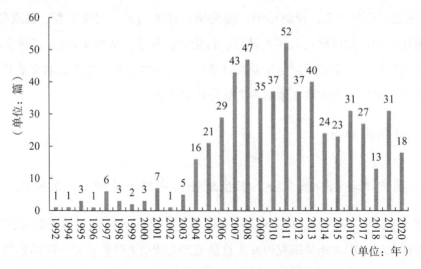

图 5-1　中文相关文献发表时间演变趋势

提出公共卫生问题已经超越了部门和地域的限制，需要政府、社会和民众等主体的广泛参与(胡连鑫，2007)。表 5-1 显示，在被引次数排名前 20 的中文文献中，有 8 篇文献的发表时间位于快速发展期，6 篇文献的发表时间位于高峰期，探索期和持续推进期各有 3 篇文献发表。排名前 20 的文献中，有四分之一发表于《中国公共卫生》杂志。对于流动人口基本公共服务这一研究话题而言，从探索期到推进期，研究话题经历了引用次数逐渐降低的变化。此外，在探索期引用次数较高的文献大多关于儿童免疫话题，在快速发展期关于流动人口生殖健康的话题引用次数较高，高峰期引用次数较高的则是儿童精神心理和艾滋病相关话题。由此可见，流动人口基本公共卫生服务相关研究存在随时间变化的趋势。

表 5-1　　　　　　　　　　　被引次数排名前 20 的中文文献

标题	作者	期刊	被引次数	发表年份
我国流动人口的公共卫生现状	胡连鑫，陈燕燕	现代预防医学	113	2007
城市外来农民工的健康状况与政策建议	叶旭军，施卫星，李鲁	中华医院管理杂志	111	2004

续表

标题	作者	期刊	被引次数	发表年份
农村流动人口艾滋病防治知识调查研究	徐缓，贾中华，郭际东，徐正田，马玉忠，何景琳，许华，李立明	中国公共卫生	111	2003
我国流动人口结核病流行现状与防制策略	刘鸽；冯学山；詹绍康	中国公共卫生	92	2007
关于我国流动人口公共卫生管理的思考	陈刚，吕军	医学与哲学	87	2005
未婚流动人口中性相关行为	楼超华，沈燕，高尔生，许业林，张聆，涂晓雯	生殖与避孕	74	2004
流动人口基本公共卫生服务利用及影响因素分析	郭静，翁昊艺，周庆誉	中国卫生政策研究	71	2014
人工流产女青年性行为和避孕现状研究	吕岩红；李颖；郭欣；黄娜；蔡雅梅；王潇滟；郭玉清；武淑英；程怡民	中国妇幼保健	65	2007
流动人口儿童免疫接种现状和影响因素研究	王晓军；张荣珍	中华流行病学杂志	59	1997
流动人口多种艾滋病健康教育方法的干预效果及知识遗忘的研究	陈潇潇；卫平民；黄明豪；李小宁；浦跃朴	现代预防医学	51	2007
外出务工人员艾滋病知识、态度及影响因素分析	石福艳；裴泓波；樊景春	中国公共卫生	50	2008
成都市未婚流动人群性和生殖健康状况与需求调查	崔念，李民享，田爱平，谢黎，罗世媛，陈晓勤	中国计划生育学杂志	49	2004
社区视角下的流动人口健康意识与健康服务利用——基于珠三角的研究	岳经纶；李晓燕	公共管理学报	48	2014
学校环境、社会支持与流动儿童的精神健康	何雪松；巫俏冰；黄富强；肖莉娜	当代青年研究	48	2008

续表

标题	作者	期刊	被引次数	发表年份
流动人口孕产妇保健及分娩调查	沈汝楣，刘凯波，肖珣，何芳，聂妍，丁辉，潘迎，刘钢	中国公共卫生	47	2004
上海市长宁区服务行业流动人口对结核病认知及影响因素的现状调查	赵大海，李洪娣，徐飚	中华结核和呼吸杂志	47	2005
流动人口基本公共卫生服务可及性及影响因素分析	郭静；邵飞；范慧；薛丽萍；吴亚琴	中国卫生政策研究	45	2016
中国流动儿童计划免疫管理	沈平	中华预防医学杂志	45	2002
广东省城市流动人口年轻女性避孕现况调查	黄江涛，余森泉，王奇玲，俞小英	中国计划生育学杂志	44	2004
未婚流动人口生殖健康知识、态度与行为调查	黄小娜，吴静，沈敏，彭安娜，戚小兵，石淑华	中国公共卫生	43	2005

2. 流动人口基本公共卫生服务议题受到了专业领域期刊的关注

统计分析发现，与流动人口基本公共卫生服务相关的 557 篇文献发表在 117 种专业期刊上。发表相关文献最多的前 10 名期刊的发文量、各期刊发表文献数量占总文献数量的比重(%)、文献来源以及各期刊影响因子如表 5-2 所示。在前 10 名期刊上发表的相关文献占总文献数量的 62.3%。这 10 种期刊的平均影响因子为 2.0，大多数期刊为核心期刊。排在发文量首位的期刊《中国妇幼保健》杂志在近 30 年间发表了 100 篇流动人口基本公共卫生服务相关文献，占该领域文献总数的 18.0%。发文量排名第二的是《中国公共卫生》杂志，占据流动人口基本公共卫生服务领域文献总数的 13.6%，再结合文献被引次数的排名，可以看出该杂志在相关研究领域具有比较大的影响力。此外，大部分期刊的学科类别属于预防医学和卫生学，这也说明流动人口基本公共卫生服务已经得到了专业领域的关注。

表 5-2　　　　　　发表流动人口基本公共卫生服务相关文献前 10 名期刊

期刊	数量	%	文献来源	学科类别
中国妇幼保健	100	18.0	北大核心	预防医学与卫生学
中国公共卫生	76	13.6	北大核心、CSCD	预防医学与卫生学
现代预防医学	65	11.7	北大核心	预防医学与卫生学
中国计划生育学杂志	33	5.9	北大核心	预防医学与卫生学；妇产科学
中华流行病学杂志	15	2.7	北大核心、CSCD	预防医学与卫生学
人口与计划生育	13	2.3	北大核心	人口学与计划生育
中国健康教育	12	2.2	北大核心	医药卫生方针政策与法律法规研究
人口与发展	11	2.0	北大核心、CSSCI	人口学与计划生育
中国全科医学	11	2.0	北大核心	医药卫生综合
中国卫生事业管理	11	2.0	北大核心	医药卫生方针政策与法律法规研究

注：影响因子为 2020 年复合影响因子。

3. 流动人口基本公共卫生服务话题基于稳定连续的研究者和研究机构

表 5-3 显示了流动人口基本公共卫生服务相关文献发文数量排前 20 名的机构(统计数据时各大学及其附属医院未进行合并)。中国人民大学是发文数量最多的机构，共发表了 20 篇文献。基于机构统计结果，可以看出高等学校、疾病预防控制中心和计划生育研究机构是关注流动人口基本公共卫生服务话题的主要力量。此外，大部分研究机构倾向于单独发表文献，合作发文的数量则较少，这可能是由于流动人口基本公共卫生服务数据获取的难度较大，出于数据保密性的考虑，跨机构进行合作的情况较少，往往是机构内部开展小范围合作，这在一定程度上加强了此话题研究者和研究机构的稳定性。

表 5-3 流动人口基本公共卫生服务相关文献发文数量排名前 20 的机构

单位	总数量	排名	单独发表数量	合作发表数量
中国人民大学	20	1	19	1
复旦大学	19	2	15	4
北京大学	17	3	15	2
中国疾病预防控制中心	17	3	12	5
华中科技大学	15	5	11	4
上海市计划生育科学研究所	15	5	13	2
重庆医科大学	11	7	1	10
北京协和医学院	10	8	9	1
山东大学	9	9	6	3
深圳市人口与计划生育局	9	9	8	1
四川大学	8	11	8	0
中山大学	8	11	7	1
广东省计划生育科研所	7	13	2	5
国家人口计生委	7	13	2	5
北京市疾病预防控制中心	6	15	3	3
首都医科大学附属北京妇产医院	6	15	6	0
北京大学人口研究所	5	17	4	1
东南大学	5	17	2	3
广东省广州市胸科医院	5	17	4	1
上海市疾病预防控制中心	5	17	2	3

4. 流动人口基本公共卫生服务主题研究热点

关键词通常能反映文献主题，对关键词进行分析有助于确定研究趋势和热点领域。本研究运用 Citespace 软件对关键词进行计量分析，在 Thresholds 模式下，按照"（2，2，20）（2，2，20）（4，3，20）"选择阈值对关键词进行共现分析，结果如图 5-2 所示。分析总共得出了 696 个关键词标签，网络密度为 0.0393。

1992—2020 年流动人口基本公共卫生服务研究高频关键词如表 5-4 所示。根据图 5-2 和表 5-4 的分析结果以及对前沿文献的梳理，可以得出近年来流动人口基本公共卫生服务的研究热点。

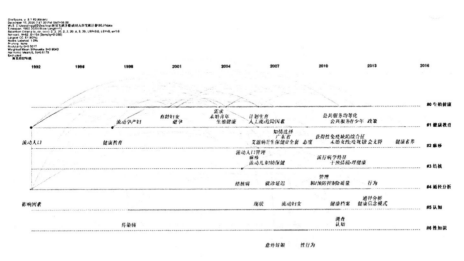

图 5-2　流动人口基本公共卫生服务关键词 timeline 聚类图

（1）生殖健康服务仍需持续关注

从 20 世纪的计划生育政策到近年推出的全面二胎政策，生殖健康问题一直是流动人口基本公共卫生服务关注的重点领域。生殖健康在关键词聚类分析中得出了中心度很高的聚类结果，如图 5-2 所示，这个聚类下包含着流动孕产妇、育龄妇女、计划生育等关键词。生殖健康不仅对流动人口造成了身体层面的影响，还造成了一定程度的社会心理问题（周妮，2020）。流动人口获得避孕药具、避孕/生殖健康知识宣教和生殖道感染检查三项服务的比例较高，但在防环、取环、查环、查孕、孕期保健等服务方面获取比例较低（徐双飞，2018），说明流动人口对部分生殖健康服务项目的可及性仍然有待提高。

（2）传染病防控是重点的工作领域

基于关键词分析结果（见表 5-4），麻疹和结核在流动人口基本公共卫生服务研究中形成了显著的两个聚类，说明传染病防控得到了研究者高度关注。流动人口传染病发病率相较于常住人口更高，因其经济能力低、生活环境差、卫生意识薄弱、缺乏医疗保障、预防保健服务可及性差，更容易成为传染病传播过程中的脆弱人群(罗桂华,2015)。根据研究结果可以得出,目前研究者在流动人口基本公共卫生服务领域重点关注的传染病是麻疹、结核病、艾滋病和突发传染性疾病。目前,流动人口结核病患者存在就诊延迟时间较长的问题(梁小烟,2019),流动儿童仍面临麻疹预防接种不足的风险(肖索未,2014),部分适龄儿童麻疹疫苗接种率低导致了零星的疫情暴发(王海娇,2016)。另外,流动人口也是艾滋病传播和流行的高危人群(侯晨辉,2016),预防相关传染病传播应当抓好、落实流动人口管理工作。

表5-4　　　　　　　　流动人口基本公共卫生服务高频关键词

年份	关键词	频次	中心性
1992	流动人口	379	0.48
1992	影响因素	141	0.18
1997	健康教育	63	0.42
1998	流动孕产妇	46	0.01
2004	生殖健康	44	0.14
2005	结核病	44	0.31
2001	避孕	29	0.14
2006	艾滋病	18	0.01
2012	基本公共卫生服务	16	0.02
2006	流动儿童	15	0.11
2001	育龄妇女	13	0.12
2006	计划生育	11	0.01
2006	人工流产	11	0.13
2011	健康档案	11	0.02
2004	未婚青年	9	0.07
2006	麻疹	8	0.03
1998	传染病	7	0.1
2015	健康素养	6	0.02
2016	卫生计生	6	0.02
2008	流动妇女	5	0.05

（3）全面开展健康教育是当前的急迫要求

流动人口缺乏基本的生殖健康和预防保健知识，而健康教育是有效提升流动人口健康素养的主要手段之一，因此定期对流动人口开展健康教育，被公认为是当前预防疾病最有效的手段和措施（侯晨辉，2016）。基于关键词聚类分析结果（参见图5-2），健康教育的研究话题主要围绕危险因素和健康素养等方面展开。健康教育目前存在着多个维度的不均等问题，如在少数民族流动人口中，健康教育的接受率从高到低为：生殖健康与避孕、控制吸烟、妇幼保健与优生优育、性病/艾滋病防治、突发公共事件自救、慢性病防治、结核病防治、心理健康和职业病防治（杜洁，2020）。我国西部地区流动人口的人均健康教育量较高，东北部地区则相对偏低（嵇怡，2021）。由此可知，探索流动人口健康教育的均等化机制已成为亟待解决的政策难题。

（4）健康服务获得的影响因素识别成为研究热点

关键词聚类分析中的通径分析聚类表明，当前流动人口的基本公共卫生服务获得受到多种因素的影响，相关研究主要可以归纳为制度因素、社区因素和个体因素。首先，在制度层面，公共卫生服务机制的更新滞后会阻碍部分流动人群不能及时获得健康服务；家庭化迁移已成为我国人口流动的主要模式，当前随子女流动的老年人口数量呈逐年递增，但基层医疗卫生机构网络建设未能同步，导致流动老年人获得异地基本公共卫生服务成为一个难题（王泳仪，2019）；另外，传染病跨区域管理制度、慢性病健康管理服务均等化体系的构建也应当引起高度重视（韩开益，2017；钟威，2017）。其次，社区是流动人口基本公共服务管理的主要供给方，社区干预可以有效的提升健康水平（朱海平，2013）；相关研究指出，目前流动人口健康服务需求和社区健康服务供给之间尚存在一定差距（岳经纶，2014）。最后，在个体层面，年龄、教育程度、收入水平、住房条件、流动原因、流动范围等因素均在一定程度上会影响流动人口健康意识和健康服务利用（邓兵，2020；张景奇，2020）；并且由于流动人口社会网络和社会支持相对较弱，这也会进一步导致流动人口基本公共卫生服务利用的不足（岳经纶，2014）。

二、移民群体初级卫生保健研究的英文文献分析

(一) 资料来源

在英文文献分析部分，本研究关注的主题是移民群体的初级卫生保健。英文文献中的移民概念与中文文献中的流动人口概念存在一定的差异：我国流动人口的界定是基于户口所在地与现居地的差异，而移民则包含了跨国流动及国内流动的人口。实际分析的英文文献选自 Web of Science 数据库核心合集，检索式为"TS = migrants and TS = Primary health care；TS = floating population and TS = Primary health care"。剔除与中文文献的重复文献(属于翻译发表)，同时根据标题和摘要继续剔除与主题无关的文献，最终获得具有参考价值的文献 653 篇用于接下来的统计分析①。

(二) 结果分析

1. 移民初级卫生保健话题研究热度持续攀升，研究具有连续性

图 5-3 显示了国外移民初级卫生保健相关文献发表的时间演变趋势。分析结果表明，该领域的发文数量呈现波动上升趋势。具体来说，在 2009 年之前，相关研究的发文数量总体水平较低，移民初级卫生保健的相关话题没有受到研究者的高度重视。虽然初级卫生保健的概念在 1978 年就已经提出并被广泛使用，但对于移民这一特殊人群的卫生服务在这个时期还没有得到研究者的特别关注，研究处于平缓发展期。2009 年以后，发文量逐步攀升，得到了越来越多研究者的关注。虽然在 2012 年和 2016 年有小的波动，但移民初级卫生保健话题的研究热度总体上看是持续增加的；到 2020 年，此话题的文献发表数量已经突破了 60 篇。由于国际人口流动的大趋势在短期内不会改变，未来关于移

---

①　将检索到的全部文献数据以纯文本格式和 UTF-8 格式下载，纯文本格式通过转换利用 Excel 进行描述性统计分析，UTF-8 格式通过 CiteSpace 进行关键词聚类分析。此外，在分析过程中，将地址为英格兰、苏格兰、北爱尔兰和威尔士的文献统一归为英国(UK)的文献。

民初级卫生保健的相关研究数量预期还将继续攀升，这一研究领域的高速发展期还将持续下去。

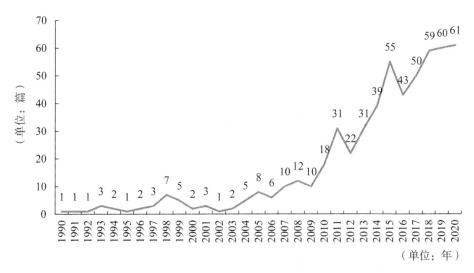

图 5-3　英文相关文献发表时间演变趋势

在具体研究内容方面，第一篇关于移民初级卫生保健的英文文献是由 Watkins 等（Watkins，1990）发表在 *Public Health Reports* 杂志上的《A Model Program For Providing Health-services For Migrant Farmworker Mothers And Children》，该文献报告了美国北卡罗来纳州一个移民卫生中心为农场移民妇女和儿童提供的初级卫生保健服务，包括移民疾病筛查、提供非专业健康咨询服务、为移民提供州际均等化服务和适当的健康教育服务。被引次数最多的一篇文献则是 Coovadia 等（Coovadia，2009）发表在 *Lancet* 杂志上的《The Health and Health System of South Africa：Historical Roots of Current Public Health Challenges》，该文阐述了南非的移民卫生保健受到种族和性别歧视、移民劳工制度、家庭生活的破坏、巨大的收入不平等、极端暴力和烈性传染病的威胁，并指出应当从上述几个方面着手来恢复卫生保健系统的作用。结合文献被引次数的分析结果，在排名前 20 的文献中有五分之一发表于 *Social Science & Medicine* 杂志，并且该杂志是发文量排名前 10 中影响因子最高的杂志。另外，表 5-5 还显示，在排名前 20 的英文文献中有 9 篇发表于平缓发展期，其余 11 篇则发表于高速发展期，这说明国外移民初级卫生保健研究的被引次数受时间阶段的影响可能较小，研究话题表现出连续性。

表 5-5　　　　　　　　　　　被引次数排名前 20 的英文文献

标题	期刊	被引次数	发表年份
The health and health system of South Africa: historical roots of current public health challenges	Lancet	573	2009
Mental Disorders in Megacities: Findings from the Sao Paulo Megacity Mental Health Survey, Brazil	Plos One	160	2012
Reported health, lifestyles, and use of health care of first-generation immigrants in the Netherlands: do socioeconomic factors explain their adverse position?	Journal of Epidemiology and Community Health	151	1998
Good practice in health care for migrants: views and experiences of care professionals in 16 European countries	BMC Public Health	138	2011
Language barriers between nurses and asylum seekers: their impact on symptom reporting and referral	Social Science & Medicine	121	2003
Type 2 diabetes and cardiovascular disease in South Asians	Primary Care Diabetes	116	2011
Cost-effectiveness of tuberculosis control strategies among immigrants and refugees	European Respiratory Journal	110	2005
Perceptions of barriers and facilitators of cancer early detection among low-income minority women in community health centers	Journal of The National Medical Association	109	2005
Illegality as risk factor: A survey of unauthorized migrant patients in a Berlin clinic	Social Science & Medicine	96	2009
Hypertension in four African-origin populations: current ´Rule of Halves´, quality of blood pressure control and attributable risk of cardiovascular disease	Journal of Hypertension	89	2001

续表

标题	期刊	被引次数	发表年份
Right of access to health care for undocumented migrants in EU: a comparative study of national policies	European Journal of Public Health	79	2012
Utilization of Health Services and Health-Related Quality of Life Research of Rural-to-Urban Migrants in China: A Cross-Sectional Analysis	Social Indicators Research	78	2015
Foreign Domestic Workers and Home-Based Care for Elders in Singapore	Journal of Aging & Social Policy	78	2010
Teledermatology and underserved populations	Archives of Dermatology	68	1997
Ethiopian refugees in the UK: Migration, adaptation and settlement experiences and their relevance to health	Ethnicity & Health	64	2004
Social determinants of psychiatric morbidity and well-being in immigrant elders and whites in East London	International Journal of Geriatric Psychiatry	62	1998
Suicide among foreign-born minorities and native Swedes: An epidemiological follow-up study of a defined population	Social Science & Medicine	60	1997
Disease burden and costs from excess alcohol consumption, obesity, and viral hepatitis: fourth report of the Lancet Standing Commission on Liver Disease in the UK	Lancet	59	2018
The clinical gaze in the practice of migrant health: Mexican migrants in the United States	Social Science & Medicine	56	2012
A narrative synthesis of the impact of primary health care delivery models for refugees in resettlement countries on access, quality and coordination	International Journal for Equity in Health	55	2013

2. 移民初级卫生保健话题受到不同期刊的广泛关注

统计结果显示，移民初级卫生保健相关主题的 653 篇文献发表在 283 种期刊上。发表在前 10 名期刊上的相关文献占总文献数量的 23.74%（见表 5-6）。这 10 种期刊的平均影响因子为 2.5174，大多数期刊为 SCI 收录期刊，其中仅发文量排名第 3、第 8 和第 9 的期刊为 SCI 和 SSCI 双收录期刊，可见该话题受到 SCI 领域期刊的更多关注。*Social Science & Medicine* 杂志在移民初级卫生保健研究领域具有一定的权威地位，大部分期刊的学科类别属于公共、环境与职业卫生（Public, Environmental & Occupational Health）。此外，排名前 10 期刊的发文量占比较低，说明移民初级卫生保健的研究话题在期刊分布上集中度较低，主要受到专业领域内的不同期刊关注。

表 5-6　　　　发表移民初级卫生保健相关文献前 10 名期刊

期刊	数量	%	文献来源	学科类别	影响因子
BMC Public Health	30	4.59%	SCIE-Q2	P，E&O	2.521
BMC Health Services Research	22	3.37%	SCI-Q3	HCS&S	1.987
International Journal of Environmental Research and Public Health	20	3.06%	SSCI-Q1/SCIE-Q2	P，E&O	2.849
BMJ Open	15	2.30%	SCI-Q2	M，G&I	2.496
Journal of Immigrant and Minority Health	14	2.14%	SSCI-Q3	P，E&O	1.425
Plos One	14	2.14%	SCI-Q2	MS	2.74
International Journal for Equity in Health	11	1.68%	SSCI-Q1	P，E&O	2.595
European Journal of Public Health	10	1.53%	SCIE/SSCI-Q2	P，E&O	2.391
Social Science & Medicine	10	1.53%	SCIE/SSCI-Q1	P，E&O	3.616
Ethnicity & Health	9	1.38%	SCIE-Q2	P，E&O	2.554

注：影响因子为 Journal Impact Factor 2019；P，E&O：Public, Environmental & Occupational Health；HCS&S：Health Care Sciences & Services；M，G&I：Medicine, General & Internal；MS：Multidisciplinary Sciences.

3. 移民初级卫生保健研究力量主要集中于欧美国家

经过分析发现，开展移民初级卫生保健话题的研究者和研究机构较为分散，但是研究力量大多集中于欧美国家。表 5-7 指出了移民初级卫生保健相关文献发文数量排名前 10 的国家，可以看出北美洲和欧洲国家开展了大量关于移民初级卫生保健的研究，中国也位列第 6 名，说明这些国家的移民数量相对较多，移民群体的初级卫生保健问题较为严峻，因而得到了该国研究者较多的关注。

4. 移民初级卫生保健话题研究热点

本研究进一步运用 Citespace 软件对关键词进行了计量分析，在 Thresholds 模式下，按照"（2，2，20）（2，2，20）（4，3，20）"选择阈值来对关键词进行共现分析，研究结果如图 5-4 所示。分析总共得出了 650 个关键词标签，网络密度为 0.0879。1990~2020 年移民初级卫生保健研究高频关键词参见表 5-8。根据图 5-4 和表 5-8 的分析结果以及对前沿文献的梳理，得出了近年来移民初级卫生保健研究的热点研究内容。

表 5-7 移民初级卫生保健发文数量排名前 10 的国家

国家	总数量	排名
USA	97	1
UK	62	2
Germany	39	3
Netherlands	36	4
Australia	32	5
China	32	5
Spain	30	7
Canada	25	8
Italy	25	8
Switzerland	21	10

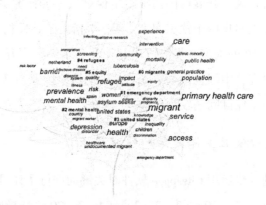

图 5-4 移民初级卫生保健关键词共现图

（1）精神健康问题受到高度重视

基于关键词聚类分析，精神健康相关研究在移民初级卫生保健领域形成了中心度较高的聚类。研究表明，国际移民具有较高的迁徙压力、较严重的临床症状和较低的自尊心（Salaberria，2017）。增加移民获得精神卫生保健的机会已得到了部分国家的重视，心理健康和精神类疾病的管理正在转向初级保健，社区精神卫生中心（CMHCs）也在逐步建立（Kohrt，2020）。但是，现阶段移民国家为国际移民提供的心理健康服务还比较有限（Bosqui，2019），其中语言和文化价值观差异被认为是获得医疗或心理服务的主要障碍（Ospina-Pinillos，2019）；加之移民由于社会支持网络较弱，导致在初级卫生保健系统中往往处于不利地位，精神卫生问题就诊率较低，移民人群对卫生保健专业人员也缺乏信任（Teunisen，2015；Nadeau，2017）。因此，今后针对国际移民的精神卫生政策有必要与医务人员文化沟通能力培训方案和文化适应的精神卫生服务结合起来。此外，移民的教育水平、家庭陪伴也会影响其精神卫生服务的利用率（Griffiths，2017；Manhica，2017）。

（2）初级卫生保健的可及性和均等化面临挑战

在关键词聚类分析中，以"equity"为中心形成了显著的聚类。如图 5-4 所示，该聚类下主要开展了初级卫生保健服务质量和服务系统相关的研究。初级卫生保健服务的核心价值是为了确保人群平等获得适合患者需要的医疗服务（Lamsa，

2020），而获得初级卫生保健的不平等的本质则是弱势人群获得卫生保健的能力和卫生保健服务的可获得性之间的差距。要真正实现平等，组织层面需要实施有利于弱势群体的政策，合理匹配弱势群体的特定需求（Smithman，2020）。尽管加强初级卫生保健的改革常常把公平作为主要目标，但移民在获取服务方面依然存在一些障碍。例如，一项研究显示30%左右的移民并没有签约家庭医生，因而难以获得初级卫生保健服务（Porthe，2016）。另外，部分移民对于全科医生作为看门人的制度感到不满，需要针对移民开展更多的工作来宣传基础医疗体系的服务功能，并增加移民对全科医生的信任度（Mendel，2014）。结合高频关键词分析结果，还发现当前移民利用率较高的初级卫生保健服务是怀孕和避孕服务、心血管疾病等慢性病健康管理服务（Chepo，2019）；参与了当地医疗保险计划的移民有更高的感知信任，更有利于主动利用初级卫生保健服务；相关研究还表明，为医疗机构配备专业的语言沟通人员也能够进一步促进移民初级卫生保健服务（Jaeger，2019）。

（3）移民初级卫生保健关注的重点人群是女性、少数民族、寻求庇护者和难民群体

根据表5-8中的高频关键词分析结果可知，移民初级卫生保健关注的重点人群是女性、少数民族、寻求庇护者和难民群体。女性移民的初级卫生保健服务利用率高于男性移民（Wetzke，2018）。有研究表明，女性的身体健康状况往往较差，也更容易出现焦虑和自杀念头，因此女性会更加积极地寻求卫生保健服务（Beutel，2016；Morawa，2017）；健康素养与女性移民的生活方式和初级卫生保健服务的利用有关（Vianello，2020）；弱势女性移民群体缺乏健康知识和科学的就诊观念，还面临服务障碍和跨文化沟通障碍（Ikhilor，2019），因此有必要进行针对性的健康教育和干预活动（Riza，2020）。

初级卫生保健服务利用的种族差异是种族、社会经济因素和人口流动特性之间复杂关系造成的（Anderson，2017），卫生保健政策需要针对特定人群以满足他们的特定健康需求，用以遏制和预防疾病（Diaz，2015）。国际移民中还存在着特殊难民和寻求庇护者群体，他们往往缺乏个人、物质和社会资源，健康状况不佳，且难以获得有效的医疗保健服务（Smithman，2020）。另外，对于这些人群的初级卫生保健服务准入门槛也存在差异，法律地位、程序障碍以及语言和文化障

碍等因素阻碍了这些群体获得正常医疗服务。例如，英国的难民和寻求庇护者被允许免费获得初级和二级医疗保健，而在德国，在重新安置的前15个月可获取的卫生保健服务仅限于急救和紧急护理(El-Gamal，2020)。难民和寻求庇护者群体精神和行为障碍以及传染病方面的健康状况受到了忽视(Kleinert，2019；Sacchetti，2020)，并且明显依赖于非政府组织的干预(El-Gamal，2020)。对于这部分移民群体，应该从政策公平入手，实施专项筛查干预计划，及早发现健康风险因素以防范公共卫生危机的出现(Fakoya，2018；Sequeira-Aymar，2020)。

表5-8　　　　　　　　移民初级卫生保健高频关键词

年份	关键词	频次	中心性
1999	care	146	0.23
2005	health	101	0.16
2009	service	76	0.09
2007	access	75	0.21
2005	prevalence	72	0.09
2009	mental health	66	0.05
2010	refugee	58	0.08
2011	barrier	54	0.11
2009	depression	46	0.09
1998	population	37	0.07
2014	europe	28	0.03
2012	women	28	0.12
2012	asylum seeker	28	0.03
2012	risk	26	0.03
2011	impact	22	0.07
2012	experience	19	0.07
2011	general practice	17	0.06
2013	mortality	16	0.02
2011	public health	16	0.07

三、国内外相关研究文献的比较分析

(一) 对流动人口基本公共卫生服务研究关注度不断增强

经过长期的发展, 中英文文献中关于流动人口基本公共卫生服务或移民初级卫生保健的研究已经形成了相对稳定的研究主题, 基本公共卫生服务受到越来越多专家学者、政府和社会媒介的广泛关注, 产生了许多有价值的研究成果。客观而言, 人口流动是一种长期存在的、具有普遍性的社会现象, 完善流动人口基本公共卫生服务对于实现我国城乡居民健康公平、提高人口素质、维护社会稳定、促进经济发展等方面无疑将有重大的现实意义。

(二) 国内外研究热点呈现多元化发展态势

在中文研究中, 随着《深化医药卫生体制改革的意见》《国家基本公共卫生服务规范》《关于做好流动人口基本公共卫生服务基本公共卫生计生服务的指导意见》等政策文件相继发布, 研究热点逐步聚焦于基本公共卫生服务的项目内容, 并且进一步扩大到均等化、健康教育、项目实施、实施机构、成本测算、专项资金、医药卫生体制改革等方面; 研究热点逐渐呈现多元化发展趋势。但是, 中文文献中的数据源呈现单一化的现象, 大部分研究基于国家流动人口调查的公开数据, 多元化的实证证据不足。未来可以通过加入多元化、多口径的实证调查数据, 深入挖掘流动人口基本公共卫生服务的效率。

而在英文研究中, 文献研究的方向同样与当地的移民法案和政策相关联。例如, 英国在国民健康服务 (National Health Service) 体系中, 特别规定了外来移民的公共卫生服务权益; 新加坡也颁布了关于劳工权益保障的相关法案。大部分英文研究的关注热点集中于移民的生活环境、生活方式、心理健康和社会支持, 这一点与中文研究存在差异。事实上, 国外移民面临着更大的生活环境的变化, 饮食习惯、文化适应和社会融合也面临着更多挑战, 故而这些问题成为了国外研究者关注的热点内容。

结合我国政策实践来看, 流动人口基本公共卫生服务是一项社会系统工程,其政策实施跨越了地域和部门的限制，需要政府、社会和民众等多元主体的广泛参与和共同努力。在未来的研究中，也应当在政治经济学、公共管理学、伦理学、心理学等领域展开交叉研究，从多学科视角对如何加强流动人口的基本公共卫生服务予以更深入的探讨。

(三) 我国基本公共卫生服务的实施效率亟待提升

在美国、英国、加拿大等发达国家的卫生政策体系中，初级卫生保健一直扮演着"健康守门人"的角色。通过医疗卫生服务和公共卫生服务紧密结合，可以显著提升政策制定者和普通民众对于公共卫生服务的重视程度。此外，政策实施也具有很强的连贯性，对于移民的初级卫生保健服务往往是全民卫生保健所覆盖的一部分，在一定程度上有利于基本公共卫生服务的统筹实施、监管督察和经费筹措。相较之下，国内基本公共卫生服务也是与医疗卫生服务同等重要的方面，但在实施过程中，公共卫生服务往往得不到同等程度的重视与投入。鉴于此，今后应当进一步提升基本公共卫生服务的战略地位，巩固"预防先行"的健康观念，完善全民基本公共卫生服务的供给体系，将流动人口基本公共卫生服务作为重点工作内容，从而切实保障基本公共卫生服务政策的公平性和效率性。

第六章　流动人口基本公共卫生服务均等化评价指标体系

　　流动人口基本公共卫生服务均等化水平的提升是践行"人民至上"执政理念的直接体现，是促进这一群体城市社会融合的关键环节，也是推动健康城市共享共建共治的有效法宝。此外，为流动人口提供安全有效、方便价廉的公共卫生和基本医疗服务，还能明显改善流动人口自身的健康状况，减轻疾病经济负担。因此，加快推进流动人口基本公共卫生服务均等化具有鲜明的现实意义，而构建一个科学、准确的评价体系可以进行有效的服务提供监测。本章将主要围绕流动人口基本公共卫生服务均等化的内涵、逻辑及其指标构建问题进行阐释与讨论。

一、基本公共卫生服务均等化评价指标体系文献综述

　　本节将首先系统回顾与基本公共卫生服务均等化相关的政策文献。在政策文本方面，原国家卫生计生委于 2017 年发布了《流动人口基本公共卫生计生服务均等化工作评估方案》。该评估方案共分为 3 个指标维度，即投入、过程和结果，其指标权重分别为 40%、35% 和 25%。在投入这一维度中，共包括制度保障、经费投入、人员投入和信息化建设这 4 个二级指标，其中又包括 13 项三级指标。这一维度的指标评估对象主要为省、市、县（区）卫生计生行政部门与财政部门。过程维度主要包括基本公共卫生服务利用和计划生育服务利用这 2 个二级指标，以及 13 项三级指标。这一维度指标的评估对象主要为基层医疗卫生机构或其他相关卫生服务提供机构。结果维度主要包括健康结果、健康素养和满意度这 3 个二级指标以及 7 项三级指标。这一维度评估对象主要为基层医疗卫生机构、计生服务站、其他相关服务提供机构。在这个评价指标体系中，指标类型主要分为约

束性或预期性、近期或长期指标。具体来说，约束性指标有相应的评估要求，预期性指标则为倡导性指标，可作为加分项目；"十三五"期末需要完成和评估的指标为近期指标，而长期指标是指在"十三五"期间不做硬性要求，但随工作推进到 2030 年应落实的任务。上述评价指标体系对本章中构建评价指标体系具有较大的借鉴意义。

经过文献梳理发现，目前国内关于基本公共卫生服务均等化评价体系的研究均是针对全人群展开，尚无专门针对流动人口构建的指标体系。针对全人群的均等化评价体系又可划分为在全国范围内构建和立足地方范围构建这两种类型。在全国范围内，主要是韩春蕾等（韩春蕾，2013）运用层次分析法构建的评价指标体系，在指标体系中包括 4 个一级指标、14 个二级指标和 32 个三级指标，涵盖了慢性病预防与控制、健康教育、卫生监督、卫生人员、卫生机构、疾病预防与控制、卫生设施、妇幼保健、精神疾病管理、门诊服务、住院服务、妇幼保健服务利用、死亡评价和非死亡评价这 14 个领域。相较于之前的研究而言，此评价体系的指标涵盖内容已经更为完善。另外，针对全国范围内的评价体系构建还有于勇等人的研究（于勇，2014），其利用专家咨询法构建的评价指标体系包含 3 个一级指标、17 个二级指标和 47 个三级指标。与韩春蕾等人的研究相比，这一指标体系涵盖的维度增加了居民态度这一方面，同时其他维度内的评价指标也更加细化充实。在针对地方范围构建的评价指标体系中，有练惠敏等（练惠敏，2012）利用德尔菲法针对广州市构建的基本公共卫生服务均等化评价体系，纳入了 23 个指标，分别涉及投入、妇幼保健、慢性病保健、传染病防控和健康教育这几个领域；还有针对武汉市基本公共卫生服务构建的评价指标体系，此指标体系也运用了德尔菲法进行专家咨询并确定指标的权重，其包括 4 项一级指标、15 项二级指标和 42 项三级指标（蔡黎，2015）。上述评价指标体系不论是针对全国范围还是地方范围，都是在测评基本公共卫生服务全领域的均等化水平。另外一些研究构建的指标体系范围则相对较小，主要针对服务提供中的某一方面。例如，樊立华等人（樊立华，2015）运用 TOPSIS 分析法构建了基本公共卫生服务实施过程评价指标体系，主要对服务开展的资金投入、人员素质、服务流程、可及度等内容进行了评价；此外，还有学者则是针对基本公共卫生服务绩效这一特定维度开展的指标评估研究（董立兴，2016）。

围绕流动人口基本公共卫生服务均等化这一议题，虽然没有与指标体系构建直接关联的研究成果，但在政策和理论探讨方面却很充足，主要有王培安(王培安，2009；王培安，2010；王培安，2012)、李晓霞(李晓霞，2014)、王晓霞(王晓霞，2017)等人的研究。在相关研究中，学者们从理论出发分析了我国流动人口接受基本公共卫生服务出现不均等的社会融合、体制机制以及财政和法制等方面的诱因，并提出了相应的对策与解决方案。另外，也有一些学者对流动人口服务均等化的问题予以定量探讨，比如冷晨昕(冷晨昕，2020b)等对流动人口基本公共卫生服务的现状与影响因素进行了分析，该研究主要利用 2017 年流动人口监测数据，发现流动人口对基本公共卫生服务项目知晓率以及在各项服务的利用率上都很低。胡联等人(胡联，2020)也运用 2017 年流动人口专项数据对其服务的均等性进行了影响因素分析，发现户籍因素是制约流动人口接受基本公共卫生服务的重要因素。而在基本公共卫生服务项目的利用方面，也有一些学者围绕妇幼保健领域(张薇，2016；韩思琪，2017；段俞西，2020；刘艺敏，2020)和慢性病领域(黄可慧，2019；邓兵，2020；杜洁，2020)展开了相关的量化研究。

总的来说，国内关于基本公共卫生服务均等化评价的研究成果已经比较丰富，但是针对流动人口的专项研究却寥寥无几。在一些定量研究中，虽然也涉及了对流动人口接受基本公共卫生服务进行的评价，但是几乎所有的评价都是通过少数几个指标进行的，评价的全面性受到了很大的限制。一方面，这是因为流动人口比较特殊，构建其专门的基本公共卫生服务均等化评价指标体系相较于全人群会更复杂，需要充分考虑流动性等干扰因素；另一方面，因为国内目前缺乏对流动人口接受基本公共卫生服务的专项统计数据，这也为评价指标体系的科学构建设置了障碍。然而，已有研究虽然没有构建出全面、具体的流动人口基本公共卫生服务均等化的评价指标体系，但却勾勒出了流动人口接受基本公共卫生服务的重点内容，同时也能对指标体系的构建提供理论与方法的借鉴。

二、流动人口基本公共卫生服务均等化的
概念内涵与政策内容

科学评价流动人口基本公共卫生服务均等化水平，重点在于准确把握流动人

口基本公共卫生服务均等化的内涵以及具体服务项目，而这也是构建其评价指标体系的基础。接下来，本章将主要围绕上述两方面的内容展开进一步的探讨。

（一）流动人口基本公共卫生服务均等化的内涵

在世界卫生组织的概念界定中，公共卫生属于社会性和政策性的概念范畴，其目标是提高所有人的健康水平。而公共卫生服务则是为了改善、保护和促进全体人民健康，由政府出资、各级卫生部门和医疗卫生服务机构提供的卫生产品和卫生服务（WHO）。作为一种主要由政府来提供的公共产品，公共卫生服务的公益属性格外凸显。在世界范围内，公共卫生服务主要包括健康促进、人群健康状况的监测、公共卫生的管理、公共卫生的立法、特殊的公共卫生管理、传染性疾病的预防与控制、职业卫生、环境保护、高危人群和弱势人群的卫生服务这九大类。但是，由于这九类服务的内容过于广泛，财力有限的政府一般难以承担所有的服务经费，因而基本公共卫生服务成为了政府首选保障的内容。我国的基本公共卫生服务是一种以防控疾病为目标的干预措施，其主要由各级疾病预防控制机构以及各类基层医疗卫生服务机构向全体居民免费提供。在基本公共卫生服务的提供中，由于服务公益性的属性，因此均等化这一标准非常关键。关于基本公共卫生服务均等化的内涵，在以往的研究中不同学者给出了不同的阐释。有学者认为，基本公共卫生服务的均等化主要是在卫生服务领域内的大致均等，要充分考虑到不同社会成员的自由选择和不同的需求偏好，而不是绝对的平均化（管仲军，2010）。有学者则从政府效率的角度出发，认为基本公共卫生服务均等化需要更多考虑政府的能力，要在不影响政府效率的前提下按照公平正义的原则来为居民提供服务（刘晶，2016）。还有学者认为，基本公共卫生服务的均等化是一种相对均等和底线均等，其底线是能保障全体社会成员生存与发展的需要（张慧，2018）。综合上述观点，可以推知符合公平正义的原则和满足人民生存与发展的底线需要构成了基本公共卫生服务均等化的重要内涵。上述探讨主要是面向全体居民，相较而言，流动人口则会具有一些独特的内涵：首先，流动人口的强流动性使其在获得服务时会受到地域条件限制，导致其往往不能在流入地获得及时的基本公共卫生服务；其次，家庭化流动的流动人口往往代表的不是一个人，其配偶、父母、子女在接受基本公共卫生服务时也有可能受阻；最后，流动人口基本公共卫生服务是否均等化，还涉及与户籍人口的比较问题。综上，本章认为，流动人口基本公共卫生服务均等化主要指每个流动人口及其家庭成员，无论其性别、年龄、种族、居住地、职业、收入有何不同，都能基于公平正义的原则在其家乡或流入地免费、平等地获得与户籍人口一致的，能满足其基本生存与发展需要的公共卫生服务。

(二) 流动人口基本公共卫生服务均等化的政策内容

2020 年 6 月 12 日，国家卫生健康委、财政部、国家中医药局联合发布了《关于做好 2020 年基本公共卫生服务项目工作的通知》，指出基本公共卫生服务的提供机构要依据《国家基本公共卫生服务规范 (第三版)》做好 0~6 岁儿童健康管理、预防接种、健康教育、肺结核患者健康管理、老年人健康管理、严重精神障碍患者管理、孕产妇健康管理、建立居民健康档案、高血压和 2 型糖尿病等慢性病患者健康管理、中医药健康管理、传染病和突发公共卫生事件报告和处理、卫生监督协管等工作。其他基本公共卫生服务项目，如人口监测与计划生育服务、卫生监督管理、老年健康与医养结合服务、重大疾病及危害因素监测、食品安全保障、地方病防治、职业病防治、疾病预防控制、妇幼健康服务、卫生应急队伍建设、健康素养促进等，则要参照《新划入基本公共卫生服务相关工作规范 (2019 年版)》来具体实施。

在流动人口基本公共卫生服务领域，2009 年国务院常务会议审议并通过了《流动人口计划生育工作条例》，规定流动人口户籍所在地和现居住地的人民政府要共同负责流动人口计划生育工作，并制定了以现居住地人民政府为主、户籍所在地人民政府给予配合的工作方案。同年，原国家人口计生委印发了《全国流动人口计划生育服务管理工作规范》的通知，提出流动人口有权在现居住地享有计划生育服务相关设施、文化产品等服务资源，并应逐步实现流动人口优生优育、计划生育和生殖健康等方面的基本公共服务均等化。2010 年，原国家人口和计划生育委员会、原中央社会治安综合治理委员会办公室、财政部、人力资源和社会保障部联合发布《关于创新流动人口服务管理体制推进流动人口计划生育基本公共服务均等化试点工作的指导意见》，提出到 2012 年试点城市的计划生育等基本公共服务要将流动人口全部覆盖，使流动人口与当地户籍人口计划生育基本公共服务差距呈现出明显的缩小态势；还要建立保障有力、运转高效的流动人口计划生育基本公共服务均等化运行机制，加快流动人口的市民化进程。2013年，原国家卫生和计划生育委员会印发《流动人口卫生和计划生育基本公共服务均等化试点工作方案》，确定了40个试点城市，提出了七项工作重点。2014年，原国家卫生计生委、原中央综治办、国务院农民工办、民政部、财政部发布《关于做好流动人口基本公共卫生计生服务的指导意见》，提出要将流动人口基本公共卫生计生服务均等化工作纳入到基层综治中心、农民工综合服务中心（平台）、流动人口服务中心、社区卫生计生服务中心等机构的职责之中，并强调流动人口要被纳入社区卫生计生的服务对象，建立与统一城乡户口登记制度相适应的卫生计生机制；在落实好流动人口居住证制度的同时，也要在流动人口中全面落实11类基本公共卫生服务项目，其中流动人口传染病防控、健康档案、计划生育、儿童预防接种、孕产妇和儿童保健、健康教育6类基本公共服务要优先落实好。2016年，原国家卫生计生委印发流动人口健康教育和促进行动计划（2016—2020），提出在2020年左右要基本建立起由卫生计生部门牵头、多部门合作、各方共同参与的流动人口健康教育工作机制；要使流动人口服务对象对基本公共卫生服务项目的知晓率达到90%，东、中、西部地区的流动人口健康素养水平的目标值要分别达4%、20%和16%；在全国范围内建设流动人口健康促进示范企业和健康促进示范学校各400个，流动人口健康家庭3000个。从上述政策梳理可以发现，我国推进流动人口接受基本公共卫生服务的策略是以流动人口的计划生育服务（妇幼健康）为重点，以促进流动人口在迁入地的融合（弱化身份差别）为方法，促使流动人口主要在流入地接受服务。图6-1归纳了国家推进流动人口基本公共卫生服务均等化的政策脉络及其相关的工作重点内容。

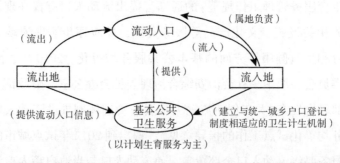

图6-1　国家推进流动人口基本公共卫生服务均等化的政策内容

三、均等化评价体系构建的原则和逻辑

构建流动人口基本公共卫生服务均等化评价指标体系，必须遵守指标体系构建的相关原则、过程逻辑与结构逻辑。本节将对上述三方面的内容进行深入阐释。

(一) 评价指标体系构建的原则

在本报告中，流动人口基本公共卫生服务均等化评价体系的构建原则主要包括以下三个方面。一是科学性与实践性相结合的原则。科学性是评价体系构建的根本原则，也是对流动人口能否接受到均等的基本公共卫生服务进行评价的基础。科学性原则主要体现在指标体系理论框架的科学与选取方法的科学，这意味着指标体系的构建必须要依据国家的一系列政策与实践，并以公平正义为目标来制定科学的评价标准；与此同时，指标体系的构建也必须要遵循实践性的原则，即具体指标的选取必须在实践中容易操作。二是广度与效度相结合的原则。广度即指向全面性，而效度则指向重点性。对流动人口接受基本公共卫生服务是否均等进行评价是一个全面的评价，其涉及服务供给的各个主体、环节和方面。因此，指标体系的构建必须要满足全面性的需求。另外，国家推进流动人口接受基本公共卫生服务是重点突出的，即以计划生育服务为主，故而在指标体系的构建中也要符合重点性的原则，将评价的重点落实到对计划生育服务的评价上。三是独立性与可比性相结合的原则。独立性主要体现在所构建的评价体系必须要立足于流动人口的群体属性特征，区别于全人群的均等化评价指标体系；同时，也要与全人群的评价指标体系具有可比性，通过相互借鉴进而实现指标体系的自我完善。

(二) 评价指标体系构建的过程逻辑

流动人口基本公共卫生服务均等化评价体系构建的过程逻辑，主要是要遵循文献分析和政策分析这两条路径。一方面，从文献分析入手，对已有文献中涉及基本公共卫生服务均等化评价体系的内容进行系统梳理，从而在前人研究的基础上进行指标体系的构建。另一方面，也应该对流动人口基本公共卫生服务的相关政策进行分析，只有对于政策内容的精准把握才能设计出符合评估要求的指标体系。在此报告中，上文已经对文献及政策进行了必要的梳理，而接下来的指标体系构建将主要基于上述内容展开。

（三）评价指标体系构建的结构逻辑

明晰流动人口基本公共卫生服务均等化评价体系的结构逻辑，即是要对构建评价体系的结构框架有一个准确的把握。从根本来讲，针对流动人口开展的基本公共卫生服务属于一项促进健康的卫生系统；也就是说，其评价指标体系的构建必须要建立在对卫生系统科学与准确的评估框架上。目前在国际范围内，通用的卫生系统评价框架主要有世界卫生组织框架、世界银行框架和经济合作与发展组织（OECD）框架。世界卫生组织框架指出，一个卫生系统最主要的四个功能是管理、筹资、服务提供和资源筹措，结果主要体现在健康促进、反应性和公平性上，对一项卫生系统的评估需要按照这七个维度展开（WHO，2000）。世界银行与世界卫生组织的评估框架稍有不同，前者认为卫生系统的功能体现在筹资、支付、组织、规制和行为这四个维度上，结果则主要体现在健康状态、满意度和风险保护上（Hsiao. W. C，2003）。在借鉴世界卫生组织的框架基础上，经济合作与发展组织也提出了一套概念框架，包括三个主要目标：健康促进和结果、反应性和可及性、财务贡献和卫生费用。在这 3 个主要目标下又涵盖了 10 个评价指标，分别为卫生服务利用、药品市场、社会保护、卫生服务资源、筹资和报酬、健康状况、卫生费用、健康的非疾病决定因素、人口统计学因素和经济学因素（Arah，2006）。而在国内，对卫生系统的评估主要有两种逻辑：一种是从上述三种国际评估框架演变而来，基于卫生服务筹资、服务资源配置、服务提供以及服务结果的结构进行指标体系的构建（王伟，2014）；另一种则是基于以项目的服务内容，比如在基本公共卫生服务均等化的评价上，以 9 类国家基本服务的内容作为主体（张金梦，2018）。综合上述资料，本章将参考国际通用的评估原则与国内经验，构建出如图 6-2 所示的流动人口基本公共卫生服务均等化评估结构框架。需要指出的是，对基本公共卫生服务均等化的评估也具有其特殊性，由于均等化更侧重于资源的筹措、服务的开展，并未涉及卫生筹资与管理等内容，因此筹资与管理这两个维度并未纳入此报告构建的评价指标体系中。

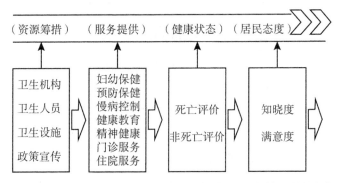

图 6-2　流动人口基本公共卫生服务均等化评价指标体系结构框架

四、流动人口基本公共卫生服务评价指标体系的构建与阐释

上文已经对流动人口基本公共卫生服务均等化的概念内涵、指标构建的原则及逻辑进行了详细的陈述。以上述内容为基础，本章最后一部分将对流动人口基本公共卫生服务均等化的评价指标体系进行构建，并对评价指标体系的相关指标予以必要的阐释。

(一) 评价体系的指标构建

基于评价指标体系的内涵、构建原则及逻辑，本章构建的评价指标体系如表 6-1 所示，具体包括 4 个 1 级指标、17 个 2 级指标和 48 个 3 级指标。

表 6-1　　　　流动人口基本公共卫生服务均等化评价指标体系

1 级指标	2 级指标	3 级指标	单位
A1 资源 筹措	B1 卫生机构	C1 人均社区卫生服务中心数	个
		C2 人均专业公共卫生机构数	个
	B2 财政投入	C3 人均基本公共卫生服务经费	元
		C4 基本公共卫生服务财政补贴占总卫生投入比例	%
		C5 社区卫生服务中心财政补贴占卫生投入的比重	%

续表

1级指标	2级指标	3级指标	单位
A1 资源 筹措	B3 卫生人员	C6 人均公共卫生服务技术人员数	人
		C7 人均社区卫生服务中心护士数	人
		C8 人均全科医生数	人
		C9 人均社区卫生服务中心卫生技术人员数	人
		C10 人均社区卫生服务中心执业医师数	人
		C11 人均妇幼保健院技术人员数	人
	B4 卫生设施	C12 人均基层医疗卫生机构床位数	张
		C13 医疗卫生机构万元以上设备覆盖率	%
		C14 政府办医疗卫生机构房屋建筑面积	平方米
	B5 政策宣传	C15 项目宣传次数	次
	B6 信息化建设	C16 是否使用全员流动人口信息管理系统	是/否
A2 服务 提供	B6 妇幼保健	C17 流动儿童建档率	%
		C18 流动儿童健康管理率	%
		C19 流动孕妇健康建档率	%
		C20 流动孕妇产前率	%
		C21 流动孕妇产后访视率	%
		C22 流动孕妇产后健康体检率	%
	B7 预防保健	C23 流动儿童预防接种率	%
	B8 慢病控制	C24 流动人口高血压管理率	%
		C25 流动人口糖尿病管理率	%
		C26 慢性病病人健康档案覆盖率	%
		C27 慢性病病人规范管理率	%
	B9 健康教育	C28 流动人口基本卫生防病知识知晓率	%
		C29 流动人口卫生防病行为干预覆盖率	%
		C30 流动人口健康教育普及率	%
	B10 精神健康	C31 流动人口重性精神疾病管理率	%
		C32 流动人口重性精神病患者健康检查率	%

1级指标	2级指标	3级指标	单位
A2 服务 提供	B11 传染病防控	C33 流动人口传染病报告率	%
		C34 流动人口结核病患者管理率	%
		C35 流动人口艾滋病发病率	%
	B12 门诊服务	C36 两周就诊率	%
		C37 两周患者未就诊率	%
	B13 住院服务	C38 医院平均住院日	天
		C39 医院病床使用率	%
A3 健康 状态	B14 死亡 评价	C40 流动人口婴儿死亡率	%
		C41 流动人口 5 岁以下儿童死亡率	%
		C42 流动人口孕产妇死亡率	%
		C43 流动人口慢性病死亡率	%
	B15 非死 亡评价	C44 流动人口甲乙类传染病发病率	%
		C45 流动人口慢性病患病率	%
		C46 流动儿童低体重儿发生率	%
A4 居民 态度	B16 知晓度	C47 流动人口群体对基本公共卫生服务知晓度	%
	B17 满意度	C48 流动人口对基本公共卫生服务的满意度	%

(二) 评价体系的指标阐释

在上述评价指标体系中，一级指标分别为资源筹措、服务提供、健康状态和居民态度。一级指标的构建主要参考了世界卫生组织和世界银行对卫生系统的评估框架，并结合基本公共卫生服务均等化的特色。其中，资源筹措维度是影响服务能否到达均等的重要因素，主要包括卫生机构、财政投入、卫生人员、卫生设施和政策宣传这 5 个二级指标。这些领域对基本公共卫生服务均等化的影响主要体现在人群覆盖程度上，所以在三级指标中，主要是以"人均"这一概念体现出来。服务提供是一级指标的另一核心维度，是基本公共卫生服务能否做到均等化的直接体现，主要包括妇幼保健、预防保健、慢病控制、健康教育、精神健康、门诊服务和住院服务这几个方面。因为妇幼保健服务和慢病控制服务是流动人口重点接受的基本公共卫生服务，所以在指标体系中围绕着这两个服务重点进行了三级指标的构建。健康状态则是基本公共卫生服务能否做到均等的效果反映，主要包括死亡评价和非死亡评价两个维度的指标。一级指标的最后一个维度是居民态度，它是基本公共卫生服务能否做到均等的间接反映，主要包括知晓度和满意度两个评价维度。其中，知晓度是指流动人口对基本公共卫生服务的知晓程度，而满意度则是指流动人口对基本公共卫生服务的满意度。

需要说明的是，虽然此评价指标体系是针对流动人口基本公共卫生服务均等化的评价，但在资源筹措领域却采用的是全人群的指标。这主要是考虑到流动人口在资源领域受到的影响与全人群是一致的。此外，根据国家相关政策，流动人口基本公共卫生服务主要是由流入地来负责提供，而流入地又多为城市地区，所以在资源筹措领域主要纳入的是城市社区卫生服务中心的相关指标。

(三)评价指标体系的应用方法

在实际应用流动人口基本公共卫生服务均等化评价体系时，可采用多种方法进行评价。主要方法有熵权法、德尔菲法、层次分析法和主成分分析法等综合评价方法。其中，主成分分析法应用简单，且无需计算权重，因此在本章中将重点采用主成分分析法展示上述指标体系的应用。

首先，由于评价指标体系中各个指标的量纲并不统一，所以评价的第一步是采用 min-max 标准化法进行标准化处理，统一指标量纲。

对于正向指标，标准化公式为：

$$x_{ij} = \frac{x_{ij} - x_{ij\min}}{x_{ij\max} - x_{ij\min}} \tag{6-1}$$

对于负向指标，标准化公式为：

$$x_{ij} = \frac{x_{ij\max} - x_{ij}}{x_{ij\max} - x_{ij\min}} \tag{6-2}$$

x_{ij} 表示第 j 个指标的值，$x_{ij\min}$ 是第 j 个指标值中最小值，$x_{ij\max}$ 是第 j 个指标值中的最大值。

接着，利用主成分分析对各指标的数据进行降维处理。经过主成分分析后，一般会提取 n 个指标，对这 n 个指标利用下面公式进行得分计算：

$$y_k = \sum_{j-1}^{45} \frac{a_i}{\sqrt{\lambda_k}} x_{ij} \tag{6-3}$$

其中 y_k 是每个主成分的得分，j 指第 j 个指标（指标体系中共有 45 个指标），a_i 是每个主成分的因子载荷，x_{ij} 是标准化后的指标值，λ_k 是每个主成分的方差贡献率。最后，总得分 F_i 就是 n 个主成分的加权平均数：

$$F_i = \sum_{k}^{n} \lambda_k y_k \tag{6-4}$$

以上就是运用主成分分析法，对前文构建的评价指标体系进行评估的应用方法展示。需要注意的是，运用主成分分析法进行评价时需要满足主成分分析的运用条件，若提取主成分的累计方差贡献率过小将会影响整体评价的准确程度。

除了主成分分析外，还可以采用熵权法对指标体系进行评价。熵权法的基本原理是根据各指标的变异程度，利用信息熵计算出各指标的熵权，再通过熵权对各指标的权重进行修正，得出较为客观的指标权重，从而实现综合评价。具体过程如下所示：

首先是对原始数据进行标准化处理，得到标准化后的数据 x_{ij}，之后计算第 j 项指标下第 i 个省级行政单位占该指标的比重 Y_{ij}：

$$Y_{ij} = \frac{x_{ij}}{\sum_{i=1}^{n} x_{ij}} \tag{6-5}$$

下一步是计算计算第 j 项指标的熵值 e_j：

$$e_j = -k \sum_{i=1}^{n} Y_{ij} \ln(Y_{ij}), \text{ 其中}\left(k = \frac{1}{\ln(n)}\right), e_j \geq 0 \tag{6-6}$$

接着，计算信息熵冗余度 d_j：

$$d_j = 1 - e_j \tag{6-7}$$

在得出信息熵冗余度之后，指标体系中各指标的权重 w_j 即为：

$$w_j = \frac{d_j}{\sum_{j=1}^{m} d_j} \tag{6-8}$$

在得到各指标的权重后，即可运用标准化的数据与权重计算出各个指标的实际得分。

总体而言，本章主要围绕流动人口基本公共卫生服务均等化评价体系的内涵、逻辑、构建与应用进行了探讨，构建了包括 4 个一级指标，16 个二级指标和 45 个三级指标的评价指标体系，并运用主成分分析法对评价指标体系的应用进行了模拟。总的来说，该评价指标体系以流动人口基本公共卫生服务均等化评价的概念内涵为基础，充分借鉴了既有研究的经验，同时也契合于流动人口的群体特点，能够在一定程度上准确反映出流动人口基本公共卫生服务均等化的现状特征。然而，在实际操作中可能会面临数据可得性问题。由于流动人口的特殊性，对流动人口进行专门的数据收集工作也更为困难，因此指标体系中有一些指标无法获得直接的数据支撑。不过，我国政府部门定期会组织对流动人口的抽样调查，而在调查问卷中则会涉及基本公共卫生服务的问题设计。因此，在实际操作中可以灵活地将动态监测中的个体数据转化为聚合层面的数据。随着我国经济社会的快速发展，流动人口健康服务的均等化问题也将在历史的长河中逐渐得到解决。在未来工作中，一方面要继续加强对流动人口的政策支持工作，而另一方面则要进一步推进户籍制度的改革，以彻底消解由户籍差异引致的服务不均等现象。

第七章 流动人口的基本特征、健康状况与卫生服务需求

一、近年来流动人口的基本流动特征描述

1949 年至 1978 年间，我国虽然在"大跃进"、三线建设等时期发生过几次大规模的人口城乡迁移流动，但真正意义上的流动人口出现和大规模扩张却是在改革开放以后(翟振武,2019)。随着政策的推行，社会经济的发展，人们的思维方式和价值观念发生了变化，流动人口规模从最初的几百万人迅速持续增加到上亿人，形成了史无前例的人口流动浪潮(杨菊华,2009)。为进一步了解我国流动人口发展情况，国家卫生健康委员会于 2009 年在部分试点城市启动流动人口动态监测调查。通过分析 2009—2018 年全国流动人口动态监测调查数据以及第七次全国人口普查数据，本章总结出我国流动人口近十年内的基本特征情况具有以下特征:

(一)城镇化进程迅速，人户分离现象突出，人口流动规模的基本格局形成

自 2009 年起，我国城镇化人口比例连续十年处于逐年递增的状态，由 2009 年的 46.6% 增长至 2018 年的 59.6%。2009 年以来城镇人口比例增速持续稳定，充分展现出我国城镇化水平稳步提升，人口持续向城市群聚集的发展趋势。最新的第七次全国人口普查数据显示，我国城市人口大幅度增长，首次达到 9 亿人，占全国人口的 63.9%(2020 年我国户籍人口城镇化率为 45.4%)。这也表明随着中国新型工业化、信息化和农业现代化的进一步发展以及农业城镇化政策的深入

实施，中国正在稳步推进新型城镇化进程，并已经取得了历史性的城镇化成就。从全球范围来看，中国城镇化水平虽然高于世界平均水平(55.3%)，但仍落后于发达国家(81.3%)的水平。到 2020 年，美国的城市化率将达到 95.0%，我国与美国的城镇化水平差距将进一步扩大。总地来说，尽管我国城镇化率增长迅速，但是与世界发达国家仍存在一定的差距，详见图 7-1。

自 2010 年以来，我国人户分离人口从 2.61 亿增长到 2018 年的 2.86 亿，2015 年人户分离人口数首次出现下降趋势，同年出台的《居住证暂行条例》旨在通过推行居住证制度解决人户分离的现实问题。伴随着城镇化进程、城市改革发展步伐的加快，人户分离现象在我国已成为常态。据第七次全国人口普查数据显示，2020 年人户分离人口约占全国人口的 35%，为 49276 万人，该数字相较于 2010 年增长了 88.5%。人户分离数量的激增给基层户籍管理以及社会治理带来了困境和负面影响，如何应对大规模人户分离问题也成为时下不容忽视的问题。

中国流动人口总量在 2009—2018 年间呈现先增后降的发展总趋势，从 2009 到 2014 年连续六年呈现增长趋势，由 2009 年的 2.11 亿人增长至 2014 年的 2.43 亿人。进一步观察发现，2010 年比前一年增长了 1000 万人，2011 年同比增长 900 万人，2012 年同比增长 600 万人，2015 年同比增长 400 万人，可见流动人口增长速度呈下降趋势。自 2015 年起，全国流动人口规模从持续上升的趋势转为下降的趋势。如 2016 年全国流动人口规模相较于 2015 年减少了 171 万人，2017 年继续减少 82 万人，2018 年更是比上一年减少了 350 万人。2018 年我国的流动人口总量为 2.41 亿人，占全国总人口的 17.3%。流动人口规模进入调整期可能包括多方面原因，如农村地区的新增劳动力减少、第一代流动人口群体一部分返乡养老、地区经济发展格局和产业分布发生变化等。流动人口总量的变化，是经济社会发展到一定阶段必然出现的现象，随着流动效率的提升，劳动力市场对劳动者综合素质提出了更高的要求，社会经济转型也必然导致流动人口规模发生改变。

第七次全国人口普查数据显示，2020 年流动人口达到 3.76 亿，而 2015 年仅为 2.47 亿，流动人口总量的发展速度远高于预期。从比例上看，流动人口占总人口的 26.6%，即每四个人中就有一个是流动人口，这意味着流动人口将在我国人口发展和经济社会发展的过程中占据重要地位。

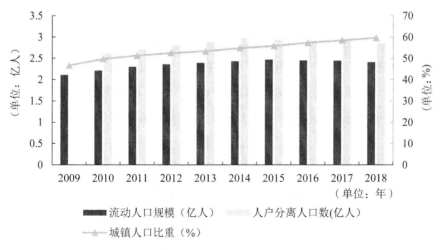

图 7-1 2009—2018 年全国流动人口总量和城镇人口比重变化趋势

(二)流动人口的平均年龄持续上升,流动老人规模扩大,新生代流动人口成为人口流动的主力军

我国流动人口的平均年龄从 2009 年的 27.3 岁上升到了 2017 年的 30.7 岁,劳动年龄人口比重日趋上升的趋势表明流动人口为流入地带来了丰富的劳动力。从流动人口的年龄分布来看,我国流动人口始终以劳动年龄为主,儿童和老年人群体占比相对较少。流动儿童占比在 2009—2013 年间增长趋势较为明显,由 2009 年的 20.6% 增至 2013 年的 24.7%,但自 2013 年起增速开始放缓,2017 年仅占比 25.2%。流动老人在流动人口群体中的占比则恰好相反,由 2009 年的占比 0.6% 至 2013 年的 0.5%,出现少量的下降。自 2013 年起增长迅速,直至 2017 年达到 3.8%。这一增速也与我国不断加速的老龄化趋势一致,可见人口老龄化趋势已在流动人口群体中有所体现,详见表 7-1 及图 7-2。

本书参考既往的文献(刘传江,2008;余运江,2012),将新生代流动人口定义为 1980 年以后出生的流动人口。近年来,中国新生代流动人口比例迅速上升,占比由 2009 年的 51.0% 增至 2017 年的 68.1%,可见新生代流动人口已经逐渐成为流动人口中的主力军。在 16~59 岁的流动人口中,“80 后”流动人口从 2009 年的占比 30.4% 增加到 2017 年的占比 42.9%,在流动人口总规模中占比过半意味着新生代流动人口已成为流动人口的主力军。近年来新生代流动人口规模不断扩大,成为产业工人的中坚力量和城市公民的新主体。然而,其中的大多数人已经不能回到农村,因此与老一代及以往任何时期的流动人口相比,新生代流动人口如何在城市立足的问题变得更加迫切(段成荣,吕利丹,邹湘江,2013)。由此也衍生出来一系列问题:新生代流动人口在城市的社会融合问题如何解决,保障其在城市长期生活与发展的政策如何合理安排等都亟待进一步深入研究(段成荣,2018)。

表 7-1　　　　　　　　　流动人口年龄构成比变化

年龄分布		2009 年	2011 年	2013 年	2015 年	2016 年	2017 年
0~15 岁		20.6%	21.2%	24.7%	24.6%	24.9%	25.2%
16~44 岁	1980 年及以后	30.4%	33.9%	39.5%	41.4%	42.8%	42.9%
	1980 年以前	41.0%	33.5%	24.1%	17.3%	14.8%	12.2%
45~59 岁		7.3%	10.9%	11.2%	14.1%	14.6%	15.8%
60 岁及以上		0.6%	0.6%	0.5%	2.5%	2.9%	3.8%

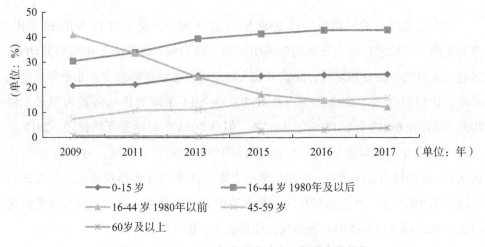

图 7-2　2009—2017 年全国流动人口年龄变化趋势

(三)流动人口性别比例趋于平衡,单身流动人口递减且单身流动的男性多于女性

2009—2018 年间,我国流动人口中女性的比重先降后升,拐点出现在 2012

年，女性占比从 2009 年的 49.6% 下降为 2012 年的 47.2%，2012 年后不断上升，直至 2018 年占流动人口总数的 48.5%。总体来说，女性流动人口占流动人口总数的比重略微有所下降。相反地，男性流动人口占流动人口总数的比重则呈现先升后降的趋势，从 2009 年的 50.4% 上升到 2012 年的 52.80%，男性占比达到峰值，随后又逐渐下降到 2018 年的 51.5%。因此，流动人口男女性别比呈现出先升后降的变化特点，于 2012 年达到近 6 年来的峰值 1.12，之后持续下降。总体来看，2009—2018 年间，我国流动人口性别比保持着相对平衡的状态，始终在 1~1.12 范围内波动。相比 2009 年，2018 年女性比例略微下降，男性比例略微增长，整体男女性别比例有所拉开。随着社会经济的不断发展，女性人口在人口迁移、社会生产活动中占据的地位越来越重要，进入劳动力市场的女性也进一步推动了社会经济的发展。与最新公布的人口普查数据结果所展现的趋势一致的是，我国人口性别结构得到持续改善，而我国流动人口的性别结构也处于平衡发展的状态，详见图 7-3。

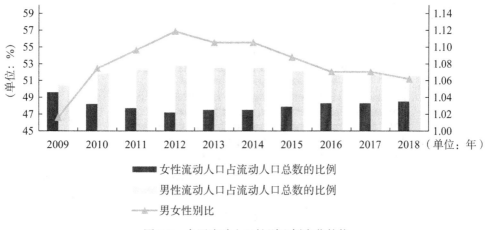

图 7-3 全国流动人口性别比例变化趋势

近年来我国结婚率一直持续下降，全国结婚率从 2015 年的 9.0% 降至 2019 年 6.6%①，然而离婚率却在小幅度增长，这也促成了我国单身人口逐年递增的局面。流动行为对婚姻的影响是复杂的，这种影响会涉及婚姻的全过程。对于具

---

① 数据来源于中国民政部统计数据。

备不同特征的流动个体而言，其面对婚姻问题所带来影响的方式也不尽相同(诸萍，2020)。随着新生代流动人口的比重不断上升，流动人口呈现出年轻化和稳步增长的趋势，这些年轻化的流动人口也带来了更多样的婚恋择偶诉求，同样还有诸如受教育的程度、工资水平、生活成本等因素影响着其婚姻状况(冯虹，2017)。此外，即使是已婚流动人口群体，由于其流动性较强，也决定了该群体婚姻状况比较复杂。有研究也指出人口流动同样会对婚姻稳定性造成影响：人口流动往往是夫妻一方流动或一起流动没有一起居住，导致感情交流少，家庭功能缺失，离婚风险上升(马忠东，2017)。

就流动人口单身情况而言，我国流动人口中男性单身率自2009年起始终高于女性。男、女单身情况变化趋势基本相同，均在2009—2013年间处于上升趋势，在2012、2013年处于较高值。其中，2013年男性单身率高达46%，女性单身率为39.6%，随后开始大幅下降，2014年男性单身率降至27.4%，女性降至20.6%，远低于2009年水平。此后，国内流动人口的单身情况继续呈现逐年下降趋势，2017年男性单身率低至17.3%，女性单身率低至14.2%，详见图7-4。

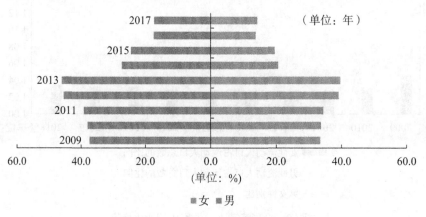

图7-4 全国流动人口单身情况变化趋势

(四)流动人口以农村人口为主，乡村劳动力严重缺乏并步入超老龄化；流动人口教育水平有所提升

近十年来，农业籍和非农业籍的流动人口均迅速增长并促成了越来越庞大的

流动人口群体，其中农业户籍人口为主体。2017年非农业户籍人口有79076人，而农业户籍人口则达到301740人次，约为非农业户籍人口的4倍。随着我国城镇化水平的加速提升，2020年居住在城镇的人口为90199万人，占总人口的63.89%；居住在乡村的人口为50979万人，占总人口的36.11%。由于农村青壮年劳动力进城务工意愿强烈导致的大量劳动力流出，使得留在农村来负责耕作的劳动力变得十分有限，劳动力的缺乏已经成为当前乡村振兴面临的一个重要问题。此外，从老龄化程度来看，第七次全国人口普查数据显示2020年全国老龄化程度为18.7%，而农村的比例是23.81%。农村的老龄化程度明显高于城镇，且差距有扩大的趋势。根据相关标准，我国农村地区已进入超老龄化社会，这意味着庞大的农村失能或半失能老人群体的照护需求将对乡村的养老问题发起严峻的挑战。乡村社会中相关的配套社会服务也亟待完善，特别是基础医疗服务、失能照护的社会支持条件等，详见图7-5。

从教育方面来看，农业户籍和非农业户籍流动人口的教育程度存在一定差异。2009年至2017年间，农业户籍流动人口中受教育程度在初中及初中以下水平的人数占比更多，相反地，非农业户籍流动人口的受教育程度在高中及高中以上水平的人数占比相对更高。在我国各级教育中，财政投入义务教育由地方政府责任，且地方政府能利用户籍制度将外来人口的子女排除在当地义务教育之外，因此流动人口的教育保障问题值得关注。

整体来看，流动人口受教育程度偏低。近十年的数据显示，流动人口受教育水平由初期的初中教育程度（2010年占比在40%以上）为主逐渐转变为高中及以上教育程度为主（2015年占比为45.3%）。大专以上文化水平人口比重上升较快主要是由于中国十年来对教育事业的重视及投入的增加促进了流动人口教育结构的升级。2017年监测调查数据显示，74.4%的流动人口接受过初中及以上的教育，平均受教育年限为9.6年。其中，新生代流动人口的平均受教育年限达到10.2年，远高于老一代流动人口8.7年的平均水平。由此表明，随着教育事业的发展，新生代流动人口能够更多的享受到义务教育。但流动人口整体文化素质较低说明我国在未来一段时期内，仍要继续加大对教育事业的投入，在保障所有适龄儿童完整接受9年义务教育的基础上，在经济发达区域开始试行12年义务教育，为全国范围内推行做好准备（陈丙欣，2013）。

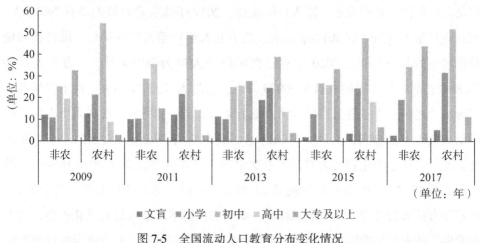

图 7-5　全国流动人口教育分布变化情况

(五)流动人口以经济驱动型为主，女性经济自主性日益提升；流动人口家庭化趋势日益明显

随着近年来我国城镇化建设的持续推进，流动人口的增长规模及城乡劳动力转接的存量与增量规模均有提升(张保仓，2020)。整体来看，2017 年流动人口中，流动原因排在前三的是务工(41.1%)、家属随迁(25.7%)、经商(15.9%)，其次是子女的出生(9.7%)、照顾家庭(2.5%)等，详见图 7-6。

流动原因在男性和女性之间存在差异。因务工和经商而外出的人群中，男性比例高于女性。相应地，随家人一起流动、照顾家人的人群中，女性流动人口比例则高于男性。对于女性来说，研究者最为关注的是务工经商和婚姻嫁娶两类流动原因，前者代表了流动女性对经济活动的主动参与行为，后者则为传统的嫁夫随夫行为。改革开放以来，以婚姻为主的女性流动逐渐被工作和商业流动所取代，这一变化近年来尤为明显。20 世纪 80 年代，由婚姻移民、随迁移民和亲友移民组成的流动人口中女性居多，也就是说，女性人口迁移的原因主要体现在从属性流动(段成荣，2008)。现如今女性流动人口构成本质发生了变化。女性流动人口务工经商规模迅速增长至 54.3%，仅比男性流动人口务工经商规模低 5.4%。这一变化表明，女性在经济活动中的自主性进一步增强。

通过流动人口迁移原因及动力的变化可以看出，一方面，随着我国改革开放

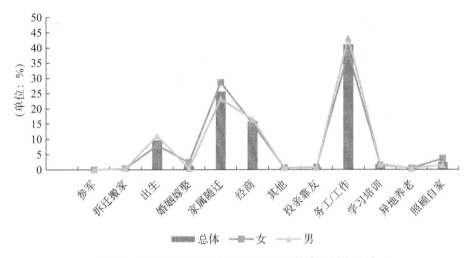

图 7-6　2017 年我国流动人口迁移原因构成及男女差异

的深入和市场经济的发展，外出务工经商作为影响人口流动的首位原因更加突出；另一方面，深化垄断行业改革、完善民营经济、发展配套措施亟具紧迫性（陈丙欣，2013）。家属随迁（14.2%）作为人口流动的第二大原因表明家庭化的流动趋势更加明显。根据第七次全国人口普查数据，2020 年中国每个家庭的平均人口从第六次全国人口普查的 3.10 人下降到 2.62 人，家庭户数则从 4 亿户，上升至 4.9 亿户，说明我国家庭规模整体呈现出小型化趋势。现代年轻人住房观念的转变、平均生育年龄推迟、住房条件大幅改善等都可能是影响家庭规模变化的因素。在照看老人和小孩方面，家庭小型化不仅降低了家庭的抗风险能力，还弱化了代际家庭支持功能，这也意味着需要更多来自家庭外部的社会政策支持。在全国家庭规模小型化的背景下，家庭化流动趋势却日益显著。近几年数据显示，流动人口家庭规模人口数在 3 人及以上的比例从 2013 年起就达到 50% 以上，单人流动的流动人口比例每年都呈下降趋势，从 2012 年单人流动比例 26% 下降至 2017 年 18.4%，下降了 7.6 个百分点，这也表明了流动人口内部家庭化趋势是逐渐明显的。随着家庭经济水平和国民综合素质的提升，越来越多的家庭通过流动进入更好的环境中，以促进自身未来的发展，为子女寻求更优质的教育、生活质量和医疗服务。对流动人口家庭化趋势的研究成为一个关键而又迫切的研究问题，详见图 7-7。

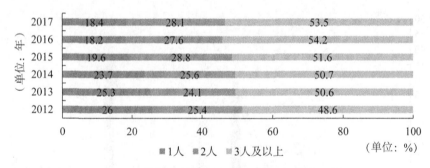

图 7-7　近年来全国流动人口家庭规模数变化

（六）省内流动递增，乡城流动人口依然是主体；人口主要流入经济发达的沿海地区，东北三省人口流失最多

近十年来，流动人口的流动范围主要为跨省流动，其次是省内跨市。跨省流动的比例在 2010 年为 44.7%，2012 年增至 54.8%，随后又于 2014 年降为 49.2%，2015—2017 年间变化幅度较小，分别为 48.6%、47.9% 和 48.2%，均在 48% 左右浮动。总体而言，各个年份流动人口的流动范围中跨省流动人口占比近半，相比于 2012 年，跨省流动人口的规模均有所下降。自 2012 年后，包括市、县在内的省内人口流动活跃程度均有增长，2020 年省内流动人口规模约为 2.51 亿，比 2010 年增加了约 1.24 亿，远高于 2000 年至 2010 年增长的 0.165 亿，我国城乡流动更加频繁。人口普查数据显示 2000、2010、2020 年乡城流动分别占流动人口的 52.2%、63.2%、66.3%，这表明了乡城流动人口依然是流动人口的主力军。不可忽略的是，城城流动人口同样具有较大的增幅，规模相比 2010 年多出了 3500 万人高达 8200 万人。由此可见，当乡村人口规模萎缩至无法再向城镇提供人口之时，人口迁移的动力机制可能将要发生深刻的变化，详见表 7-2 和图 7-8。

表 7-2　　　　　　　　全国流动人口流动范围的变化特征描述

	2010 年	2012 年	2014 年	2015 年	2016 年	2017 年
跨省流动	44.7%	54.8%	49.2%	48.6%	47.9%	48.2%

续表

	2010 年	2012 年	2014 年	2015 年	2016 年	2017 年
省内跨市	37.0%	28.8%	31.4%	31.0%	34.2%	33.5%
市内跨县	18.3%	16.4%	19.4%	20.4%	17.9%	18.3%
合计	301750	400352	519311	542762	439289	445899

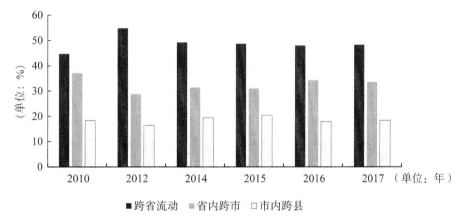

图 7-8　全国流动人口家庭流动范围的变化特征

　　流动人口现象与我国独特的户籍制度密切相关，这是因为诸多管理与服务体系建立在户籍的基础之上。正因如此，流动人口在户籍地往往比在流入地表现出更多的经济价值且享有更完善的社会福利，这也进一步提高了户籍地对于流动人口的吸引力，增加了他们选择回到家乡定居的意愿(李升，2020)。同样，流动人口在流入地的社会融入也会面对制度赋予的作用力，流入地社会融合的差异同样会对流动人口融入流入地产生相应的"推力"与"拉力"。以 2017 年流动人口户籍分布情况来看，全国范围内流动人口流出地(户籍人数超过 2 万人)主要是：安徽省(44294 人)、河南省(42173 人)、四川省(37839 人)、湖南省(30283 人)、山东省(27343 人)、湖北省(24701 人)、江西省(23772 人)以及河北省(20185 人)共 8 个地区，且主要集中在中部地区。流动人口流入地主要是：广东省(37885 人)、浙江省(33633 人)、江苏省(29825 人)、河北省(21278 人)、北京(20151 人)、上海(20789 人)以及新疆省(22567 人)等。第七次全国人口普查数据也显示，2020 年人口增长最多的前三个省份分别是广东省、浙江省、江苏省，这一数据与过去中国劳动人口向东部发达城市跨省式集聚的势头相一致。改革开放以来，珠江三角洲和长江三角洲先后成为中国经济发展的火车头（段成荣，2008），且当前人口流动仍以经济型驱动为主导，因此东部经济发达地区对于来自全国各地的流动人口拥有更大的吸引力（杨胜利，2020）。第七次全国人口普查公布的数据显示，人口向东部发达地区聚集的趋势没有改变，这就要求东部人口流入地区根据新的人口数据和变化趋势，调整公共服务规划安排，同时对人口外流地区相关规划的调整提出要求。另外值得注意的是，2020年东北三省包揽了全国人口流出的前三位①。与2010年相比，今年的平均人口增长率在东北三省为负值，其中辽宁省为-0.26%，吉林省-1.23%，黑龙江省以-1.69%的增长率排在全国各省人口增幅的底部，即人口流出最多。有专家对这一现象提出了可能的解释，即自然环境、地理环境、人口生育水平等因素共同造成的人口外流的局面。此外，从寒冷地区向相对温暖地区的迁移也是世界上许多国家的人口迁移趋势。

(七)流动人口就业情况呈现波动趋势，后疫情时代鼓励农民工就地就近就业

党的十九大报告指出，"坚持就业优先战略和积极就业政策，努力实现更高质量、更充分的就业"（杨胜利，2020）。随着我国城镇化进程的不断推进，就业结构发生剧变，就业供给与新的职业需求面临显著矛盾，保障人力资源成为城镇化动力持续供应的重要工作。流动劳动力现已成为劳动力市场不可或缺的组成部分，以往研究认为，流动人口就业机会多、工资要求低、流动性较强等因素消除了流动人口的失业问题（段成荣，吕利丹，邹湘江，2013）。实际上流动人口的就业率呈现反复升降的状况，由2010年的87.2%微降到2011年的86.9%，随后逐渐增加至2013年的89.3%，然后开始下行直至2015年达到低谷，跌幅达到4.7%。经济因素是影响我国人口流动迁移行为的主导因素，造成以上变化趋势的主要原因是2015年我国国内生产总值的增长率在25年来首次低于7.0%，为6.9%②。经济增速放缓造成企业经营状况不容乐观，进而影响流动人口就业情况。2013—2015年间，流动人口的平均月收入年均增长超16.0%，2016年收入

---

① 数据来源于第七次人口普查数据。
② 数据来源于2016年中国统计年鉴。

水平出现负增长，同年失业率大幅增长至 2.4%。随后，伴随着经济恢复发展，2017 年流动人口就业率回升至 87.7%，详见图 7-9。

流动人口就业问题是国家经济社会发展中的重要问题，它不仅对流动人口自身至关重要，也会进一步对社会稳定产生影响。2020 年受新冠疫情影响我国经济发展受到较大冲击，与此同时，就业市场压力显著上升。在国内疫情较为严重的 2 月，调查失业率由去年均值水平 5.0% 左右的均值水平大幅上升至 6.2%。随着复工复产政策的快速推进，返岗率虽有上升，但 3—6 月失业率依然在 5.9% 左右，调查失业率反映出的就业市场压力仍然依然没有明显减轻，3—6 月失业率依然在 5.9% 左右。对于不能回到工作岗位的农民工，很多地方都采取措施鼓励就近务工。2020 年以来，中央企业累计向 14.7 万人，帮助 2.1 万贫困人口转移就业。

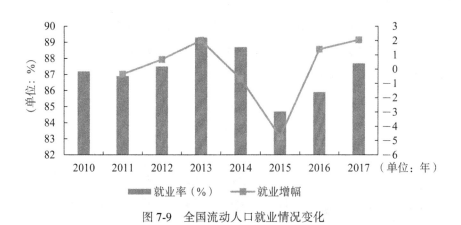

图 7-9　全国流动人口就业情况变化

(八) 流动人口个人收入提高但仍低于全国平均水平，其收入增幅远不及住房成本的增幅，长期居留意愿持续下降

近 10 年间流动人口个人平均月收入呈现显著的增长趋势，由 2009 年的 1942 元增至 2017 年的 4872 元，增幅达 51.2%，尤其在 2013—2015 年间，流动人口的平均月收入年均增长超 16.0%。但截至目前，流动人口的个人收入与全国就业人员个人收入水平还存在一定差距。以 2017 年为例，全国就业人员个人平均月收入为 6193 元，高出流动人口平均水平 1321 元。显然，流动人口就业收入总体

水平虽有所提升但仍低于全国水平，而随着房价、物价上涨等因素造成的高生活成本，也使得流动人口在流入地的生存面临困难。此外，通过计算全国流动人口收入的基尼系数发现，全国流动人口收入基尼系数从 2011 年的 0.25 上升到 2017 年的 0.35，该基尼系数的绝对值虽然小于 0.4 的公认警戒线水平，但依然反映出收入不平等的变动状况，即流动人口内部收入不平等程度有提高趋势。影响流动人口收入不平等的原因可能是劳动力市场对劳动力需求的调整与流动人口结构的变化相互作用引起的流动人口就业结构改变，从而进一步影响流动人口的收入分配(汤璨，2021)，详见图 7-10。

近年来，很多拥有大量流动人口的热点城市的房价与房租都在快速上涨，然而流动人口的收入增幅却远不及房价的增幅。全国流动人口动态监测数据显示，流动人口月平均收入 2017 年环比增长 8.19%；同年全国住宅销售均价环比增长 12.21%，其中经济发达的一线城市如上海 2017 年一手房成交均价高达 42992 元/平方米，相比 2016 年同比上涨 22.2%。随着生活成本不断提高，有长期留居意愿的流动人口也从 2015 年的 41.5%下降至 2018 年的 36.6%，这种成本意识在大城市尤其是特大城市反映得特别突出。

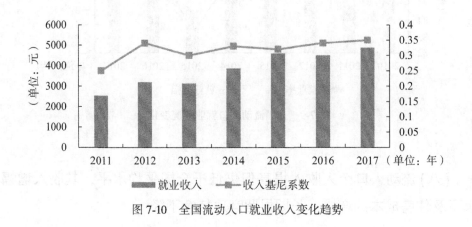

图 7-10　全国流动人口就业收入变化趋势

(九)流动人口主要是打工族，低门槛职业成为打工首选，大数据时代背景下的产业转型可能会对其带来冲击

如上所述，流动人口的收入水平表现出不平等的分化趋势，高技术人才的经

济地位与当地居民趋向融合，而低技术劳动力的收入往往处于劣势。例如，流动人口选择迁移多以获得更高的经济地位为目标，实现这一目标的前提则是就业。因此，流动人口为了尽快实现就业，往往选择工作环境差、工资水平低、社会保障薄弱的工作岗位（杨胜利，2020）。在就业的流动人口中，一半以上的人口为雇员，其次主要为自营劳动者，雇主和其他就业身份的流动人口占比较少。2010年就业身份为雇主的流动人口占比为 71.8%，随后开始下降，直至 2017 年就业身份为雇主的所占比例为 66.2%，总体下降了 5.6 个百分点；位列第二的主要身份为自营劳动者，2010 年自营劳动者占比为 21.7%，随后 2017 年其占比达到了 26.4%，上升了 4.7%，雇主和其他就业身份的流动人口变化趋势相对较稳定，详见图 7-11。

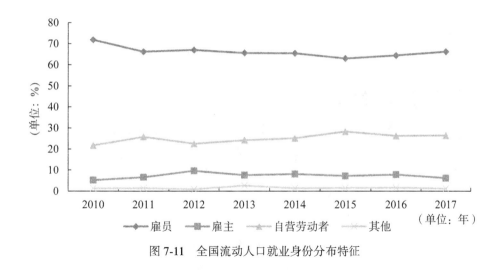

图 7-11　全国流动人口就业身份分布特征

　　从流动人口分职业就业情况看，流动人口受文化水平和户口限制，在择业上呈现独有的特点，即从事的主要职业是经商、生产、服务、餐饮等，占比为 76.0% 左右。这类职业对于从业者的就业门槛要求较低，因而成为流动人口的就业首选。同时，三年来经商人员比例有所提高，餐饮人员比例变化不大，选择其他职业的比例呈下降趋势。越来越多的流动人口从事专业技术人员工作，近三年占比呈上升趋势，从 2015 年的 7.1% 上升至 2017 年的 9.3%，公务员、办事员或党政机关负责人比例也略有上升，详见图 7-12。

大数据时代让智能化应用逐渐渗透各行各业,毫无疑问它为人们的生活、企业的生产、劳动者工作等都提供了诸多便利以及更高效的产出方式,但这也造成许多低技术劳动者面临失业危机,这在一定程度上加大了流动人口的失业风险。新冠疫情的爆发对我国就业市场产生了不小的冲击,而其中受影响较大的可能是在餐饮、服务岗位从业的流动务工农民工。此外,由于其较弱的就业保护和社会保障,流动人口对抗冲击的能力薄弱(王震,2020)。虽然目前我国总体就业形势影响可控,但这仍进一步提醒相关部门在技术发展的大趋势之下应该注重培训,提高流动人口的工作技能,提升劳动力水平的质量并应在社会保障等方面做好充分准备。

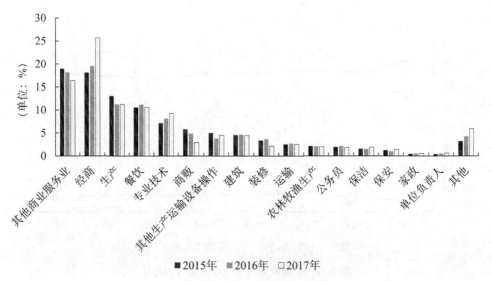

图 7-12 全国流动人口的职业特征描述

本章从流动人口总量、年龄构成、性别比例、婚姻状况、教育分布、流动原因、家庭规模、流动范围、就业情况等方面阐述了流动人口的基本特征,并基于城乡、性别、年龄等差异进一步进行了对比分析。人口流动作为信息、资金、文化流动的助推器,推动了中国城镇化的步伐,而流动形式从个体化向家庭化的转变也给社会带来了更多的挑战。

改革开放 40 多年来,中国经济快速发展,流动人口大规模扩张,社会结构和社会管理模式发生了重大变化。促进流动人口基本公共卫生服务均等化和可及性，既是新时代的需要，也是难点问题。从 2009 年开始，学者们逐渐开始关注流动人口对基本公共卫生服务的利用情况，如流动人口的孕产妇保健、流动人口的结核病防治、流动儿童的疫苗接种和卫生保健等。总体而言，流动人口卫生服务利用越来越受到重视，相关研究领域和内容也越来越全面。因此，本章的第二部分将重点研究流动人口的健康现状和卫生服务需求特征。

二、流动人口的健康状况与卫生服务需求

规模庞大的流动人口为我国社会经济的快速发展贡献了重要力量。关注流动人口健康与发展，是推进新时期"健康中国"战略目标实现的重要举措。近年来，我国基本公共卫生服务总体水平逐步提高，供给数量和质量也在不断提高，但人口的增长对我国基本公共卫生服务提出了更高的要求。虽然各级地方政府和相关职能部门均为积极开展和推动流动人口基本公共卫生服务均等化做出了努力，流动人口健康状况和医疗卫生服务利用率都有了相对提高。但目前许多地区还没有真正做到将流动人口健康问题纳入本地基本医疗和基本公共卫生服务规划，仍存在项目经费来源不明确、各部门协调缺失、流动人口卫生服务项目不一致等问题。因此，流动人口在相关卫生服务利用的比例方面仍然低于当地居民。本部分将重点关注"流动人口"的健康状况、基本公共卫生服务的供给和利用情况以及医疗保障等，旨在为有效促进流动人口基本公共卫生服务均等化和可及性模式与措施的开发提供思路。

(一) 流动人口健康状况

1. 个体特征

在个体特征方面，从性别、户籍、婚姻状况、社区类型、年龄和受教育程度等方面分析了我国流动人口健康状况的主要特征。2017 年流动人口自评健康状况显示，大多数流动人口认为自己身体较为健康，其中，82.2%的人自评为"健康"，15.1%的人"基本健康"，以"健康"和"基本健康"为主，而"不健康但能自理"和"不能自理"的比例占比较低，仅为 2.6%和 0.1%。其中，82.2%的人身体

健康，15.1%的人基本健康，2.6%的人身体不健康但能自理，0.1%的人不能自理。基于个人特征，男性流动人口自我报告健康状况优于女性流动人口，未婚状态的流动人口自我报告健康状况优于在婚状态的流动人口；非农业户籍的流动人口与农业户籍的流动人口健康状况无明显差异，属于村委会的流动人口自评健康状况优于属于居委会的流动人口，详见图7-13。

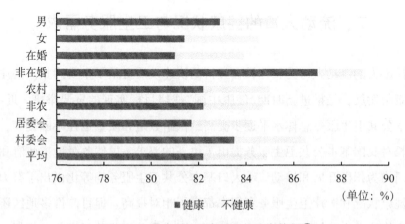

图 7-13　流动人口健康状况的分布特征①

从不同年龄段来看，流动人口的身体健康状况随着年龄的增长，身体健康状况呈下降趋势，60岁及以上的老年流动人口健康比例在50%以下，健康人口和不健康人口随着年龄的增长而增加，60岁及以上人口的比例分别是38.5%和18.8%。对比新一代（18~37岁）和老一代（38~59岁）流动人口可以发现，89.0%的新生代流动人口健康状况良好，高于一般水平，基本健康和不健康流动人口比例相对较低。在老一代流动人口中，健康人口比例为75.6%，比新生代低13.4%。基本健康人口比例为20.0%，比新生代高9.6%；不健康人群的比例比新生代高3.8%。总体而言，新生代流动人口健康状况明显优于老一代流动人口，流动老人不健康状况较为严重，详见图7-14。

随着流动人口受教育水平的不断提高，流动人口健康的比重保持增长趋势，基本健康、不健康人口占比则保持下降趋势。如图所示，具有大学专科以上学历

———————————
①　本文所有图表中不健康包括生活能自理和生活不能自理的数据。

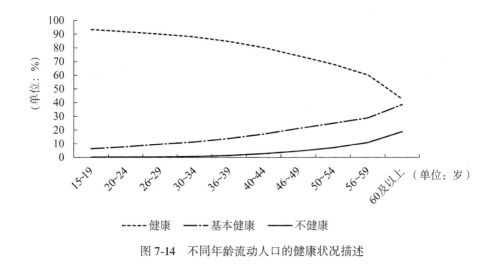

图 7-14　不同年龄流动人口的健康状况描述

的流动人口中不健康比重小于 0.5%，而小学学历以下的流动人口不健康比重达到了 15.6%，详见图 7-15。

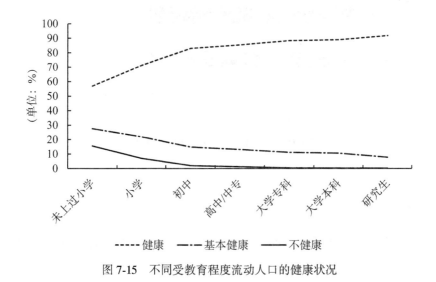

图 7-15　不同受教育程度流动人口的健康状况

2. 流动特征

基于不同流动范围、流入地区两个流动特征来探究流动人口的健康状况。从流动范围看，83.6%的跨省流动人口健康状况良好，只有2.2%的流动人口健康状况不佳。市县流动人口不健康人口比例达到3.7%，健康人口比例最低，仅为79.6%。

对于不同流入地区①的流动人口而言，东部地区健康人口、基本健康人口和不健康人口的比例分别为83.3%、14.5%和2.2%；中部地区健康人口、基本健康人口和不健康人口的比例分别为81.9%、15.1%和3.0%；西部流动人口健康人口、基本健康人口和不健康人口比例分别为80.5%、16.1%和3.5%。从不同流入地区来看，经济较发达地区的流动人口健康状况较好。改革开放以来，东部沿海地区优先实行的"区域非均衡发展战略"推动了东部地区经济、社会公共服务、医疗水平等多方面的发展，这也更有利于当地流动人口的健康发展情况。总体而言，流动人口的健康状况在我国呈现"东部—中部—西部"递减趋势，详见图7-16。

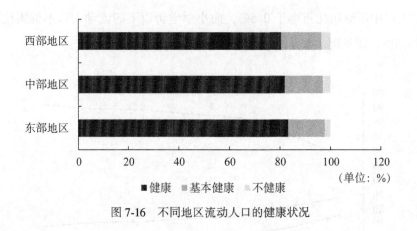

图7-16　不同地区流动人口的健康状况

3. 婚育情况

流动妇女的初婚年龄在最近三年呈现一个稳定的趋势，保持在23.2岁，相

---

① 中国西部地区包括12个省市及自治区，即重庆市、四川省、云南省、贵州省、西藏自治区、陕西省、甘肃省、青海省、新疆维吾尔自治区、宁夏回族自治区、内蒙古自治区、广西壮族自治区。中部地区包括8个省市，即山西省、河南省、安徽省、湖北省、江西省、湖南省、吉林省、黑龙江省；中国东部地区包括河北省、辽宁省、北京市、天津市、山东省、江苏省、浙江省、上海市、广东省、海南省、福建省、台湾省、香港特别行政区、澳门特别行政区。

较于 2010 年平均 24.1 岁的初婚年龄而言下降了 0.9 岁。在生育情况方面，35～39 岁的流动已婚育龄妇女的平均子女数近三年呈现小幅增长的趋势。2015 年 10 月，党的十八届五中全会决定全面实施二孩政策，我国"二孩"生育水平显著提高，流动妇女生育水平也在此背景下得到相应提高。如图所示，已婚育龄妇女的综合避孕率在 2015 起出现了显著的下降，从 2015 年的 88.8% 下降到 2017 年仅为 79.7%，降幅达到 9.0%，详见图 7-17。

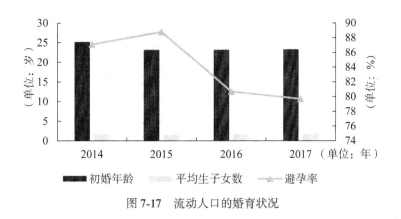

图 7-17　流动人口的婚育状况

(二) 流动人口基本医疗和公共卫生服务供给

在解决流动人口健康问题方面，基层医疗资源发挥着重要作用。就目前而言，流动人口的公共卫生服务仍存在覆盖面小、可及性低等问题，这也是造成健康服务满足率低、流动人口健康状况堪忧的根源。目前，面向流动人口的基层医疗卫生服务供给状况呈现以下特点：

1. 基层医疗卫生服务水平虽在提升，但无法满足人民日益增长的服务需求

截至 2019 年底，全国共有医疗卫生机构 100.8 万个，比 2018 年底增长1.0%。其中，34000 所医院(12000 所公立医院，22000 所私立医院)；基层医疗卫生机构达到 95.4 万个，比 10 年前增长 4.0%。然而，乡镇卫生院和村卫生室的数量分别为 3.6 万和 61.6 万，均较十年前出现负增长。从现实使用情况来看，

村卫生室、社区卫生服务中心等初级卫生机构应当负责提供基本公共卫生服务。但是,由于缺乏相应的设备和技术,目前许多基本公共卫生项目无法在初级卫生机构开展。具体请参见表 7-3 和图 7-18。

表 7-3 　　　　　　　　　　　医疗卫生机构数量情

年份(年) 指标(个)	2019	2018	2017	2016	2015	2014	2013	2012	2011
医疗卫生机构数	1007579	997433	986649	983394	983528	981432	974398	950297	954389
医院数	34354	33009	31056	29140	27587	25860	24709	23170	21979
综合医院数	19963	19693	18921	18020	17430	16524	15887	15021	14328
中医医院数	4221	3977	3695	3462	3267	3115	3015	2889	2831
专科医院数	8531	7900	7220	6642	6023	5478	5127	4665	4283
基层医疗卫生机构	954390	943639	933024	926518	920770	917335	915368	912620	918003
社区卫生服务中心(站)数	35013	34997	34652	34327	34321	34238	33965	33562	32860
街道卫生院数					524	595	593	610	667
乡镇卫生院数	36112	36461	36551	36795	36817	36902	37015	37097	37295
村卫生室数	616094	622001	632057	638763	640536	645470	648619	653419	662894
门诊部(所)数	266659	249654	229221	216187	208572	200130	195176	187932	184287

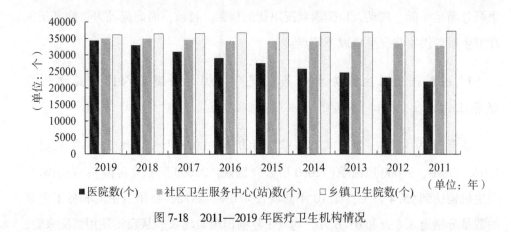

图 7-18　2011—2019 年医疗卫生机构情况

十年期间，中国每万人拥有的卫生技术人员增长率达 58.7%、执业（助理）医师增长 55.6%、注册护士增长 88.2%，但即便如此，还是很难满足中国人民日益的卫生服务需求，详见表 7-4 和图 7-19。

表 7-4　　　　　　　　　医疗卫生技术人员情况

年 份（年）／指标（个）	2019	2018	2017	2016	2015	2014	2013	2012	2011
每万人拥有卫生技术人员数	73	68	65	61	58	56	53	49	46
每万人拥有城市卫生技术人员数	111	109	109	104	102	97	92	85	79
每万人拥有农村卫生技术人员数	50	46	43	41	39	38	36	34	32
每万人拥有执业（助理）医师数	28	26	24	23	22	21	20	19	18
每万人拥有城市执业（助理）医师数	41	40	40	38	37	35	34	32	30
每万人拥有农村执业（助理）医师数	20	18	17	16	16	15	15	14	13
每万人拥有注册护士数	32	29	27	25	24	22	20	18	17
每万人拥有城市注册护士数	52	51	50	48	46	43	40	36	33
每万人拥有农村注册护士数	20	18	16	15	14	13	12	11	10

2. 医疗卫生费用投入逐年递增，但公共卫生服务均等化水平还有待提高

经初步核算，2019 年卫生支出总量预计为 6584.14 亿元，其中，政府卫生支出 1801.75 亿元（27.3%），社会卫生支出 29150.6 亿元（44.3%），个人卫生支出

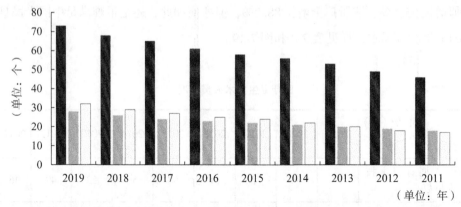

图 7-19　2011—2019 年卫生技术人员情况

18673.9 亿元（28.4%）。人均卫生支出 4702.8 元，占国内生产总值的 6.5%，比十年前增长 1.5%。在我国经济快速发展的背景下，国民卫生支出总量和 GDP 均有显著增长，作为相对发达地区，人口净流入地区的卫生总支出大于人口净流出地区的卫生总支出。2013 年，原国家卫生计生委提出强化财政支出责任，参照当地户籍人口投资标准，将流动人口基本公共卫生服务纳入地方公共财政预算范围。随着经济社会的高速发展，中央政府也在逐步上调补助经费，基本公共卫生服务所覆盖的服务项目内容也日益丰富。国家在基本公共卫生服务提供模式、资金筹集、支付模式、组织结构以及资源配置等问题上已经形成了一套相对完善的制度和规范，并且在基本公共卫生服务的经费支持上在逐渐扩增，服务的种类上也在逐年扩展。然而，随着流动人口数量的增多，增加的经费的仍不能满足持续增长的流动人口需求。在人口流动的背景下，由于无法确定辖区内享受基本公共卫生服务的人口数量，基本公共卫生服务经费下放出现供需不匹配的现象，项目效果也就受到了一定影响，许多基层公共卫生服务机构因受限于财政能力只能优先保证户籍人口享受基本公共卫生服务，从而影响基本公共卫生服务的均衡发展，详见图 7-20。

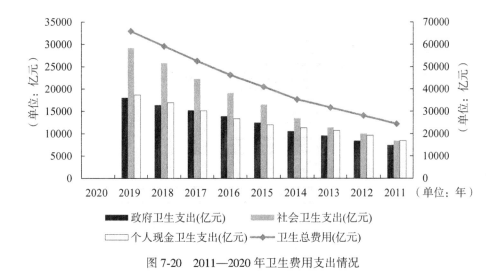

图 7-20　2011—2020 年卫生费用支出情况

(三)流动人口的基本医疗服务利用

1. 流动人口较差的居住环境导致其成为传染病高发人群,而流动人口对传染病症认识不足,卫生服务利用意识较为薄弱

2017 年流动人口调查数据显示,目前仍有 1.3% 的流动人口居住在工棚、地下室等类型的房屋,这类房屋常因采光通风性能较差,为细菌和病毒的繁殖传播提供了有利条件。同时数据显示,居住在工棚或地下室此类房屋的流动人口中约 31.9% 的人过去一年曾出现过传染病症状,较居住在平房与楼房的流动人口分别高 6.7% 和 6.0%。工棚、地下室等房屋常因采光通风性能较差等原因为细菌和病毒的繁殖传播提供了有利条件,此类较差的居住环境易导致流动人口易成为传染病高发人群,详见图 7-21。

26.0% 的流动人口至少出现过一种传染病症状,其中 49.2% 的流动人口曾在发生上述症状后有过就诊行为。在进一步分析其未就诊的原因发现,患有上述传染病症人群中未选择就诊的原因较为一致,排在前三的原因分别是:患者认为病症不严重;认为就医较麻烦,不如自行买药解决;认为自己身体素质好可以自愈。

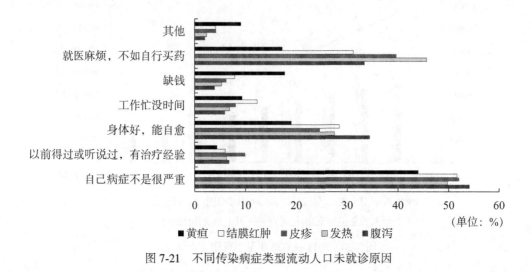

图 7-21 不同传染病症类型流动人口未就诊原因

2. 农村户籍流动人口就诊意识更强，倾向社区卫生站和个人诊所

在出现患病或身体不适的情况时，不同户籍的流动人口所选择的就诊地点有所差异，农村流动人口选择在本地社区卫生站(中心或街道卫生院)就诊的比例高于非农村户籍人口；农村流动人口选择在本地个人诊所就诊的比重比非农村户籍人口高出 4.5%；农村流动人口选择本地综合或专科医院就诊的比例则比非农村户籍流动人口低 3.8%。非农村户籍流动人口未就诊治疗的达 19.8%，比农村户籍人口高。总体来看，流动人口选择去本地药店的比重最多，相较于本地综合或专科医院，农村户籍人口更倾向于本地个人诊所，这与非农村户籍人口正好相反；此外，农村户籍人口选择就诊治疗以及去本地社区卫生站(中心或街道卫生院)就诊的比重均高于非农村户籍人口，反映更好的就诊意识，详见图 7-22。

3. 超九成流动人口就诊时程均在半小时以内，八成流动人口就诊时程在 15 分钟内

在对流动人口就诊时程进一步分析时发现，83.5%的流动人口到达距离居住地最近的医疗服务机构(包括社区卫生服务中心、村居医务室、医院等)所需的时程在 15 分钟以内，14.5%的流动人口所需时程在 15~30 分钟。值得注意的是，

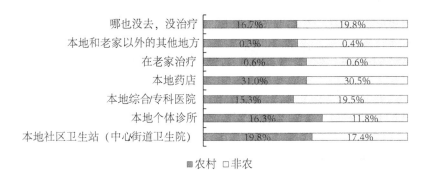

图 7-22　流动人口就诊地点特征

有近 2% 的流动人口距离最近的医疗服务机构需要花费半小时以上的时程，这势必会对流动人口日常就医问诊以及突发急症等需要就医的情况造成不便。总体来看，大部分流动人口就诊时程情况能控制在半小时以内，流动人口就医行为能得到基本保障，详见图 7-23。

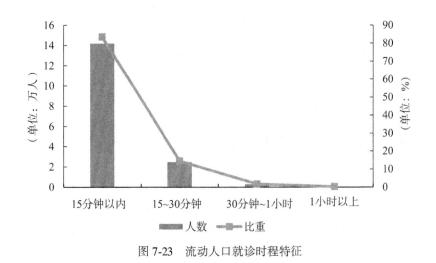

图 7-23　流动人口就诊时程特征

4. 医疗服务利用水平在我国呈现"东部—中部—西部"递减趋势

已有研究指出，医疗服务均衡状况与区域经济发展水平密切相关。当前，我国医疗卫生资源配置严重失衡，东部地区医疗卫生资源密集、扩张迅速，而中西部地区卫生资源不足、优质医疗服务供不应求，区域医疗服务效率长期低下。通过比较不同地区的医疗服务利用情况可以看出，医疗服务利用水平呈现"东部—中部—西部"递减趋势，详见图7-24。

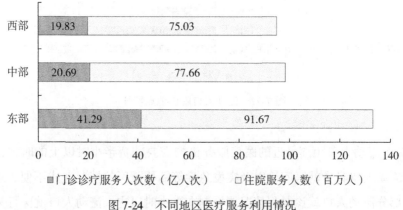

图7-24　不同地区医疗服务利用情况

(四) 流动人口的公共卫生服务利用

基本公共卫生服务是中国公共卫生领域一项长期的基础性制度安排。为了进一步展示流动人口基本公共卫生服务供给的现状，本节从国家公共卫生服务项目知晓率、健康档案率和健康教育率三方面进行分析。

1. 国家基本公共卫生服务项目

在国家基本公共卫生服务项目知晓率情况方面，只有60.1%的流动人口听说过该项目。进一步分析不同特征流动人口国家基本公共卫生服务项目知晓情况，不同性别、年龄、婚姻状况、教育程度、社区类型、就业身份、流动范围的流动人口在健康档案建档率上存在差异，差异均有统计学意义（$p<0.001$）。结果表明，女性公共卫生服务项目知晓率略高于男性。新生代流动人口的公共卫生服务项目知晓率为61.4%，老一代流动人口的基本公共卫生服务项目知晓率为58.5%，老一代流动人口群体的普及水平明显低于新生代流动人口群体。婚姻状况方面，在婚流动人口的基本公共卫生服务项目知晓率会高于非在婚流动人口。对于不同受教育程度的流动人口，接受教育程度越高，基本公共卫生服务项目知

晓率也越高，其中受教育程度为大学专科及以上的流动人口基本公共卫生服务项目知晓率为66.9%，比受教育程度仅为小学及以下的流动人口要高出近16个百分点。城市流动人口基本公共卫生服务项目知晓率为61.9%，高于知晓率仅为54.6%的农村流动人口。省内迁移流动人口基本公共卫生服务项目知晓率更高，尤其是市内跨县的人群知晓率达到64.7%，而跨省迁移流动人口知晓率远低于省内迁移的流动人口，仅为55.7%，详见表7-5和图7-25。

表7-5　　　　　　　　　流动人口的基本公共卫生服务知晓率

特征	知晓数	调查数	知晓率
性别			
男	51701	87871	58.8%
女	50231	82118	61.2%
年龄			
15~19	1756	3294	53.3%
20~37	59088	95991	61.6%
38~59	37422	64226	58.3%
60~	3666	6478	56.6%
婚姻状况			
在婚	83715	138083	60.6%
非在婚	18217	31906	57.1%
教育程度			
小学及以下	14787	28972	51.0%
初中	43581	74214	58.7%
高中/中专	23781	37224	63.9%
大学专科及以上	19783	29579	66.9%
社区类型			
居委会	77263	124811	61.9%
村委会	24669	45178	54.6%
就业身份			
雇员	47744	86981	54.9%

续表

特征	知晓数	调查数	知晓率
雇主	4820	8048	59.9%
自营劳动者	28479	47024	60.6%
其他	1914	2956	64.8%
流动范围			
跨省	46641	83790	55.7%
省内跨市	35764	56017	63.8%
市内跨县	19527	30182	64.7%

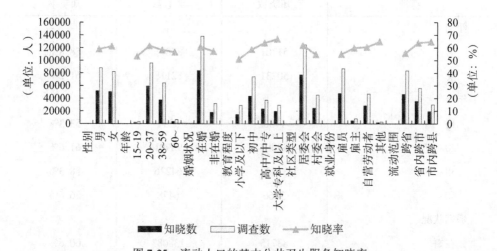

图 7-25　流动人口的基本公共卫生服务知晓率

2. 流动人口健康档案

根据 2012 年国家发布的《卫生事业发展"十二五"规划》要求，到 2015 年，75.0%以上的城乡居民将拥有标准化的电子健康档案。同时国家卫健委在 2013 年发布的试点方案中指出，流动人口的重点内容包括建立和完善健康档案和健康教育。根据国家卫生和计划生育委员会的数据，2015—2017 年，电子健康档案建立率稳定在 75.0%左右，而流动人口在流入地区建立健康档案的情况存在一定差距。2013—2016 年流动人口建档率虽然总体上保持了一个增长的趋势，但 2017 年建档率又开始回落至 30.0%且始终没有超过 40.0%，详见图 7-26。

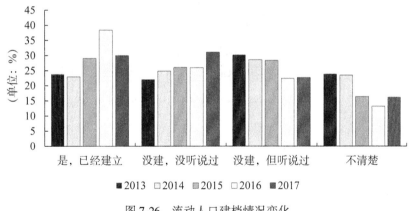

图 7-26　流动人口建档情况变化

　　通过对不同特征流动人口健康档案建档情况的进一步分析，不同性别、年龄、婚姻状况、教育程度、社区类型、就业身份、流动范围的流动人口健康档案建档率存在差异，差异均有统计学意义($p<0.001$)。结果表明，女性建档率略高于男性，新生代流动人口建档率所占比重为 56.1%，略低于老一代流动人口 62.0%，其中老年流动人口的建档率最高达到了 32.6%。婚姻状况方面，处于在婚状态的流动人口建档率高于非在婚状态的流动人口。对于不同受教育程度的流动人口，随着受教育程度的提升，健康档案建档率也在提高；城市流动人口建档率为 31.4%，高于建档比重仅为 25.9% 的农村流动人口。就业身份方面，身为雇员的流动人口建档率为 32.4%，高于雇主和自营劳动者。省内迁移流动人口建档率为 34.4%，其中市内跨县的流动人口建档率略高于省内跨市的流动人口，而跨省迁移流动人口建档率最低仅为 25.3%，详见表 7-6 和图 7-27。

表 7-6　　　　　　　　　流动人口的健康档案建立情况

特征	建档数	调查数	建档率
性别			
男	23010	79577	28.9%
女	23379	75009	31.2%
年龄			
15~19	608	2353	25.8%

续表

特征	建档数	调查数	建档率
20 ~37	26126	86126	30.3%
38~59	17640	59920	29.4%
60~	2015	6187	32.6%
婚姻状况			
在婚	39448	128038	30.8%
非在婚	6941	26548	26.1%
教育程度			
小学及以下	7154	26358	27.1%
初中	19813	67181	29.5%
高中/中专	10586	33785	31.3%
大学专科及以上	8836	27262	32.4%
社区类型			
居委会	36147	115007	31.4%
村委会	10242	39579	25.9%
就业身份			
雇员	25786	79686	32.4%
雇主	2163	7624	28.4%
自营劳动者	13211	44037	30.0%
其他	899	2709	33.2%
流动范围			
跨省	18965	74875	25.3%
省内跨市	17523	51682	33.9%
市内跨县	9901	28029	35.3%

3. 健康教育

健康知识教育是产生健康生活态度和健康行为的基础和前提。2016 年 10 月，中共中央、国务院印发的《"健康中国 2030"规划纲要》明确提出要强化覆盖全民

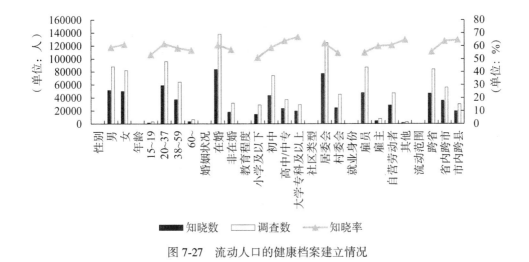

图 7-27　流动人口的健康档案建立情况

的公共卫生服务、加强重点人群健康服务(中共中央国务院,2016)。目前流动人口接受健康教育水平仅 90.7%,距离流动人口健康教育覆盖率>95%的目标值仍有较大差距(国家卫生和计划生育委员会流动人口司,2017),表明我国流动人口健康教育服务工作仍需加强。据全国流动人口动态监测数据显示,流动人口接受过控制吸烟、妇幼保健/优生优育、生殖健康与避孕、突发公共事件自救、性病/艾滋病防治、慢性病防治、精神障碍防治、心理健康、结核病防治和职业病防治、营养健康知识等方面的健康教育。其中职业病防治健康教育情况从 2015 年的 39.8%减至 2017 年的 33.4%;性病/艾滋病健康教育情况从 2015 年的 56.3%减至 2017 年的 39.6%;生殖健康与避孕教育接受情况从 2015 年的 66.6%减至 2017 年的 50.5%;控制吸烟教育接受情况 2015 年的 60.9%减至 2017 年的 51.5%。在 2017 年流动人口接受健康教育情况中,流动人口健康教育状况中面临最大风险的是职业病防治,健康教育接受率最低,仅为 33.4%;较好的主要是控制吸烟、妇幼保健/优生优育(51.2%)和生殖健康与避孕,然而其所占比重也刚过半数,这意味大部分流动人口在多个方面的健康教育都未覆盖,流动人口的健康教育亟待加强,详见图 7-28。

健康教育的宣传渠道分别有:健康知识讲座、宣传资料(纸质/影视)、宣传栏/电子显示屏、公众健康咨询、短信/微信/网站以及个体化面对面咨询。对于

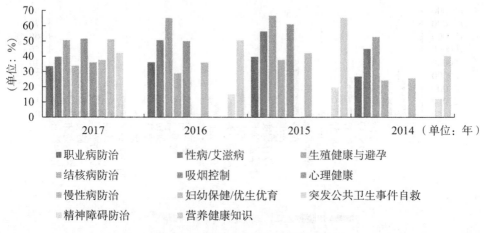

图 7-28　流动人口的健康教育情况

所属两种不同社区类型的流动人口而言，社区居委会在各种形式的健康教育开展方面情况都优于村委会，其中通过分发宣传资料进行健康教育的比重最高，其次是通过宣传栏/电子显示屏，公众健康咨询、健康知识讲座，流动人口经由短信/微信/网站接受健康教育的比重在村委会仅 35.2%，居委会也仅有 41.7%，比重并不高，详见图 7-29。

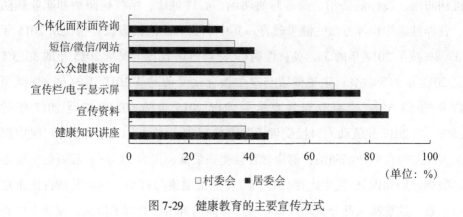

图 7-29　健康教育的主要宣传方式

进一步分析不同特征流动人口健康教育接受情况发现，不同年龄、婚姻状况、教育程度、社区类型、就业身份、流动范围的流动人口健康教育接受率不同，差异均有统计学意义（$p<0.001$）。结果表明，女性和男性的健康教育接受程度无明显差异，而随着年龄的增加流动人口接受健康教育的比重却在递减，老年人健康教育接受率最低，为93.6%。婚姻状况方面，单身的流动人口健康教育接受程度略高于处于婚姻状态的流动人口。对于不同受教育程度的流动人口，反映出随着接受教育程度的递增，健康教育接受率也越高，其中大学专科及以上学历的流动人口接受健康教育的比重达到97.2%。城市流动人口健康教育接受率为96.3%，高于接受健康教育比重仅为94.7%的农村流动人口。从就业身份来看，流动人口是自营劳动者所接受健康教育的比重为96.1%，高于雇主和雇员。市内跨县的流动人口健康教育接受率略高于省内跨市的流动人口，而跨省迁移流动人口健康教育接受程度最低仅为95.2%，详见表7-7和图7-30。

表7-7　　　　　　　　　流动人口的健康教育情况

特征	知晓数	调查数	知晓率
性别			
男	55173	57511	95.9%
女	53215	55476	95.9%
年龄			
15~19	1545	1599	96.6%
20~37	62605	65008	96.3%
38~59	40836	42740	95.6%
60~	3402	3640	93.5%
婚姻状况			
在婚	90704	94618	95.9%
非在婚	17684	18369	96.3%
教育程度			
小学及以下	16275	17484	93.1%
初中	47076	49070	95.9%
高中/中专	24915	25726	96.9%
大学专科及以上	20122	20707	97.2%
社区类型			

续表

特征	知晓数	调查数	知晓率
居委会	82767	85938	96.3%
村委会	25621	27049	94.7%
就业身份			
雇员	51114	59181	86.4%
雇主	5320	5567	95.6%
自营劳动者	31790	33093	96.1%
其他	1947	2034	95.7%
流动范围			
跨省	49484	51960	95.2%
省内跨市	38225	39614	96.5%
市内跨县	20679	21413	96.6%

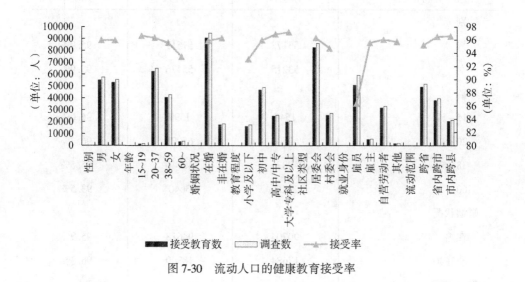

图7-30　流动人口的健康教育接受率

4. 健康人群的健康档案建档与服务项目知晓情况较好，但其健康教育接受情况较差

在介绍了流动人口国家公共卫生服务项目知晓率、健康档案建档率以及健康教育情况之后，进一步对比分析不同健康程度的人群享有国家基本公共卫生服务现状的差异。在是否知晓国家公共卫生服务项目方面，健康群体的知晓率最高，达到61%；在健康档案建立方面，健康人群建档率也是最高，达到30.5%，也是唯一建档比例超过三成的群体；健康教育方面，健康群体接受率最低，不健康群体的接受率则是最高，为46.8%，详见图7-31。

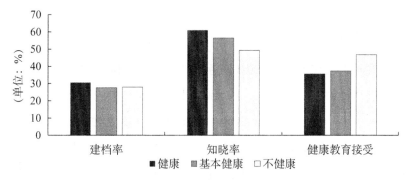

图7-31　不同健康人群接受国家基本公共卫生服务差异

(五) 流动人口医疗保障服务的供给与利用

长期以来，中国的基本医疗保险实行属地化管理，随着人口流动趋势增强，在本地统筹以外的参保人员会转回原参保地就医。2009年底，《关于基本医疗保险异地就医结算服务工作的意见》(中华人民共和国人力资源和社会保障部，2009)将服务对象扩展为异地长期居住但未取得居住地户籍的退休人员、长期在异地工作的人员、因病情需要异地转诊的人员和因临时出差旅游等原因需要在异地就诊的人员(部分地区)。由此可见，前期的异地就医服务仅面向具有一定的"流动"属性的退休人员、异地长期居住人员等开展，但此类人员流动具有频率低、临时性、偶发性等特点，并非流动人口中的主流群体。

自2016年12月15日国家基本医疗保险异地就医结算系统正式运行以来，上述几类流动人群跨省就医产生的住院医疗费用可方便快捷地即时结算。2019年，北京、天津、上海等地已经实现了基本医疗保险省级统筹，其他地区也在取得相应进展。但是，与快速增长的流动人口跨省就医的需求相比，当前医疗保险基金统筹水平仍然较低(刘璐婵，2020)。2020年3月5日，《中共中央国务院关于深化医疗保障制度改革的意见》再次呼吁加速实现异地就医直接结算服务，做好跨地区转接工作，以满足人口流动的需要。国家一直致力于提高人民群众的医疗保险待遇，各级财政补助远远超过个人缴费。截至 2020 年底，全国基本医疗保险参保人数达到 136.1 万人，参保率达到 95% 以上。但流动人口异地就医仍面临诸多障碍，医疗保障制度的公平性和可及性有待进一步完善。

1. 医疗保险参保率持续提高，但仍低于全国平均水平，流动人口参保问题需引起重视

实施全民基本医疗保险参保计划是我国"十四五"期间的重要工作。《2019 年医疗保障发展统计快报》数据显示，全国基本医疗保险参保人数为 135436 万人，参保率 96.7%，其中职工人数 3.29 亿人，在职职工人数 2.42 亿人，城乡居民 10.25 亿人。新型农村合作医疗覆盖 1.3 亿人。然而事实上，我国目前仅实现了医疗保险"制度全覆盖"，仍有不少包括流动人口在内的人员尚未参加任何形式的医疗保险。虽然流动人口的参保率从 2009 年的 48.7% 起一直提升，但主要参保方式为新型农村合作医疗。2017 年，流动人口医疗保险覆盖率为 92.5%，仍低于全国平均水平。

因为流动性较强，流动人口从流出地迁移至流入地时常常由于信息衔接不足导致难以追踪，户籍地难以追踪流出人口，而流入地医疗保险经办机构也并未重视流动人口医疗保险的问题，从而很容易出现断保、漏保现象。此外即使在户籍地纳入了医疗保险，流动人口也可能面临报销比例打折扣或者程序复杂、甚至无法报销的情况，这些情况将进一步降低其继续参保的积极性，详见图 7-32。

2. 流动人口仍以新型农村合作医疗保险参保为主，其中超九成是户籍地参保，异地就诊结算问题正在逐步完善

2017 年调查显示，流动人口中参加新型农村合作医疗保险的比例最高，达70.5%；其次是城镇职工基本医疗保险，占比为 30.6%，参与较少的为城镇居民医疗保险以及城乡居民医疗合作保险，分别为 4.6% 和 3.9%。在参保地点上，城镇职工医疗保险和城镇居民医疗保险主要是在流入地参保，分别占其参保总数的93.5% 和 54.3%；新型农村合作医疗保险和城乡居民医疗合作保险主要在户籍地

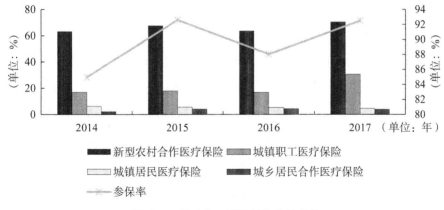

图 7-32 流动人口医疗保险参保现状

参保，分别占 97.3% 和 76.0%。2019 年政府工作报告中提出要尽快完善落实异地就医的报销结算过程，让即便身处异地的流动人口患者也能更便捷地享受医疗保障服务。截至 2020 年，长三角、京津冀和西南片区已经开始实行了门诊跨省异地就医直接结算试点工作，下一步该也将在全国推开。

三、核心观点与主要发现

国家基本公共卫生服务项目实施近十年来虽已取得了较为显著成效，但仍存在分布不均衡、发展不充分的问题。在结合流动人口的基本特征基础上，对我国流动人口健康情况、医疗卫生服务利用情况、医疗保险参保以及流动人口基本公共卫生体系现状进行分析并总结出以下几点：

首先，我国流动人口健康自评状况良好，健康教育服务质量一般。通过调查数据描述性分析可以看出流动人口的个体特征和流动特征等存在差异性，不同特征的流动人口健康自评状况有所不同。非在婚状态、隶属村委会以及男性流动人口反映出更高的健康水平，受教育水平和流动范围与流动人口的健康状况呈现明显的正相关关系，而健康状况随着年龄的增长则在逐渐减弱。流动人口接收到健康教育的比例虽超过 80%，但就目前分析内容来看，流动人口接受健康教育的内容还不够全面、丰富和多样，仍存在一些方面的内容缺失。流动人口本身具有的较强流动性、不稳定等特征在很大程度上会限制传统健康教育方式如宣传栏、宣传资料等普及健康知识方式发挥作用(郭静，郭宇濛，朱琳，2021)，导致健康教育服务质量一般。

其次，流动人口健康风险较高，健康意识薄弱。很多流动人口主要因"自感病轻"与"经济困难"未选择就诊，即便有些人就医后，仍大量存在"应住院未住院"的现象。相较于非农村户籍流动人口，农村户籍流动人口出于健康成本的顾虑更加倾向于去卫生站和个人诊所就诊而非本地综合/专科医院。流动人口受教育程度较低，多关注工作挣钱、孩子教育等自身生活条件方面的改善，对慢性病等疾病的防治意识较为缺乏，认为疾病离自己尚且很远，疾病防范意识不足，健康风险意识较低。目前流动人口的健康素养状况仍有较大提升空间。

再次，流动人口医疗保险参保率持续提高，但仍低于全国平均水平且就医报销难题。七成流动人口以新型农村合作医疗保险参保为主，其中超九成是在户籍地参保，三成流动人口参加城镇职工基本医疗保险。由于流动人口对流入地医疗机构和社区卫生资源不熟悉，且异地报销流程繁琐，导致流动人口在生病时大多选择去药店买药或者等待自愈，就医态度消极。因基本医疗保险尚未能完全实现异地就医结算，大部分流动人口在户籍地参加基本医疗保险，而跨县市甚至跨省流动需要在非参保地就医，其在户籍地参加的新型农村合作医疗制度保障作用非常有限(黎赵，2020)。参加城镇医疗保险体系的流动人口则普遍面临医疗费用个人垫付与返回参保地报销的问题，异地医疗服务利用、报销等各种限制和障碍，使他们处于医疗保险基本缺失状态。

最后，中国流动人口公共卫生服务发展不均等、不平衡问题仍比较突出，在多个层面存在明显差异。本文研究发现，中国流动人口卫生服务项目知晓率仅60%左右。具体而言，老一代、受教育水平低、隶属村委会管理、跨省流动、雇员身份的流动人口获得公共服务水平明显偏低，他们对基本公共服务的认识程度也更低。健康档案建档率一直维持在不足40%的比例，这是因为流动人口群体具有流动性强且无序的特征，基层管理服务部门难以确定其地址，所以无法对其进行信息采集、建档立卡等工作。我国建档的工作起步较晚，管理体系还有待完善，宣传力度有限，流动人口在生病就医的时候难以体会到建立健康档案的价值，因此对于建立健康档案的积极性也不高。

四、加强流动人口基本医疗卫生的政策建议

(一) 强化流动人口健康教育和健康促进，提高流动人口健康素养

第一，在个体层面，流动人口首先要增强健康意识，提高健康管理能力。从政府的角度看，应加强对流动人口的教育和引导，使流动人口拥有更广阔稳定的就业空间；此外，对于流动人口，特别是跨省流动人口，应减少社会融合的制度性障碍，同时确保流动人口公平地享受当地的公共服务。

第二，强化健康教育的核心内容，丰富健康教育普及方式。传染病防治、职业病防治等方面健康知识教育有待进一步强化；其次，可以依托互联网等新兴手段丰富健康教育的形式，提升健康教育的覆盖面与落实情况。

第三，针对流动人口群体开展突发公共卫生事件专项教育行动，切实提升流动人口面对突发公共卫生事件的能力；积极发挥各类基层自治组织、社区志愿者队伍等全方位力量，形成多元共治，社会组织与流动人口均参与其中的公共卫生事件应对格局。

(二) 完善和落实流动人口健康服务政策，加强流动人口健康服务供给

第一，制定专项法律和政策，明确各级相关部门的管理职责和服务职能，避免行政部门在流动人口管理服务上相互推诿。

第二，卫生部门应建立内部协调机制，出台有利于提高流动人口卫生服务水平的政策。流动人口的管理涉及卫生、人力资源和社会保障等多个部门。各级相关部门要加强协作，将流动人口健康服务纳入责任范围，确保流动人口健康管理服务的落实。此外，有必要继续加强迁移人口卫生政策的研究，为政府部门的科学决策提供理论支持。

(三) 健全医疗保障制度，加强基层卫生健康人才培养

第一，健全医疗保障制度，形成多层次立体化体系，逐步推进医疗保障制度体系的城乡融合、区域转移衔接、人际公平保障。逐步建立统一的流动人口医疗

保障制度，明确流动人口医疗保障的受益归属，在中央和地方政府财政可负担的前提下增强医疗保障的可及性。与此同时，加速形成流动人口医疗保障受益归属的法律保障体系，并加快转移接续、政府为流动人口提供医疗卫生保健服务等方面的立法。将异地转移接续纳入法制轨道，增强流动人口医疗保险的便携性，促进其融入城市社会，从而增强其参保的积极性和获得感，稳步提高其受益水平。

第二，根据卫生健康服务需求变化，适时调整，加强相应的卫生健康人才队伍建设，重点强化基层卫生健康人才和公共卫生人才队伍建设。培育全科医生与专业公共卫生医师，推动资源下沉，充实基层人力资源。保障卫生健康人才培养的规范化和系统化，加强对基层医疗卫生机构人员的相关培训，强化相关考核，促进医学教育的良性发展，形成紧缺专业人才的提前预警和长期培育机制。此外，还应加大卫生健康人才政策和人事制度机制创新，调动医务人员积极性，营造充满生机活力的政策和制度环境。

(四)加大基本公共卫生服务宣传力度，消除流动人口对其存在的误解

第一，各地区卫生计生部门需要善于借助适宜的媒体形式，积极探索针对不同流动人口群体的差别化宣传途径。随着智能服务的推广与普及，利用新媒体的宣传方式能够更高效的普及到所有包括流动人口在内的群众。在当前形势下可以以传播疫情防控知识为契机普及基本公共卫生服务信息，将基本公共卫生服务落到实处。

第二，基层公共卫生服务机构人员应该保障流动人口享有与常驻人口平等的服务，消除流动人口在异地接受基本公共卫生服务的顾虑，共同参与营造基本公共卫生服务均等化的大环境。

(五)完善流动人口基本公共卫生服务相关的综合信息管理系统

信息化技术和大数据应用的发展为我们提供了工具向导，通过各相关部门对有关流动人口的信息资源的收集，多方整合建立统一的信息管理系统，全面掌握流动人口动态变化情况，实现跨地区的信息互通、有效衔接，从而进一步推动流动人口基本公共卫生服务的均等化发展。

第八章　流动人口与户籍人口基本公共卫生服务利用比较

　　改革开放以来，经济社会得以发展，城镇化进程有序推进，高效便捷的道路交通体系使得城乡互通的不便逐渐消失，为人口流动规模持续增加创造了条件（王钦池，2016）。第七次全国人口普查数据显示（国家统计局，2021），2020年我国流动人口规模已达3.76亿，与2010年相比增长近70%，远超此前预期。逐步缩小流动人口与户籍人口基本公共卫生服务项目利用的差距、实现国家基本公共卫生服务均等化，是扎实推进我国现阶段民生发展的重要方面，也是推进经济社会高质量发展的重要环节。

　　户口作为人口划分的基础，是政府制定相关公共政策和提供相应社会福利的重要依据。我国于2009年颁布的《国家基本公共卫生服务规范（2009年版）》（国家卫健委，2009）将基本公共卫生服务对象设置为辖区内常住居民。这意味着居住半年以上的户籍和非户籍人口将有权获得国家基本公共卫生服务。但长期以来，由于城乡户籍制度导致的人口歧视加剧、城市化进程受阻、经济流动受限等阻碍社会发展的状况依然存在。2014年我国通过了《关于进一步推进户籍制度改革的意见》（中央人民政府，2014），宣布建立城乡统一的户口登记制度。此举标志着我国以"农业"、"非农业"划分户口性质的城乡二元户籍制度正式退出历史舞台。

　　随着户籍制度改革的不断推进，城乡二元户籍制度的模式发生改变。但是，依附于户籍的诸多福利难以在短时间内剥离，不均衡的基本公共卫生服务供给使得流动人口难以获得与当地在籍人员同等的公共资源（杨菊华，2014）。除此之外，基本公共卫生服务项目落实不规范、项目实施难度大等制度操作难题也将进一步导致流动人口难以均等享有相应福利（郝爱华，2017）。

在新时期我国户籍制度改革全面推进背景之下，以健康档案、健康教育为研究切入点，探索流动人口与户籍人口基本公共卫生服务获得的差异，对推进国家基本公共卫生服务的体系建设与完善具有重要意义。本章利用国家卫生和计划生育委员会发布的"2017 年流动人口与户籍人口对比专题调查(C、D 卷)"数据，系统分析户籍人口与流动人口基本公共卫生服务利用差异，以期为政府进一步完善基本公共卫生服务均等化、实现国家基本公共卫生服务的人群均等化提出相应的政策建议。

一、流动人口与户籍人口基本特征的比较分析

在流动人口与户籍人口的调查样本①中，男性占比分别为 51.1%和 51.2%，平均年龄分别为 38.33 岁和 38.23 岁。流动人口中，村委会样本和居委会样本分别占比 22.8%和 77.2%，户籍人口中这一比例为 23.0%和 77.0%。

(一) 户籍人口受教育水平与社会经济地位相对较高

如图 8-1 所示，大学及以上受教育程度的户籍人口相比流动人口占比较高，户籍人口中小学及以下学历仅占比 4.2%。流动人口中，受教育程度为高中/中专及以上的比例相对较低，仅为 45.1%，远低于户籍人口 76.2%的比例。

从职业分布来看(见表 8-1)，流动人口从事商业、服务业、生产运输业的人口比例相对较高，呈现出显著的"生存型流动"特征。户籍人口中职业为公务员、办事人员和有关人员的比例相对较高。综合来看，流动人口倾向于为获得能解决基本生活需求的职业而流动。

表 8-1　　　　　　　　户籍人口、流动人口职业分布　　　　　　(单位:%)

职　业	流动人口	户籍人口
国家机关、党群组织、企事业单位负责人	0.4	4.4

① 由于《国家基本公共卫生服务规范(第三版)》中服务对象设定为辖区内常住居民(指居住半年以上的户籍及非户籍居民)，故本章在涉及流动人口的分析中仅纳入在流入地居住半年以上的流动人口。最终样本量为 1.4 万户籍人口和 1.3492 万流动人口。

职 业	流动人口	户籍人口
专业技术人员	9.1	11.4
公务员、办事人员和有关人员	1.2	23.5
商业、服务业人员	16.5	17.8
经商	25.4	8.2
商贩	2.7	1.0
餐饮	10.1	3.3
家政	0.4	0.3
保洁	1.8	0.8
保安	1.7	3.6
装修	3.0	1.1
快递	1.0	0.7
生产、运输设备操作人员及有关人员	13.9	9.2
农、林、牧、渔、水利业生产人员	1.2	2.1
建筑	2.9	1.9
无固定职业	2.2	2.7
其他不便分类的从业人员	3.5	8.0

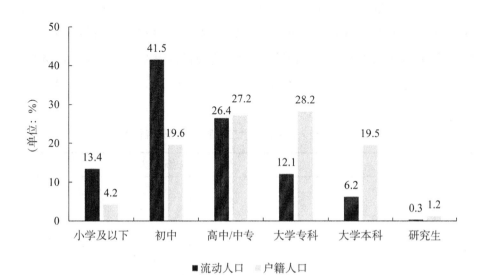

图 8-1　户籍人口、流动人口受教育程度分布

(二)流动人口农业户口比例远高于户籍人口

本次调查显示，目前流动人口仍然以农业户口为主，流动人口中农村户籍流动人口占比超过80%，非农业/居民流动人口仅占比17.1%；户籍人口中73.3%为非农业/居民户口，农业户口比例为26.7%(见图8-2)。

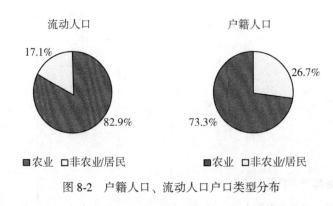

流动人口　　　　　　　户籍人口

17.1%　　　　　　　　　　　　　　26.7%

82.9%　　　　　　73.3%

■农业　□非农业/居民　　　■农业　□非农业/居民

图8-2　户籍人口、流动人口户口类型分布

(三)流动人口与户籍人口的健康状况整体较好

在健康状况方面，流动人口与户籍人口的整体自评健康状况均表现较好，"健康"与"基本健康"的流动人口与户籍人口分别占比98.1%和98.2%。在慢性病患病方面，未患有高血压或Ⅱ型糖尿病的流动人口和户籍人口比例分别为93.2%和92.4%。超过六成的流动人口表示听说过国家基本公共卫生服务项目，但流动人口对该项目的知晓率仍低于户籍人口74.9%的知晓比例(见表8-2)。

表8-2　　　　户籍与流动人口基本公共卫生服务项目知晓情况　　　(单位:%)

	流动人口	户籍人口
健康状况		
健康	84.7	85.1
基本健康	13.4	13.2
不健康	1.9	1.8
是否患有医生确诊的高血压或Ⅱ型糖尿病		

	流动人口	户籍人口
患有高血压	3.6	4.6
患有糖尿病	0.6	0.7
患有高血压和糖尿病	0.4	0.6
均未患有	93.2	92.4
未就诊	2.3	1.7
是否听说过"国家基本公共卫生服务项目"		
听说过	63.5	74.9
没听说过	36.5	25.1

二、流动人口与户籍人口基本公共卫生服务利用情况分析

(一) 流动人口与户籍人口健康档案建立状况的比较分析

1. 相较于户籍人口, 流动人口健康档案的建档率较低

本次调查分析显示, 相较于户籍人口, 流动人口对健康档案项目的利用有限。如图 8-3 所示, 流动人口健康档案建档率仅为 31.5%, 未建档的流动人口接近七成(68.5%)。户籍人口建档情况相对较好, 建档率达到了 60.5%。

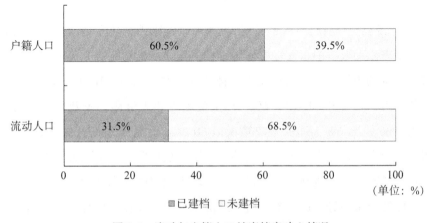

图 8-3　流动与户籍人口健康档案建立情况

2. 流动人口健康档案建立状况的城乡差异明显

图 8-4 显示了城市与农村地区的流动人口与户籍人口已经建立健康档案人群的分布情况。相比户籍人口，流动人口健康档案建立情况的城乡差异较大，已建立健康档案的城市流动人口与农村流动人口相差在 10% 左右，这表明未来仍需加强农村地区流动人口基本公共卫生服务项目的推进。已建立健康档案的城市与农村户籍人口比例相差不大，建立比例均在 60% 左右。

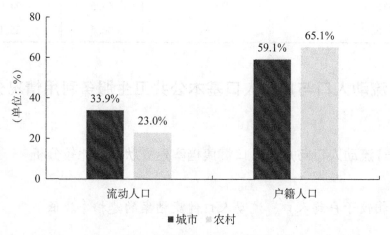

图 8-4　城市与农村地区流动与户籍人口已建立健康档案比例

3. 流动人口与户籍人口健康档案建立状况的人群差异显著

图 8-5 反映了不同特征户籍人口与流动人口健康档案建立情况。在人群特征方面，户籍与流动人口中，女性群体健康档案建立情况均略好于男性。流动人口中，有 30.3% 的男性和 32.7% 的女性群体建立了健康档案，在户籍人口中男女建档比例分别为 58.5% 和 62.6%。60 岁以上流动老年人健康档案建立比例有待提高，建档率仅为 28.6%，远低于户籍人口 60 岁以上老年人 67.0% 的建档比例，这表明流动老人应是未来我国基本公共卫生服务项目实施的重点关注人群。

在收入情况方面，流动人口和户籍人口均表现出收入水平越高，健康档案建立比例越低的分布态势，这可能是由于经济水平的提高在某种程度上丰富了居民

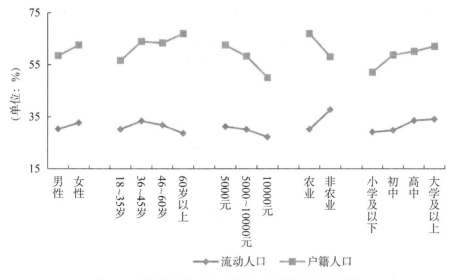

图 8-5　不同特征流动与户籍人口健康档案建立情况

保障自身健康的选择机会。经济水平较好的居民可选择商业保险等其他方式，从而形成收入越高者健康档案建立率越低的局面。在户口类型方面，农业户口流动人口的健康档案建档率(30.2%)低于非农业户口流动人口建档比例(37.7%)，而在户籍人口中则表现为农业户口建档率相对较高。随着受教育程度的提高，流动与户籍人口的健康档案建档率也随之提高，这可能是因为更高层次的教育水平带来了更高的健康管理意识，促使居民主动寻求健康教育服务。

4. 东部地区流动人口与户籍人口健康档案建立不均等现象突出

将本次调查所涉及的八个城市①根据其所属区域进行划分，图 8-6 显示了东中西三地区城市健康档案建立的整体情况。中部地区城市流动人口健康档案建档率(35.4%)相对较好，东部(28.2%)及西部地区(32.4%)城市流动人口建档率则相对较低，均低于平均水平(31.5%)。户籍人口中，东部及中部城市的户籍人口健康档案建档率较高，健康档案建档比例分别为 61.4% 和 60.5%；而本次所调查

---

①　八个城市分别为广东省广州市、江苏省苏州市、重庆市九龙坡区、山东省青岛市、河南省郑州市、湖南省长沙市、云南省西双版纳州、新疆维吾尔自治区乌鲁木齐市。

的西部地区城市户籍人口建档率则相对较低，建档比例为 52.2%，与户籍人口 60.5% 的平均建档水平仍有一定差距。从各区域城市流动人口与户籍人口建档水平的差异来看，东部地区城市流动与户籍人口建档率差距最大，相差达 33.2%，西部地区城市流动与户籍人口建档水平相差较小，为 16.8%。

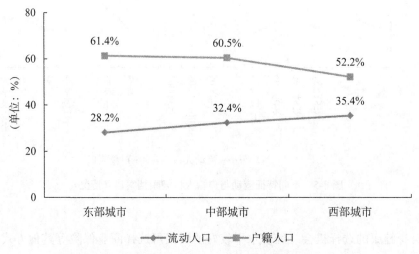

图 8-6　分区域流动人口和户籍人口健康档案建立情况

(二)流动人口与户籍人口健康教育获得状况的比较分析

1. 流动人口与户籍人口间的健康教育获得均等化尚未实现

当前国家基本公共卫生服务项目中，健康教育服务项目的推进情况整体较好，有 84.0% 的户籍人口和 76.6% 的流动人口至少接受过一种类型的健康教育，这说明健康教育服务已基本惠及流动与户籍人口。居民健康档案是否建立与健康教育获得情况密切相关，已经建立健康档案的居民相比未建档居民，在健康教育服务的获得方面具有显著优势。已经建立健康档案的流动和户籍人口中接受过健康教育的居民超过九成，而在未建档的流动和户籍人口中，接受过健康教育的群众比例仅占到七成左右(见图 8-7)。

进一步分析健康教育各个项目在流动与户籍人口中的接受情况后发现(见图 8-8)，在本次调查所涉及的 9 项健康教育中，户籍人口各项接受比例均高于流动

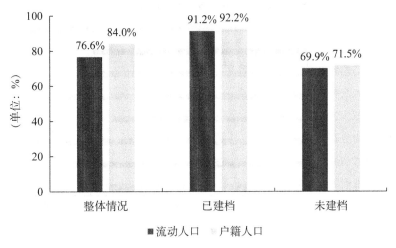

图 8-7　流动与户籍人口健康教育获得情况

人口，高出比在 10%~15.4%。其中，接受过妇幼保健、优生优育健康教育的流动和户籍人口最多，接受率分别为 65.5% 和 54.2%，其次是生殖健康、避孕与吸烟控制。户籍人口接受比例最低的几类健康教育分别是"结核病防治"（45.0%）、"职业病防治"（46.6%）和"慢性病防治"（49.3%），流动人口在该几项健康教育项目的接受率同样最低，接受比例均低于 35%。

2. 流动老人、受教育程度较低群体的健康教育获得情况较差

图 8-9 显示了不同特征流动与户籍人口健康教育获得情况。结合图 8-5 所反映的不同特征流动与户籍人口健康档案建立情况来看，各特征组在健康档案建立与健康教育获得方面表现出的流动人口与户籍人口差异情况较为相似。如在性别组中，两类人口中均表现为女性群体的健康档案建档率与健康教育接受情况好于男性群体，在受教育程度方面流动人口与户籍人口均表现出受教育程度越高、健康档案建立与健康教育接受情况越好的情况。整体而言，年龄偏大群体、农业户籍流动者及受教育程度较低的流动人口与户籍人口健康教育接受情况相对较差，本次调查中 60 岁以上的老年流动群体健康教育获得比例仅为 60.9%，表明有四成左右的老年人未能利用健康教育服务，这与流动老人健康保健意识薄弱，健康服务获取主动性较低有关。

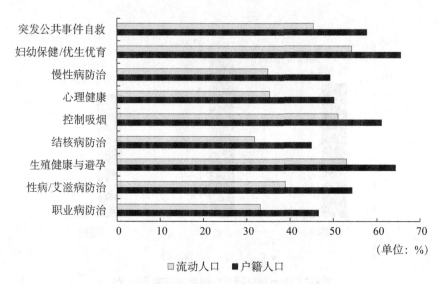

图 8-8　流动与户籍人口各项健康教育获得情况

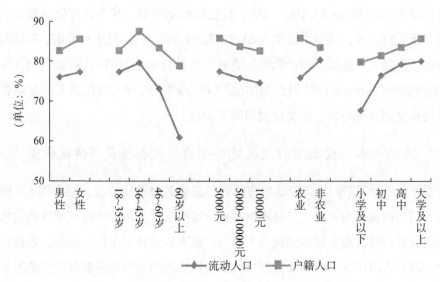

图 8-9　不同特征流动与户籍人口健康教育获得情况

3. 流动人口与户籍人口健康教育获得的区域不均等现象明显

从各项健康教育获得的区域比较来看，东部地区流动与户籍人口在各项健康
教育的获得上不具备比较优势。就不同区域流动与户籍人口健康教育获得的总体

情况而言，观察图8-10可知，中部地区健康教育获得的总体状况最好，流动与户籍人口中至少接受过一项健康教育的人数比例分别达到了83.4%与86.3%。相比之下，东部地区流动与户籍人口健康教育获得比例较低，尤其是流动人口在健康教育接受率方面与中部地区相差超过10个百分点。九项健康教育项目中，除生殖健康与避孕、妇幼保健外，其余健康教育项目均存在较明显的区域差异（见图8-11）。

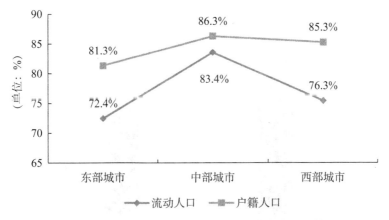

图8-10　各区域流动人口和户籍人口健康教育获得情况

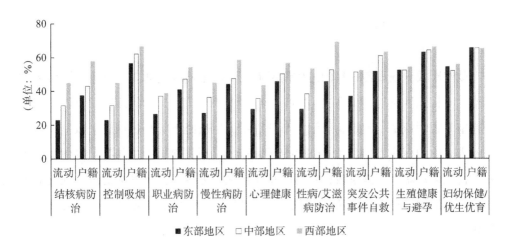

图8-11　各区域流动和户籍人口各项健康教育获得情况

从各地区流动与户籍人口健康教育获得的差异来看，中部地区健康教育获得比例相差最小，差距不到3%；相比之下，东部及西部地区两类人口健康教育获得比例差异明显，差距均在10%左右。

4. 流动人口健康教育获得情况的城乡差异显著

本次数据分析显示，流动人口健康教育获得情况的城乡差异显著，农村地区流动人口的健康教育服务工作仍需进一步加强。

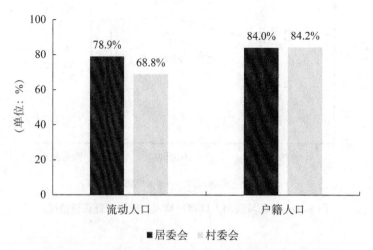

图 8-12　城市与农村地区流动与户籍人口健康教育获得情况

就健康教育获得各项目的总体情况而言，城市地区流动人口健康教育服务的获得比农村地区流动人口高出 10 个百分点（见图 8-12）。而在各项健康教育服务项目中，吸烟控制、慢性病防治、心理健康、生殖健康与避孕等健康教育项目在流动人口中均存在不同程度的城乡不均等现象（见图 8-13）。户籍人口中，城市和农村地区户籍人口健康教育获得的总体状况较为接近，至少接受过一项健康教育的人口比例均在 84% 左右，表明户籍人口已基本实现健康教育项目的城乡均等化。

5. 流动人口与户籍人口各项健康教育获得水平参差不齐

（1）部分行业流动人口与户籍人口职业病防治健康教育较为欠缺

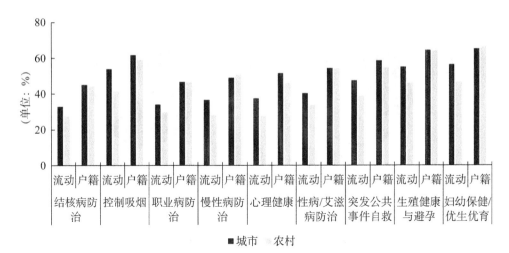

图 8-13　流动与户籍人口各项健康教育获得的城乡比较

尘肺病作为我国目前最主要的职业病（中央人民政府，2011），多见于从事矿山开采、机械制造、建筑等接触工业粉尘较多的行业职工。调查对象中，从事采矿业的流动人口在职业病防治健康教育的接受率整体较高，达到了 70.5%，户籍人口中这一比例为 68.2%。但从事建筑业的流动与户籍人口职业病防治健康教育接受率并不乐观，分别为 36.9% 和 45.2%。从事机械制造的流动与户籍职工的职业病防治健康教育也存在较大缺口，在流动和户籍人口中接受过职业病防治健康教育的职工比例为 36.8% 和 41.7%。

在不同单位性质方面，就职于国有、集体企业及机关、事业单位的流动与户籍人口职业病防治健康教育的获得比例相对较好，接受率均在 50% 左右。流动人口中个体工商户和私营企业人员的职业病防治健康教育接受比例较低，分别为 32.2% 和 34.8%，户籍人口中该两类行业人员接受率在 40% 左右。

（2）老年人、慢性病患者的慢性病防治健康教育水平有待提高

随着我国城市化和人口老龄化进程加快，慢性病患者需求日益多样化（Epping-Jordan，2005）。当前，我国慢性病防治健康教育水平仍有较大提升空间，超过一半（50.7%）的户籍人口未接受过慢性病防治的健康教育，流动人口中未接受过慢性病防治健康教育的比例超过六成（65.1%）。而在 60 岁以上的老年流动人口中，63.8% 的老人表示未接受过慢性病防治的健康教育（见图 8-14）。

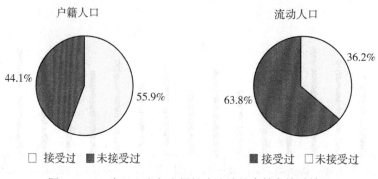

图 8-14　60 岁以上老年人慢性病防治健康教育接受情况

　　高血压、Ⅱ型糖尿病的慢性病患者群体在接受慢性病防治健康教育方面同样存在明显不足。户籍人口中有 44.6% 的高血压患者表示未接受过慢性病防治健康教育，在流动人口中这一比例则超过 60%。在患有Ⅱ型糖尿病的人群中，有 58.9% 的流动人口和 41.9% 的户籍人口表示未接受过慢性病防治健康教育（见图 8-15）。扩大我国慢性病防治健康教育覆盖面，尤其针对中高龄群体及慢性病患者开展重点教育，应是未来我国慢性病防治健康教育工作的重要实施方向（付晶，2017）。

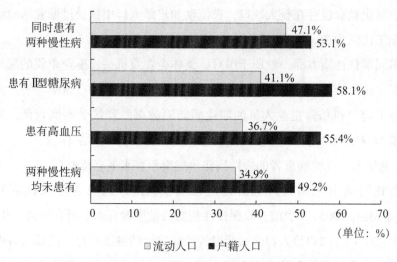

图 8-15　60 岁以上老年人慢性病防治健康教育接受情况

（3）与传染病相关的健康教育在户籍人口和流动人口中均存在明显不足

国家基本公共卫生服务所包含的 9 项健康教育中，结核病防治、性病/艾滋病防治 2 项均属于传染病。《2019 年我国卫生健康事业发展统计公报》（国家卫健委，2020a）数据显示，艾滋病、肺结核患者死亡人数分别位居我国甲、乙类传染病报告数的第一、二位。开展传染病健康教育、知识讲座等传染病防治活动，有利于群众提高自我保健水平和职业防护意识，进而降低传染病发病率（黄银安，2017）。但在本次调查中发现，与传染病相关的健康教育普及情况并不乐观。结核病防治健康教育在 9 项健康教育中的获得比例最低，仅有三成左右（31.8%）的流动人口接受过该项健康教育。在未建立健康档案的人群中，流动人口结核病防治健康教育接受率仅为 24.3%，在户籍人口中这一比例也只有 27.4%。在性病、艾滋病防治健康教育方面，户籍人口的接受率为 54.3%，流动人口中则存在超过六成（61.1%）的人口表示未接受过该项健康教育。

（4）流动与户籍人口妇幼保健健康教育项目开展较好，"三孩政策"为妇幼保健工作带来新的挑战

我国流动人口与户籍人口妇幼保健健康教育工作开展总体较好，54.2%的流动人口和 65.5%的户籍人口表示接受过该方面健康教育。在 18~50 岁的育龄期群体中，56.3%的流动人口和 67.3%的户籍人口接受过妇幼保健、优生优育的健康教育指导。

近年来，我国出生人口持续下降，适龄人群生育意愿大幅降低。为积极应对人口老龄化现状，中共中央政治局于 2021 年 5 月 31 日召开会议指出（黄匡时，2021），实施一对夫妻可以生育三个子女的政策及完善相关配套支持措施。"三孩政策"的实施意味着未来一段时间内我国出生人口数量和妇幼保健健康服务需求量将持续增加。在当前妇幼保健健康教育工作稳步开展的同时，基层工作人员应紧跟时代与政策的变化，主动为有意愿生育的家庭提供规范、及时的健康知识普及，以帮助育龄期家庭提早进行生育规划。

(三) 流动人口与户籍人口健康教育获得方式分析

从如图 8-16 所示流动人口与户籍人口健康教育服务的获得方式来看，纸质或影视化宣传资料是目前受众最广、居民最易得的宣传教育方式，接近九成的流

动人口和户籍人口可利用这一渠道获得健康教育服务。其次是通过宣传栏或电子显示屏的方式获得健康教育服务，通过此渠道获得健康教育的流动人口和户籍人口分别占75.4%和84.6%。此外，随着信息技术的发展，利用社区短信、微信、网站对户籍人口(58.3%)和流动人口(42.9%)开展健康教育的新型健康教育方式也发挥了一定作用。

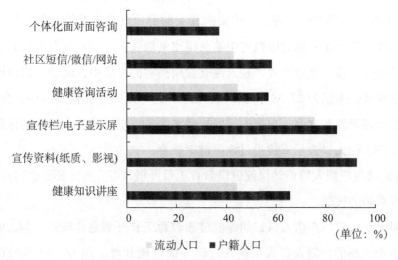

图 8-16 流动与户籍人口健康教育获得方式情况

对流动和户籍人口健康教育获得方式作进一步分析可知，流动与户籍人口健康教育获得方式呈现出多样化特征。接受过健康教育的流动人口与户籍人口中，大部分人群可利用多种渠道获得健康教育，其中六成左右的流动人口和接近八成的户籍人口可通过三种或三种以上渠道获得接受健康教育。流动人口中，有13.5%的人单纯通过一种渠道获得健康教育，在户籍人口中这一比例为6.4%(见图8-17)。

(四)流动人口与户籍人口基本公共卫生服务的影响因素分析

1. 流动人口与户籍人口健康档案建立的影响因素分析

表8-3中logistic回归的结果显示，在个体特征方面，不同户口类型、现居地

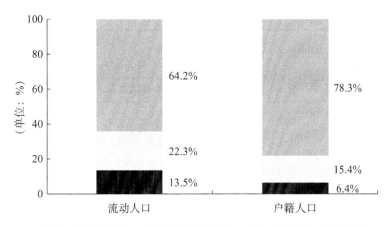

图 8-17　流动与户籍人口健康教育获得方式的不同特征

类型、所属地区以及是否参加医保与流动人口健康档案建立情况显著相关。对于不同户口类型的流动人口而言，非农业/居民流动人口健康档案建立的可能性为农业流动人口的 1.24 倍（$=e^{0.217}$）。农村地区（现居地类型＝村委会）流动人口相比城市地区流动人口健康档案建立的可能性较低（OR＝0.735＝$e^{-0.308}$）。参与医疗保险的流动人口群体相比未参保群体建立健康档案的比例约为 1.404 倍（$=e^{0.340}$）。而对户籍人口来说，除上述影响因素外，年龄、性别、收入、受教育程度也是影响户籍人口是否建立健康档案的重要因素。综合来看，女性、年龄偏大、现居于城市、具有较高受教育水平、有医疗保险的户籍人口建立健康档案的可能性更高，而非农业户口、收入偏高的户籍人口健康档案建档的可能性相对更低。

　　为了检验自变量的效应是否随人群的差异而变化，本报告对两类人口的系数进行了差异性检验（吴愈晓，2010）。表 8-4 中模型 3 结果表明，不同年龄、现居地类型、户口类型、受教育程度以及不同地区的人群在健康档案建立方面存在显著的户籍差异。此外，听说过国家基本公共卫生服务项目的流动与户籍人口建立健康档案的可能性分别是未听说过国家基本公共卫生项目的流动与户籍人口的 10.48 倍（$=e^{2.350}$）与 9.99（$=e^{2.301}$）倍，这在一定程度上反映出国家基本公共卫生服务项目宣传的重要性，下一步，应继续完善国家基本公共卫生服务项目的宣传工作，促使常住居民主动参与到健康管理的过程中来。

表 8-3　　　　　　　　　流动与户籍人口健康档案建立的 logistic 回归

变量	模型 1 (流动人口) 系数(标准误)	模型 2 (户籍人口) 系数(标准误)	模型 3 (差异检验①) 系数(标准误)
性别(参照组：男性)			
女性	0.092(0.048)	0.152(0.047)**	−0.070(0.063)
年龄	0.003(0.003)	0.024(0.003)***	−0.021(0.003)***
现居地类型(参照组：居委会)			
村委会	−0.308(0.061)***	0.170(0.067)*	−0.500(0.078)***
户口类型(参照组：农业)			
非农业/居民	0.217(0.063)**	−0.428(0.065)***	0.629(0.085)***
受教育程度(参照组：小学及以下)			
初中	−0.147(0.081)	0.359(0.144)*	−0.541(0.148)***
高中	−0.073(0.089)	0.521(0.145)***	−0.631(0.150)***
大学及以上	−0.137(0.099)	0.646(0.146)***	−0.823(0.155)***
个人月收入(参照组：5000 元以下)			
5000~10000 元	−0.059(0.061)	−0.204(0.064)**	0.142(0.088)
10000 元以上	−0.144(0.137)	−0.450(0.151)**	0.301(0.204)
是否有医疗保险(参照组：没有)			
有	0.340(0.099)**	0.474(0.136)***	−0.167(0.154)
是否听说过基本公共卫生服务项目(参照组：未听说过)			
听说过	2.350(0.069)***	2.301(0.055)***	0.041(0.087)
所属地区(参照组：东部)			
中部	0.081(0.055)	0.086(0.056)	−0.010(0.078)
西部	0.148(0.059)*	−0.121(0.056)*	0.262(0.080)**

注：$*p<0.05$，$**p<0.01$，$***p<0.001$

——————

① 具体的建模方法是将两类人口的数据合并起来，生成一个身份的虚拟变量(流动人口 = 1，户籍人口 = 0)，然后将所有其它自变量与这个身份变量做交互项，运行一个完全的交互模型。

2. 流动人口与户籍人口健康教育获得的影响因素分析

在控制了相关因素后，表 7-5 中 logistic 回归结果显示，年龄、现居地、户口类型、受教育程度、所属地区、参加医保状况以及对基本公共卫生服务的知晓情况是影响流动人口健康教育获得的影响因素。年轻流动者健康教育获得的可能性更高，这与前述分析中老年流动人口健康教育获得比例较低的情况较为一致。从整体来看，现居于城市、非农户口、受教育程度较高、参与医保、知晓国家基本公共卫生服务项目的流动人口健康教育获得可能性更高。对户籍人口而言，性别、所属地区、是否参与医保、是否知晓国家基本公共卫生项目是影响其健康教育获得的影响因素。女性户籍人口相比男性户籍人口，健康教育获得的可能性为1.20 倍($=e^{0.179}$)。参与医疗保险的户籍人口获得健康教育服务的可能性为未参与医疗保险户籍人口的 1.48 倍($=e^{0.395}$)。

与表 8-3 中结果类似，研究发现不同年龄、现居地类型、户口类型、受教育程度以及不同地区的人群在健康教育获得方面同样存在显著的户籍差异(见表 8-4)。值得一提的是，流动人口、户籍人口健康档案是否建立与健康教育获得密切相关，建立健康档案的流动与户籍人口获得健康教育的可能性分别为未建立健康档案群体的 2.70 倍($=e^{0.995}$)和 2.71($=e^{1.000}$)倍。健康档案建立情况与健康教育获得情况密切相关，可能是因为居民在建立健康档案的同时，亦从社区卫生服务中心或其他基层机构接触了有关基本公共卫生服务的信息，从而有更大的概率在机构主导下接受其他健康服务。

表 8-4　　　　　　**流动与户籍人口健康教育获得的 logistic 回归**

变量	模型 1 (流动人口) 系数(标准误)	模型 2 (户籍人口) 系数(标准误)	模型 3 (差异检验) 系数(标准误)
性别(参照组：男性)			
女性	0.042(0.052)	0.179(0.062)**	−0.084(0.077)
年龄	−0.011(0.003)***	0.005(0.004)	−0.012(0.004)**

续表

变量	模型 1 （流动人口） 系数（标准误）	模型 2 （户籍人口） 系数（标准误）	模型 3 （差异检验） 系数（标准误）
现居地类型（参照组：居委会）			
村委会	−0.242（0.058）***	0.107（0.087）	−0.237（0.089）**
户口类型（参照组：农业）			
非农业/居民	0.227（0.075）**	−0.109（0.086）	0.429（0.105）***
受教育程度（参照组：小学及以下）			
初中	0.251（0.080）**	−0.161（0.179）	0.594（0.178）**
高中	0.241（0.091）**	0.037（0.183）	0.408（0.181）*
大学及以上	0.162（0.104）	0.197（0.185）	0.175（0.188）
个人月收入（参照组：5000 元以下）			
5000~10000 元	−0.092（0.065）	−0.077（0.082）	0.000（0.105）
10000 元以上	−0.101（0.137）	0.082（0.190）	−0.163（0.234）
是否有医疗保险（参照组：没有）			
有	0.213（0.090）*	0.395（0.146）**	−0.065（0.163）
是否听说过基本公共卫生服务项目（参照组：未听说过）			
听说过	1.139（0.053）***	1.337（0.065）***	−0.193（0.084）*
所属地区（参照组：东部）			
中部	0.617（0.063）***	0.517（0.075）***	0.124（0.097）
西部	0.214（0.063）**	0.488（0.076）***	−0.237（0.097）*
健康档案是否建立（参照组：未建立）			
已建立	0.995（0.073）***	1.000（0.068）***	−0.006（0.1）

注：$*p<0.05$，$**p<0.01$，$***p<0.001$

三、流动人口与户籍人口基本公共卫生服务
均等化的现存问题

(一)国家基本公共卫生服务项目的利用水平存在显著的户籍差异

目前,国家基本公共卫生服务项目的利用水平仍存在显著的户籍差异。在基本公共卫生服务项目的宣传普及方面,四成左右(36.7%)的流动人口未听说过国家基本公共卫生服务项目,而在户籍人口中,知晓率可达到七成;在项目的实际落实方面,流动人口健康档案建档率与健康教育覆盖率和户籍人口相比均普遍偏低,尤其是流动人口健康档案建档率仅为三成左右,尚有大量流动人口未能获得及时有效的健康档案建立服务,不利于其健康素养与健康水平的提升。

(二)健康教育服务项目未能有效惠及目标群体

研究表明,农民工流动人口更易面临工作环境恶劣、工作时间长和生活条件差的问题,在务工过程中容易因职业病和工伤造成健康受损(郭静,2014)。流动人口健康意识相对薄弱、健康素养较低等因素也加剧了其患传染病、职业病以及产生心理健康问题的风险(付晶,2017)。前述分析显示,流动人口在职业病防治、传染病防治、心理健康等项目的健康教育接受比例仅在35%左右,远低于户籍人口50%的接受率,这表明仍有大部分流动人口未能接受到需要的健康教育。此外,本次调查中农村地区流动人口、流动老人、文化程度较低的流动群体对基本公共卫生服务项目利用程度较低,表明国家基本公共卫生服务项目在实施过程中存在人群覆盖范围不广、政策力度不足的问题。在本次调查中,超过六成(63.8%)的老年流动人口和一半左右的患高血压或糖尿病的流动人口未能享受到慢性病防治方面的健康教育服务,部分行业流动与户籍人口亦存在职业病防治健康教育覆盖不到的问题。

(三)流动人口与户籍人口基本公共卫生服务利用的区域不均等现象显著

研究结果显示,东部及西部地区流动人口在基本公共卫生服务项目的利用方

面，尤其是健康教育获得情况上与户籍人口存在一定差距。东部地区较高的经济发展水平与丰富的就业机会吸引了大量劳动力流入该地区，而流动人口基数较大、流动性强的特点导致了基本公共卫生资源供给的紧张，也使得城市健康管理的压力增大，国家基本公共卫生服务项目的全面覆盖也因此受到一定限制；另一方面，也可能与东部地区流动人口社会经济地位相对较高，更容易找到基本公共卫生服务项目的替代品有关。而对于西部地区而言，社会宣传力度不足、基层管理规范不强、公共卫生服务基础建设不完善、流动人口的主动参与性不高等因素可能是制约流动与户籍人口实现基本公共卫生服务利用均等化的症结所在。

(四)健康教育与健康促进形式的创新性不足

目前针对流动和户籍人口的健康教育与健康促进主要以传统方式为主，包括宣传栏海报、发放宣传资料、影视化材料等方式，新型媒体及网络平台的宣传力量未能充分发挥。相比于流动人口，户籍人口居住范围更加稳定，便于利用传统方式接受健康教育服务。而流动人口多以青壮年为主，该类群体多借助微博、微信等互联网平台获取信息以及互动交流，手机已经成为他们获取资讯的主要工具（薛莉萍，2017）。缺乏灵活多样的网络宣传方式、固化的传统教育方式难以满足流动人口需求，不利于健康教育服务取得良好效果。

四、基本公共卫生服务利用存在差异的原因分析

(一)国家基本公共卫生服务均等化相关政策对流动人口指向性不明确

目前，虽然大量的流动人口被统计为城镇常住人口，但部分政策对流动人口强调不够，指向性不够明确。在国家和地方出台的多项政策中，常常用"常住人口"来包含"流动人口"，比如《国家基本公共卫生服务规范(第三版)》中指出将建立居民健康档案、健康教育的服务对象设定为常住人口，但按照相关部门的统计口径，常住人口中包含的流动人口是指在流入地居住半年以上的非户籍人口，这意味着在涉及常住人口的这类政策未将居住半年以下的流动人口包含在内。此

外, 有些政策中将涉及的服务对象用"服务人口"或"辖区居民"等词表述, 未能明确提出是否包含流动人口。

(二) 基本公共卫生服务均等化的具体落实与实施难度较大

随着市场经济活跃度的不断提升, 就业岗位不断增多, 流动人口由于择业而产生的流动性明显增加, 越来越多的务工者随着市场变化频繁迁移流动。人口流动速度的加快、流动范围的扩大加大了基层卫生机构健康管理工作的难度, 尤其在对流动性较强的流动人口进行健康追溯时难度较大。此外, 部分流动人口工作、居住集中在城市基本公共卫生服务的边缘区与薄弱区, 配套基层卫生机构较少, 基本公共卫生服务难以惠及该部分流动人口。

(三) 流动人口对国家基本公共卫生服务项目的主动参与性不高

一方面, 相较于户籍人口, 流动人口文化层次较低, 健康意识相对薄弱, 对于政府所提供的一系列基本公共卫生服务了解甚少, 难以积极参与配合。另一方面, 流动人口主动意识缺乏, 相当一部分比例的人不主动到管理机构登记, 加上各地、各部门之间存在协作机制不完善、信息系统建设滞后、兼容性缺乏等问题, 流入地和流出地人员信息衔接不到位, 导致流动人口难以获得连续性服务。

五、促进基本公共卫生服务均等化的对策建议

(一) 完善基本公共卫生服务的财政供给机制

规模适宜、足额配给到位的财政资金是顺利开展基本公共卫生服务项目、实现服务均等化的重要物质保障。各级政府应逐步改变目前仅根据户籍人口拨付资金的财政政策, 探索按实际服务人口拨付资金的管理制度。在资金配置过程中, 应注意根据各地区人口比例调节配置, 为流动人口规模大、占比高、服务成本高的地区提供更多的财政扶持。而对于经济较为落后地区, 政府可设置专款经费加强基层服务设施建设, 帮助其尽快提高基层服务的硬件水平。

(二)畅通流动人口诉求通道,提升流动人口接受基本公共卫生服务积极性

流动人口的迁移以"经济驱动型"为主导,因此对基本公共卫生服务的认识不足,主动向公共服务部门提出自身诉求的意愿不高。政府公共服务部门应转变服务观念,摒弃以往"闭门不出,等待上门"的理念,应该积极深入社区,主动了解户籍与流动人口实际需求;或是可采取与用人单位、社区、村委联合的方式,扩大信息沟通渠道,形成有效可行的基本公共卫生服务诉求表达途径。另一方面,基层卫生服务机构应加大对健康教育、健康档案管理等免费或优惠政策的宣传力度,逐步提高居民对相关政策和服务的知晓率,促进户籍与流动人口主动参与基本公共卫生服务项目的积极性。

(三)加强信息协作机制建设,健全基本公共卫生服务资源合作体系

基层卫生服务机构应主动开展外沿服务,加强与社会各方的合作,将健康教育融入职业教育、岗前培训中,增强多元联动效应,真正发挥基层健康服务的作用和效果。在形式上,应突破宣传栏、宣传资料等传统方式,充分挖掘互联网和新媒体的潜力,积极运用新媒体(如成立微信/QQ群组、微信公众平台、抖音、微博等)途径开展健康教育。另一方面,完善两类人口健康档案建设管理制度,及时准确登记流动人口,对其开展追踪服务,尤其在人口密度大、人员流动性强的东部地区,更应加强信息系统网络建设,协调推进流动人口健康服务的动态追踪(王璐瑶,2021)。

(四)提高健康教育服务的精度与广度,努力实现全民健康素养水平稳步提升

国家基本公共卫生健康教育工作应着重针对目前接受率较低、且各类居民实际需要的项目,如慢性病、结核病、职业病防治等健康教育,增强健康教育的覆盖面和可及性,真正做到"给人民所需",促进基本公共卫生服务项目的健康受益落到实处。在普遍开展健康宣传倡导活动的同时,还需要根据不同人群的差异

化特点及需求，有重点、有针对性的开展健康促进活动。如针对流动人口，应重点关注文化程度和收入水平较低、流动范围大、流入时间短的群体；而针对高龄人群和慢性病患者，应采取慢性病防治健康教育和定期体检相结合的干预策略，在引导居民养成健康的生活方式的同时提升健康素养。

第九章 二孩政策背景下流动育龄妇女
避孕行为分析

从 20 世纪 70 年代开始的"全面一孩"政策，到 2013 年底的"单独二孩"政策，再到 2016 年初的"全面二孩"政策和 2021 年 5 月 31 日实施的"全面三孩"政策，国家通过不断改革生育政策来调整人口生育情况、保持人口稳定发展。生育政策的影响首先体现在育龄女性的避孕行为上，通过影响其避孕行为而带来生育结果和女性生殖健康情况的改变，因此对育龄妇女避孕行为变化的深入探究可以洞察人口生育的变化(王志理，2019)。我国流动育龄女性占流动人口的比重较高，是《"健康中国 2030"规划纲要》特别提及的性教育和生殖健康问题重点关注的人群，但作为流动者又面临社会经济地位低、健康资源匮乏、避孕行为不当等诸多不利于生殖健康的风险因素。已有分析指出，流动育龄妇女的避孕行为受个体特征、流动特征、家庭特征及宏观社会因素的影响，同时这些因素的影响也可能随着国家人口生育政策的变化而变化(丁志宏，2018；金梦华，2019)。鉴于此，本章拟通过分析"全面二孩"政策前后流动育龄女性避孕行为的变化以及各类因素对避孕行为的影响效应，以期为国家卫生计生工作提供事实依据和政策建议。

一、流动育龄妇女避孕行为的基本特征

本章使用 2015 年和 2018 年全国流动人口卫生计生动态监测调查中关于湖北省流动人口的数据，从中选取 15～49 岁的育龄女性信息进行对比分析，其中 2015 年样本量为 4528 人，2018 年样本量为 3366 人。湖北省流动育龄妇女的主体民族为汉族(94.8%)和土家族(3.8%)。流动育龄妇女的受教育程度以初中、高中和中专为主。与 2015 年相比，2018 年初中学历的妇女占比略有下降，小学、

高中、中专、大专、本科和研究生的比例均有所上升，整体的受教育水平呈上升趋势。流动育龄妇女整体的婚姻状况以初婚为主，初婚的比例超过80%，2015年流动育龄妇女当中未婚和初婚所占比例分别为15.3%和82.3%，2018年流动育龄妇女未婚和初婚的比例分别为10.7%和84.0%。相较于2015年，2018年未婚的比例有所下降，初婚的比例有小幅上升，再婚、离婚、丧偶和未婚同居的比例均较小。湖北省的流动育龄妇女主要从事经商、餐饮等各种服务业、建筑行业和运输业，所从事的工作对学历和专业技能的要求较低。总体来看，流动育龄妇女职业选择的构成呈现出多元化的特点。

由图9-1可知，在2015年和2018年，使用避孕方法的妇女均占比较高，分别为88.6%和83.1%。和2015年的情况相比，2018年使用避孕方法的妇女比例有所下降，与之对应，未避孕的妇女比例略有上升。妇女的避孕选择与其生育意愿密切相关，生育政策的改变也会促使妇女重新考虑自己的生育计划。随着2016年我国二孩政策的推行，育龄妇女的生育意愿有所上升，这些妇女会选择生育或进行相关的备孕工作，这会给流入地的生殖健康体系造成一定负担，所以需要有关部门采取相应措施，为流动育龄妇女提供妥善生殖健康和保健服务，从而减少意外怀孕、不良妊娠和相关的疾病风险与负担。

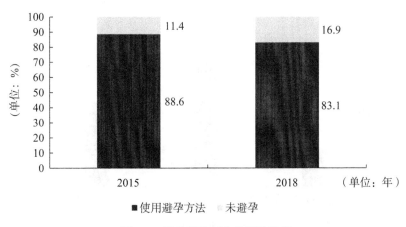

图9-1　流动育龄妇女的避孕选择

本章所涉及的避孕方法主要分为三类：长效不可逆避孕方法、长效可逆避孕方法和短效避孕方法。其中长效不可逆避孕方法包括男性绝育和女性绝育，以女性绝育为主；长效可逆避孕方法包括宫内节育器和皮下埋植，以使用宫内绝育器为主；短效避孕方法包括避孕针、口服避孕药、避孕套、外用避孕药、安全期避孕和体外射精等，以避孕套为主。

由图9-2可知，2015年流动育龄妇女使用上述三类避孕方法的占比分别为15.7%、50%和34.3%；而2018年使用这三类避孕方法的比重分别为12.6%、34.6%和52.8%。与2015年相比，2018年进行绝育和使用宫内节育器等长效避孕方法的妇女减少，而使用避孕套等短效避孕方法的妇女所占比例大幅增加。"全面二孩"政策实施之后，部分妇女的生育意愿增强，导致选择长效避孕方法的妇女数量减少，短效且方便获取的避孕套成为流动育龄妇女的新选择。在采取避孕措施的已婚育龄妇女中，宫内节育器的使用率在相当长一段时间内保持在50%左右，尽管从2018年流动育龄妇女的数据来看，使用宫内节育器等长效可逆避孕方法的妇女比例有所减少，但占比也在三成以上。造成2018年数据变化的原因在于妇女在使用宫内节育器后出现的不良反应比较常见，宫内节育器的材质多为金属、塑料和橡胶等化工产品，理化性质复杂，容易给妇女的子宫等性器官造成伤害，可能会导致子宫穿孔、宫外孕和器官纤维化等急慢性病变，给使用者的身心健康造成各种不良影响(邹艳辉，2018)，所以使用这种避孕方法的妇女

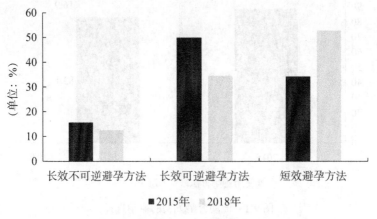

图9-2 流动育龄妇女的避孕方法选择

逐渐减少。而避孕套在各大商店、超市和药店均有销售，在流出地和流入地均可获取，而且使用方法简单，避孕效果较好，使用更加灵活，对女性身体也不存在明显副作用，因此受到了广大有性需求但又要防止意外妊娠的流动育龄妇女的推崇。整体来看，现如今年轻人更倾向于使用避孕套等短效避孕措施，流动育龄妇女的避孕方式选择也呈现出与之对应的发展趋势变化。

二、流动育龄妇女避孕行为的影响因素分析

流动育龄妇女是流动人口的重要组成部分，其避孕选择和生育行为受到多方面因素的影响。由表 9-1 可知，从 2015 年和 2018 年数据的内部差异来看，两年的数据均显示，与少数民族相比，汉族妇女更偏向于使用避孕方法，并且汉族妇女中选择长效不可逆避孕方法和长效可逆避孕方法的人群占比较少，而对避孕套等短效避孕方法的可接受度较高。而且，为了自身发展的需要，现在很多流动育龄已婚妇女也会进行避孕，从而减少意外怀孕给生活和工作造成的负担和不便。相对初婚妇女来说，再婚妇女会更多地选择不避孕，这与其生育意愿有关，再婚妇女希望与新伴侣结成新的家庭并生育子女，因为子女作为爱情和婚姻的结晶，有利于新家庭的和谐和婚姻的长久，从而提高其生活幸福感和满意度。另外，妇女的避孕行为也与其自身身体素质有关。2018 年的结果显示，随着女性年龄增长，妇女的身体机能减弱，性功能和生育功能逐渐衰退，生育意愿降低，采取避孕措施的妇女逐渐增加。妇女的避孕行为也与其受教育程度有关，受教育程度较高的妇女中使用避孕方法的人群相对较少，2015 年和 2018 年的数据均显示，文化程度较高、经济条件较好的女性会有更高的生育意愿。除此之外，流动育龄妇女的避孕行为还与其流动时间、居留意愿和生育子女数有关，更早流动的妇女使用避孕方法的比例更高，这部分妇女可能在从流出地流出之前就已经生育子女，从而采取了避孕措施。随着生育子女数的增加，其使用避孕方法的比例呈现出显著上升的趋势。2018 年的数据显示，生育过 1 个子女（80.16%）的妇女使用避孕方法的比重比未生育过子女（31.67%）的高出近五十个百分点，生育过 2 个及以上子女（89.70%）的妇女采取避孕措施的比例更高。

　　从2015年和2018年数据的纵向变化比较情况来看，从年龄层面来看，15~25岁、26~35岁和36~49岁三个年龄段的流动育龄妇女采取避孕措施的比例均呈下降趋势，且15~25岁年龄段的妇女中采取避孕措施的比例要显著低于26~35岁和36~49岁年龄段的妇女。从受教育程度来看，与2015年相比，2018年小学及以下和初中受教育程度的流动育龄妇女中使用避孕方法的比例均有所下降，而高中/中专和大专及以上文化水平的妇女中进行避孕的比例分别从63.87%和50.35%上升至73.52%和57.12%，但即便如此，高中/中专和大专及以上文凭的妇女中采取避孕措施的人群占比还是明显低于小学及以下和初中文凭的妇女所占比例。从不同民族妇女采取避孕措施的情况来看，汉族妇女和少数民族妇女使用避孕方法的比例都有小幅下降。初婚妇女采取避孕措施的比例有小幅下降，而再婚妇女进行避孕的比例下降明显，从85.00%降至73.97%。从流动范围来看，与2015年相比，2018年跨省流动妇女的避孕比例有小幅上升，而省内跨市和市内跨县妇女的避孕比例均有所下降。本研究将流动育龄妇女的流动时间分为三类，从结果来看，2年及以下、3~5年和5年以上三组妇女使用避孕方法的比例均有所下降。从居留意愿来看，有不同居留意愿的妇女使用避孕措施的比例均呈下降趋势。从生育经历来看，未生育过子女的妇女采取避孕措施的比例从18.72%升至31.67%，而生育过1个子女和生育过2个及以上子女的妇女进行避孕的比例分别从88.97%和92.35%下降至80.16%和89.70%。综上所述，"全面二孩"政策实施以后，流动育龄妇女使用避孕方法的人群占比呈现明显的下降趋势。

表9-1　　　　　　不同特征流动育龄妇女避孕行为差异

变量		2015年				2018年			
		N	使用避孕方法	χ^2	p	N	使用避孕方法	χ^2	p
年龄	15~25	1080	38.3%	91.809	0.016	456	34.9%	51.942	<0.001
	26~35	1976	79.5%			1680	74.8%		
	36~49	1472	89.5%			1230	83.2%		
受教育程度	小学及以下	415	86.0%	29.497	0.083	387	79.1%	25.067	<0.001
	初中	2435	80.1%			1424	77.7%		

续表

变量		2015 年				2018 年			
		N	使用避孕方法	χ^2	p	N	使用避孕方法	χ^2	p
	高中/中专	1110	63.9%			846	73.5%		
	大专及以上	568	50.4%			709	57.1%		
民族	汉族	4380	73.1%	2.397	0.025	3191	72.8%	5.306	0.021
	少数民族	148	67.6%			175	66.3%		
婚姻状况	初婚	3728	87.7%	0.259	0.008	2829	83.6%	14.518	0.001
	再婚	40	85.0%			73	74.0%		
流动范围	跨省	2439	66.9%	96.865	0.145	1733	69.0%	4.084	0.13
	省内跨市	999	80.3%			819	77.9%		
	市内跨县	1090	79.6%			814	74.5%		
流动时间	2 年及以下	1935	65.5%	95.824	0.144	1124	63.8%	15.849	<0.001
	3~5 年	1336	77.2%			872	72.7%		
	5 年以上	1257	79.8%			1370	79.4%		
居留意愿	打算	2513	77.8%	66.835	0.121	2947	73.6%	8.948	0.011
	不打算	600	66.5%			43	51.2%		
	没想好	1415	67.1%			376	66.2%		
生育子女数	0	219	18.7%	1222.967	0.492	180	31.7%	356.305	<0.001
	1	2349	88.9%			1613	80.2%		
	2 个及以上	1268	92.4%			1214	89.7%		

注：$p < 0.05$ 时认为有统计学意义。

表 9-2 对 2015 年和 2018 年的数据进行二项 Logistic 回归分析。结果显示，在 2015 年，与年龄为 15~25 岁的妇女相比，36~49 岁的妇女更偏向于使用避孕器具（OR = 0.588）。与跨省流动的妇女相比，省内跨市（OR = 0.541）和市内跨县（OR = 0.660）流动的妇女进行避孕的意向增强。与未生育过的妇女相比，生育过一孩或更多子女的妇女生育意愿较低，会更多地选择采取避孕措施。而在 2018 年，与初婚妇女相比，再婚妇女（OR = 2.593）中采取避孕措施的人群所占比重较低。与有城市居留意愿的妇女相比，无居留意愿的妇女（OR = 3.181）更偏向于不

避孕，留于城市中的妇女会有更加远大的职业规划，所以会暂时把生育之事延后。值得一提的是，与 2015 年相比，2018 年妇女的流动范围和流动时间对她们的避孕选择不再产生显著影响，原因在于随着我国城镇化水平和流动人口社会融合程度的提高，流动育龄妇女的避孕行为逐渐与流入地城市居民的避孕行为趋同，流动育龄妇女的属地化和市民化水平有所提高。总体来看，2015 年和 2018 年的结果显示，两年在不同年龄、受教育程度、婚姻状况、流动范围、流动时间上均无显著差异，而在居留意愿和生育子女数上差异较为显著。

表 9-2　　　　　流动育龄妇女是否避孕影响因素二项 Logistic 回归

变量	2015 年		2018 年		差异检验	
	p	OR	p	OR	p	OR
年龄(参照组：15-25)	0.028		0.007		0.856	
26~35	0.123	0.775	0.414	0.859	0.877	1.051
36~49	0.008	0.588	0.012	0.592	0.691	0.923
受教育程度(参照组：小学及以下)	0.341		0.005		0.086	
初中	0.288	0.794	0.053	0.708	0.854	0.936
高中/中专	0.658	0.898	0.001	0.496	0.889	1.038
大专及以上	0.120	0.637	0.014	0.588	0.072	1.665
民族(汉族)	0.243	1.422	0.065	1.487	0.906	1.044
婚姻状况(参照组：初婚)	0.963	1.028	0.001	2.593	0.101	0.398
流动范围(参照组：跨省)	<0.001		0.393		0.054	
省内跨市	<0.001	0.541	0.174	0.834	0.066	1.452
市内跨县	0.007	0.660	0.761	0.961	0.805	0.94
流动时间(参照组：2 年及以下)	0.032		0.957		0.094	
3~5 年	0.156	0.814	0.803	1.035	0.031	1.587
5 年以上	0.010	0.649	0.791	1.036	0.299	1.261
居留意愿(参照组：打算)	0.761		0.008		0.009	
不打算	0.511	0.880	0.002	3.181	0.975	0.993
没想好	0.601	0.929	0.648	0.919	0.004	0.269

续表

变量	2015 年		2018 年		差异检验	
	p	OR	p	OR	p	OR
生育子女数(参照组：0 个)	<0.001		<0.001		<0.001	
1 个	<0.001	0.027	<0.001	0.103	0.015	2.177
2 个及以上	<0.001	0.020	<0.001	0.045	0.004	0.566
常数	<0.001	8.174	<0.001	4.065	<0.001	0.055

注：$p<0.05$ 时认为有统计学意义。

由表 9-3 可知，流动育龄妇女的生育情况、婚姻状况、受教育程度、年龄、民族和流动范围是影响其选择不同避孕方法的重要因素。2018 年的多项 Logistic 回归结果显示，相较于有过生育经历的女性，未生育过子女的女性更偏向于选择短效避孕方法。在 2015 年，与使用短效避孕方法的流动育龄妇女相比，使用长效不可逆避孕方法的流动育龄妇女更多是初婚妇女。与使用短效避孕方法的流动育龄妇女相比，使用长效不可逆避孕方法的妇女多为初中及以下文凭，并且随着受教育程度的提高，妇女更偏向于使用短效避孕方法。在 2018 年，与少数民族妇女相比，以选择短效避孕方法为对照，汉族的妇女更多选择长效可逆避孕方法。2018 年的结果与 2015 年类似，以使用短效避孕方法为对照，随着受教育程度的提高，妇女更多会去使用短效避孕方法，原因是这样更具灵活性，方便日后进行生育。

表 9-3 　　　　　　　流动育龄妇女避孕方式影响因素多项 Logistic 回归

变量		2015 年		2018 年	
		p	OR	p	OR
长效不可逆避孕方法	截距	0.021		0.005	
	生育子女数(参照组：0 个)	0.588	1.091	0.078	0.111
	1 个	0.068	1.536	0.001	0.029
	2 个及以上				

续表

变量		2015 年		2018 年	
		p	OR	*p*	OR
	流动时间(参照组：2 年及以下)	0.418	1.152	0.425	1.171
	3~5 年	0.250	1.224	0.315	0.809
	5 年及以上				
	婚姻状况(参照组：初婚)	0.011	5.314	0.355	3.857
	再婚				
	受教育程度(参照组：小学及以下)	<0.001	9.990	<0.001	56.619
	初中	<0.001	4.459	<0.001	21.125
	高中/中专	0.144	1.897	0.003	6.613
	大专及以上				
	年龄(参照组：15~25)	<0.001	0.030	0.998	<0.001
	26~35	<0.001	0.111	<0.001	0.150
	36~49				
	民族(参照组：汉族)	0.027	2.812	0.033	3.403
	少数民族				
	流动范围(参照组：跨省)	0.011	0.642	0.685	1.086
	省内跨市	0.051	0.677	0.501	0.858
	市内跨县				
	居留意愿(参照组：打算)	0.588	1.091	0.980	1.006
	不打算	0.068	1.536	0.184	2.925
	没想好				
长效可逆避孕方法	截距	0.953		0.055	
	生育子女数(参照组：0 个)	<0.001	0.057	0.008	0.139
	1 个	0.017	0.785	0.001	0.713
	2 个及以上				
	流动时间(参照组：2 年及以下)	0.076	0.819	0.581	0.935
	3~5 年	0.447	1.091	0.365	0.894

续表

变量	2015 年		2018 年	
	p	OR	p	OR
5 年及以上				
婚姻状况（参照组：初婚）	0.293	1.555	0.171	3.379
再婚				
受教育程度（参照组：小学及以下）	<0.001	5.376	<0.001	10.544
初中	<0.001	4.373	<0.001	5.592
高中/中专	<0.001	3.404	<0.001	3.608
大专及以上				
年龄（参照组：15~25）	<0.001	0.202	<0.001	0.140
26~35	<0.001	0.378	<0.001	0.401
36~49				
民族（参照组：汉族）	0.656	1.111	0.417	0.833
少数民族				
流动范围（参照组：跨省）	<0.001	0.556	0.780	0.967
省内跨市	<0.001	0.623	0.002	0.652
市内跨县				
居留意愿（参照组：打算）	0.940	0.993	0.735	0.946
不打算	0.019	1.400	0.416	1.546
没想好				

注：$p < 0.05$ 时认为有统计学意义，因变量以短效避孕方法为参照。

三、流动育龄妇女生殖健康和避孕服务管理

近些年来，随着国家对流动人口生殖健康和避孕服务的重视，流动育龄妇女的避孕服务水平得到了显著提升。但是从以上分析结果可以看出，我国在生殖健康和避孕服务及管理方面仍存在许多问题，具体表现在以下几方面。

（一）流动人口与户籍人口间制度壁垒犹存，针对流动育龄妇女的生殖健康和避孕服务亟待完善

自 2009 年 10 月 1 日起，《流动人口计划生育工作条例》正式颁布并实施，从而在保障流动人口在居住地的生殖健康合法权益、引导流动人口履行计划生育义务等方面发挥了正向的促进作用。2017 年，原国家卫生计生委制定规划指出，要实现人人享有基本公共卫生服务和计划生育优质服务，加速流动人口市民化和社会融合进程。

随着众多相关政策文件的颁布实施和我国新型城镇化水平的提高，流动育龄妇女的生殖健康和避孕服务水平与之前相比有了明显提升，但也仍旧存在一些问题，流动人口与户籍人口间的制度壁垒犹存（田昌伟，2020）。首先，全社会尚未真正树立理解尊重流动人口的意识，尊重流动人口合法权益的观念还不够深入人心。就生殖健康和避孕服务工作而言，流动人口难能享受与户籍人口同等的市民化待遇，致使流动育龄妇女的生殖健康和避孕需求得不到充分满足，无法实现流动妇女合法权益的应有保障。其次，流入地片面强调管理，忽视以人为本，为民服务，避孕节育器具的发放工作不到位，没有实现针对流动人口全覆盖的目标。最后，由于法律法规和体制机制的不完善，使得流动育龄妇女更容易获得非法的生殖健康服务，从而增加由此带来的健康风险。

（二）"全面二孩"政策落地促使妇女生育意愿上升，流入地政府财政和生殖健康服务体系的负担增加

流动育龄妇女的计划生育服务及管理也面临许多现实的问题和挑战。根据上文数据可知，随着国家生育政策的逐步放开，流动育龄妇女中采取避孕措施的人群减少，采取避孕措施的妇女也多选择避孕套等短效避孕措施，妇女的生育意愿增强。《中国卫生和计划生育统计年鉴》的数据表明，自 2016 年初"全面二孩"政策开放后，男性和女性节育手术例数均大幅下降，达十年来最低值，这将导致当地生殖健康服务和管理体系的工作负担加重，对于生殖健康和避孕服务投入的基层卫生费用的投入也需相应增加。

此外，在部分流动育龄妇女的流入地，基层公共卫生服务机构设备落后及专业人才短缺，也在一定程度上制约了基层卫生服务水平的提高。由于薪资福利待遇较低等问题的存在，基层公共卫生服务人员在逐年减少，专业人员引进方面也存在困难，而现有的部分基层公共卫生服务人员并非具备专业背景，"医卫"之间的距离依然较大，"重医轻防"的问题根深蒂固。在这种情况下，现有的服务水平难以满足对于逐年增加的流动人口的健康管理，而流动育龄妇女生育意愿的增强和新生儿的增多势必会增加当地生殖健康服务体系的负担。

(三)流动育龄妇女薪资水平不高，工作家庭难以兼顾，导致其生育意愿下降

在二孩政策时期，社会经济地位成为影响人们生育二孩的关键因素，人们已经走出以往"越生越穷、越穷越生"的生育悖论，社会经济地位越高的人群更倾向于多生孩子，妇女的生育行为更趋理性化。根据前面的数据结果可知，流动育龄妇女整体的受教育水平不高，主要从事各种服务业、建筑行业和运输业，所从事职业的技术含量较低，导致其工资待遇水平不理想，无法较好地支持其在流入地生育子女，拮据的经济条件拉低了流动育龄妇女的生育意愿。第七次全国人口普查数据显示，流动人口家庭化流动的趋势愈发显著，然而妇女虽然随配偶流入城市，但在家庭中她们多扮演家庭主妇和儿童照料者的角色，成功进入劳动力市场的妇女并不多，使得流动女性并没有充分发挥其个人及社会价值，同时也不利于流动妇女的社会融入和在当地进行生育。

(四)少数民族流动育龄妇女的健康意识和素养较差，性教育缺位

性教育是健康教育的一个重要组成部分，是提高流动人口基本公共卫生服务水平的重要手段，对于育龄期妇女的生长发育和健康成长有十分重要的意义。但我国的实际情况是，性教育处于部分缺失的状态，人们的性知识严重不足(郭佩佩，2018)，这种缺陷在来自边远少数民族聚居区的流动育龄妇女当中更为明显。我国多年来一直坚持提供生殖健康和避孕节育优质服务，在提升广大群众生殖健康水平等方面成果显著，但依旧存在众多问题和挑战。2021年初发布的《中国生

殖健康报告》中显示：当前我国生殖健康领域面临一些新挑战，主要是未满足的避孕需求上升，流动人口等弱势群体的生殖健康及避孕节育问题较为严峻。在现实生活中，女性在避孕措施的选择上通常处于弱势地位，许多人不了解科学有效的避孕措施。部分女性也表示由于法律限制、缺乏获取渠道，以及担心避孕药对健康产生副作用等原因而未使用避孕措施。除此之外，不同的地区在避孕知识的获得上存在鸿沟，主要包括在何处获得安全的避孕措施知识以及去何处进行妊娠检测或艾滋病病毒检测。湖北省流动人口的数据显示，流动育龄妇女整体的受教育水平不高，63%的妇女只有初中及以下文化水平，受教育年限较短，其中少数民族妇女的文化程度相对汉族妇女来说更低，这种情况下由于其对避孕缺乏认知，自我保护意识不足，而这些妇女又处于生育行为的旺盛期，极易进行无保护性行为，感染性传播疾病和发生意外妊娠的风险随之增加。

四、保障流动育龄妇女避孕和生殖健康权益的建议

流动人口的生殖健康和避孕服务是提升我国基本公共卫生服务均等化水平的重要内容，其水平的提高是促进流动育龄妇女健康水平提高的关键。而为流动育龄妇女提供更加优化的避孕和生殖健康服务涉及到政治、经济、医疗和文化等各个层面，是一个系统性工程，因此为了促进我国基本公共卫生服务能力的完善和发展，保障流动育龄妇女的避孕和生殖健康权益，建议从以下几个方面予以考虑。

(一)继续深化户籍制度改革，优化与妇女避孕相关健康资源及服务的配置

从目前的实际情况来看，城乡发展的巨大差距与城市倾向的公共政策从根本上导致了流动人口向城市流动的状态，大量涌入的流动人口难以与本地居民"争夺"有限的基本公共服务资源，流动育龄妇女在流入地不能享受到与户籍人口同等的健康服务，阻碍了基本公共卫生服务的均等化进程发展(徐双飞，2018)。2020年4月9日，中共中央印发《关于构建更加完善的要素市场化配置体制机制

的意见》，提出建立基本公共服务与常住人口挂钩机制，推动公共资源按常住人口规模配置。该政策明晰了户籍人口不再是基本公共服务的主要受众，进一步提高了流动人口生殖健康和避孕服务的可及性。因此，我国应继续深化户籍制度改革进程，加快落实避孕及生殖健康相关基本公共卫生服务与当地常住人口挂钩机制，确保暂时无法获得居住地户籍的常住人口未来也将逐步享受平等的避孕服务，实现流动人口与户籍人口的生殖健康资源和避孕服务均等化，从而更好地保障流动人口的健康权益。

(二) 加强与避孕相关基层公共卫生机构的建设，提升其服务能力

进入流入地后，流动育龄妇女主要在当地接受各种医疗、卫生和保健服务，提升流入地医疗卫生水平对流动妇女的健康保障至关重要。但随着外来流动育龄妇女流入，再加上生育二孩妇女数量增加，当地医疗卫生服务机构的压力也随之增大(孙婷，2016)。针对这种情况，地方政府应加强整体上对基本公共卫生服务资源的调配，为设施、人员资源匮乏的经济相对落后地区提供更多健康资源，逐步改善区域间流动育龄妇女的生殖健康及避孕服务资源的不均衡、不平等现象。同时，进一步完善基层公共卫生机构服务设施，增加各基层公共卫生服务机构的配套设施和避孕节育器具的配置数量，吸纳更多专业人才投入基层医疗服务体系建设。地方政府可借助多种社交媒介，采取灵活多样的发放模式，以提高药具服务的可及性。

(三) 增加流动育龄妇女生殖健康与避孕服务的财政投入，提高其市民化水平

雄厚的财力资源是提高当地生殖健康和避孕服务水平的物质基础。为实现流入地生殖健康和避孕服务均等化，政府应对流动育龄妇女生殖健康和避孕服务的财政投入进行结构优化(赵军洁，2021)，加大对流动育龄妇女避孕服务的财政投入和经济帮扶。各级政府可尝试对流动育龄妇女现居住地的服务经费进行适当补贴，填补由于人口流动数量巨大所造成的生殖健康和避孕服务空缺。此外，相关部门应加强对于专项资金的监督管理工作，保障其确实用于流动育龄妇女的生殖

健康和避孕服务工作，确保资金使用落到实处。此外，政府应该建立随人口流动数量变化的生殖健康和避孕服务财政投入增减体制机制，实现生殖健康和避孕服务均等化，提高流动育龄妇女的属地化和市民化水平。

(四)加强流动育龄妇女的职业技能培训，扶持其在流入地顺利就业

2016年"全面二孩"政策颁布实施后，全国生育二孩的育龄妇女数量有了明显上涨，但生育一孩的育龄妇女数量却继续走低，抵消了大部分生育二孩所带来的人口增长量。从第七次全国人口普查的数据结果来看，我国的新生儿出生增长量依旧不理想，育龄妇女的生育意愿持续下降，老龄化程度进一步加深，劳动力缺乏问题日益严重。而经济条件是流动育龄妇女生育意愿高低的重要影响因素，只有帮助其进入职场并拥有比较稳定的经济来源，才能消除妇女的后顾之忧，提高其生育意愿。因此，国家在推出"全面二孩"和"全面三孩"等生育刺激政策的同时，也应积极采取相应的配套措施，减少流动育龄妇女进行生育的阻力和顾虑，保障流动育龄妇女的就业合法权益。流入地的人力资源和社会保障部门应重视流动育龄妇女的就业情况，为其推荐适宜的就业岗位，并提供适当的岗前培训和职业技能培训，提高其专业技能，帮助其更好地在当地就业。相关部门还应创造有利于妇女就业的工作和社会环境，逐步提升其市民化水平，使其能够真正融入当地社会，并且平衡好家庭与工作的关系，促使其在流入地扎根并生儿育女。

(五)加强针对少数民族流动育龄妇女的性教育宣传，引导其科学避孕

少数民族流动育龄妇女的整体受教育水平不高，许多妇女没有接受过系统的性教育，自我保护意识不足。《"健康中国2030"规划纲要》中提到要开展性健康和性安全宣传教育以及干预活动，减少意外妊娠的发生和性相关传染病的传播。其中特别提到要加强对育龄妇女的性教育。据此可以从以下方面进行完善：一是加大各方面宣传力度，开展各种避孕知识的普及活动(李佳洋，2020)，尤其加强对少数民族流动育龄妇女的性教育工作，提高其对避孕节育知识和性传播疾病防治的重要性认知，引导其树立科学的生殖保健观念；二是通过多种宣传途径强化

生殖健康和避孕教育，开发各种线上线下的传播渠道，开展面对流动人口的专业咨询服务，以调动流动育龄妇女的参与热情（吴红，2020；杨梨，2020；王军，2021；王曦影，2021）。

总而言之，随着我国二孩及三孩政策的逐步实施，流动育龄妇女的生育意愿和避孕行为呈现出显著变化，这对我们的政府和医疗卫生机构的工作提出了新要求。有关部门应该根据当地实际情况，优化避孕和生殖健康服务的提供方式，为流动育龄妇女提供更加完备的避孕节育服务，让流动育龄妇女的身心健康得到更好维护，提升其在流入地的归属感和幸福感。

第十章 二孩政策背景下流动孕产期妇女卫生保健服务利用

第七次全国人口普查数据结果显示,我国育龄妇女超过 3 亿人。有研究表明,当前大量育龄妇女都属于流动人口,她们对孕产期卫生保健有着巨大的需求,但实际上这部分群体在卫生保健服务利用方面存在明显不足(Boerleider,2013;Gu,2017)。我国长期的户籍管理制度使得流动孕产期妇女在卫生资源的获取方面常处于劣势(张全,2008;齐明珠,2010;牛建林,2013),从而严重限制了国家在妇幼保健领域的发展(Sun,2016),也阻碍了我国基本公共卫生服务均等化的推进。事实上,我国人口发展的转折性变化也给流动妇女孕产期卫生服务保健管理造成了巨大的挑战。当前,我国前期计划生育工作已取得了显著成效,自进入"十二五"时期以来,我国人口总量涨势显著减弱,人口结构变化明显,总和生育率持续低迷,老龄化程度不断加深。为了优化人口结构,促进社会可持续发展,我国逐渐对生育政策进行了调整。2013 年,党的十八届三中全会对外宣布实施单独二孩政策。2015 年,党的十八届五中全会提出全面开放二孩政策。尽管受到前期计划生育政策的影响,我国育龄妇女人数持续减少,但二孩政策的效应显著,使得如今我国生育二孩的妇女数量逐渐增多。

湖北省不仅地理位置优越,拥有深厚的历史文化底蕴,同时作为我国重要的中部省份之一,容纳了大量来自五湖四海的流动人口。第七次人口普查数据结果显示,湖北省流动人口数量已达 1276.42 万人。自单独二孩政策实施以来,湖北省出生人口小幅度上升,由 2013 年的 64.14 万人增长到 2014 年的 68.88 万人;全面二孩政策开放之后,湖北省出生人口有了较大程度的升高,由 2015 年的 62.65 万人增长到 2016 年的 70.65 万人。① 二孩政策虽然能有助于缓解严重的人

---

① 数据来源于《2020 年湖北省统计年鉴》。

口老龄化问题，减少劳动力不足带来的社会风险，但随之而来的还有数量急剧增加的待服务育龄群体，从而给我国基本公共卫生服务的孕产妇管理造成了巨大的压力(Zhao，2019)。此外，流动妇女作为社会弱势群体，忽视她们的孕产期管理问题也会给社会发展带来诸多不利影响。因此，关注流动孕产期妇女的卫生保健服务利用情况不仅有利于保护孕产妇健康，有效减少孕产妇及婴儿死亡率(Ronsmans，2006)，还可以通过探索流动孕产期妇女的卫生保健服务利用的影响因素，从而为我国基本公共卫生服务均等化的推进提供针对性的科学建议。

基于上述研究背景，本章拟通过分析 2014 年、2015 年、2016 年及 2018 年①全国流动人口动态监测调查中湖北省的流动孕产期妇女的相关数据，探讨二孩政策实施后我国流动孕产期妇女在基本公共卫生服务管理中遭遇的难题和挑战。在当前"全面三孩"政策开放的大背景下，本研究致力于为我国基本公共卫生服务均等化的深入推进提供科学建议。

一、流动孕产期妇女的基本情况

(一)近 1/10 的流动孕产期妇女生育时是高龄产妇，近 1/5 的生育二孩流动孕产期妇女生育时是高龄产妇，高龄流动孕产妇的产前保健亟需加强

调查结果显示，有 9.3% 的流动孕产期妇女是高龄产妇。进一步探究发现，生育一孩的流动孕产期妇女中高龄产妇只占 2.4%，但是生育二孩的流动孕产期妇女中高龄产妇的比例高达 19.3%(见图 10-1)。高龄产妇往往面临更大的生育风险，因此应及早建立健康档案，并且通过产前检查监测以减少生育风险，通过产后访视以排查产褥期产妇及新生儿健康问题，但是调查结果显示，高龄流动孕产妇中有 30.0% 的孕产妇未在孕 12 周建立健康档案，有 25.1% 的孕产妇产检未达标，有 13.6% 的孕产妇未接受产后 28 天访视，有 12.3% 的孕产妇未接受产后

① 《2017 年全国流动人口动态监测调查》数据缺乏流动孕产期妇女孕产期卫生保健服务利用相关数据。

42 天访视。显然，高龄流动孕产妇的孕产期卫生保健服务利用现状不容乐观，尤其是在产前保健服务的方面，在孕妇确认继续妊娠后较少主动前往医疗卫生机构接受相关服务。该结果表明高龄流动孕产妇的产前保健意识有待加强。

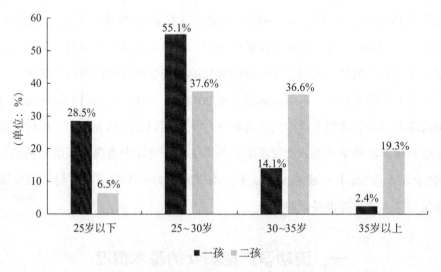

图 10-1　流动孕产期妇女生育年龄分布情况

（二）只有半数流动孕产期妇女教育程度超过义务教育，且超八成流动孕产期妇女是农业户籍

调查结果显示，83.4%的流动孕产期妇女都是农业户籍，并且50.0%的流动孕产期妇女是初中及以下教育程度，其中还有3.0%的流动孕产期妇女只有小学及以下教育程度。孕产妇保健的相关知识主要来自于学校和社区。尽管政府一直在主张卫生资源下沉，但城镇和农村的生殖健康教育还是存在一定的差距，相较于城镇户口的妇女，农业户籍的妇女在成长过程中鲜少有机会接受生殖健康教育。另外，低教育程度也使得流动妇女减少在学校接受生殖健康教育的机会。总的来看，在接受健康教育方面，拥有双重劣势(未完成义务教育和农业户籍)的流动孕产期妇女占比47.3%，流动孕产期妇女的孕产期卫生保健服务利用问题亟需关注。

(三) 超四成的流动孕产期妇女家庭月收入不足 5000 元①

调查结果显示，43.7%的流动孕产期妇女家庭月收入在 5000 元以下，家庭月收入 5000~10000 元的流动孕产期妇女占 36.2%，家庭月收入 10000 元以上的流动孕产期妇女占 20.1%。家庭收入不同导致流动孕产期妇女居住的社区层次也有差异，从而使得她们在社区享受的卫生健康服务也参差不齐，8.6%家庭月收入 5000 元及以下的流动孕产期妇女未在社区接受过生殖健康教育。调查结果还显示有 56.7%家庭月收入在 5000 元及以下的流动孕产期妇女教育程度在义务教育或以下水平，并且从学校获取孕产期卫生保健相关知识的机会较少。教育程度不高且未接受健康教育可能导致流动孕产期妇女孕产期卫生保健知识储备不足，此时在家庭月收入也不高的情况下，这类人群可能忽视孕产期卫生保健的重要性，形成产前检查不达标，产后迅速投入工作而导致产后访视结果也不理想的问题。因此，家庭收入不高的流动孕产期妇女的孕产期卫生保健服务利用情况需要重点关注。

二、流动孕产期妇女卫生保健完全达标状况分析

本章将完成孕 12 周健康方案建立、产检达标(产前检查 5 次及以上)、产后 28 天访视及产后 42 天访视作为孕产期卫生保健完全达标②。调查结果显示，湖北省内流动孕产期妇女卫生保健完全达标情况并不理想，完全达标率仅为 40.7%。按年份分布的结果显示，尽管二孩政策给妇女保健带来了冲击，然而在基本公共卫生服务政策不断深入的情况下，流动孕产期妇女卫生保健完全达标情况还是逐年改善，2014 年流动孕产期妇女卫生保健完全达标率仅为 31.6%，2016 年增长到 42.3%，2018 年流动孕产期妇女卫生保健完全达标率就已经达到

---

① 此部分采用 2014 年、2015 年、2016 年和 2018 年《全国流动人口动态监测调查》湖北省地区数据中由女性填报的数据。

② 此部分采用 2014 年、2016 年和 2018 年《全国流动人口动态监测调查》湖北省地区数据。

49.6%。接下来，拟具体分四个方面来系统探讨孕产期妇女卫生保健的现状特征。

1. 社会经济地位越高的流动孕产期妇女卫生保健完全达标率越高

在社会经济地位方面，职业、家庭月收入及教育程度均会对流动孕产期妇女的卫生保健完全达标状况产生影响（见图10-2）。从家庭月收入角度来看，家庭月收入越高的流动孕产期妇女卫生保健完全达标率越高，家庭月收入5000元以下的流动孕产期妇女卫生保健完全达标率仅有35.4%，家庭月收入在5000～10000元的流动孕产期妇女卫生保健完全达标率为43.1%，家庭月收入在10000元及以上的流动孕产期妇女卫生保健完全达标率可达47.3%。从教育程度来看，高中及以上教育程度的流动孕产期妇女卫生保健完全达标率显著高于义务教育及以下教育程度的流动孕产期妇女。义务教育及以下教育程度的流动孕产期妇女卫生保健完全达标率为33.7%，而高中及以上教育程度的流动孕产期妇女卫生保健完全达标率可达47.3%，可见义务教育及以上教育程度的流动孕产期妇女卫生保健意识较强。从职业角度来看，职业为雇员的流动孕产期妇女卫生保健完全达标率为37.0%，远高于职业为雇主/自营劳动者（26.4%）和无职业/其他职业（27.9%）的流动孕产期妇女，这侧面反映出工作场所的社会网络可能有助于提升流动孕产期妇女的卫生保健意识。

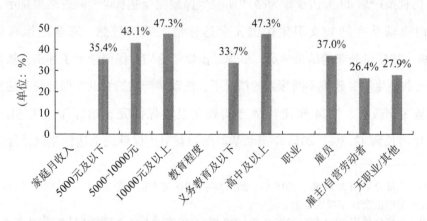

图10-2　不同社会经济地位的流动孕产期妇女卫生保健完全达标率状况

2. 农业户籍、25 岁及以下的流动孕产期妇女卫生保健完全达标率较低

城镇户籍的流动孕产期妇女卫生保健完全达标率(45.4%)高于农业户籍的流动孕产期妇女(39.7%),这可能是由于城镇地区更加重视生殖健康教育,因此城镇户籍的流动孕产期妇女成长过程中更易接触到生殖健康相关教育知识。此外,25 岁及以下的流动孕产期妇女卫生保健完全达标率较低,仅有 34.4%,25 岁以上的流动孕产期妇女卫生保健完全达标率均为 40% 以上(25~30 岁流动孕产期妇女卫生保健完全达标率为 41.3%,30~35 岁流动孕产期妇女卫生保健完全达标率为 43.3%,35 岁及以上的流动孕产期妇女卫生保健完全达标率为 42.6%)。这可能是由于较早生育的流动妇女对孕产期卫生保健服务认识不足。不同个体特征的流动孕产期妇女卫生保健完全达标率之间差异不具有统计学意义。

3. 跨省流动、流入居委会及选择在本地分娩的流动孕产期妇女卫生保健完全达标率更高

在流动特征方面,跨省流动的孕产期妇女(38.5%)卫生保健完全达标率低于省内流动的孕产期妇女(40.9%)。流入居委会①的孕产期妇女卫生保健完全达标率(40.5%)高于流入村委会的孕产期妇女(36.7%)。选择在本地分娩的流动孕产期妇女卫生保健完全达标率(42.5%)高于在流入地分娩的孕产期妇女(36.7%)。但统计分析显示,分娩地、流入地及流动范围不同的流动孕产期妇女,其孕产期卫生保健完全达标率并无显著差异。

4. 生育一孩的流动孕产期妇女的卫生保健完全达标率更高

受访的流动孕产期妇女有 776 人(43.2%)生育了二孩,其中有 38.9% 的流动孕产期妇女卫生保健完全达标,而生育一孩的流动孕产期妇女卫生保健完全达标率为 42.0%。可以看到,生育一孩的流动孕产期妇女卫生保健完全达标率稍微优

---

① 此部分数据采用 2014 年、2016 年和 2018 年《全国流动人口动态监测调查》中湖北省地区由女性填报的数据。

于生育二孩的流动孕产期妇女，但是其差异并无统计学意义，因此本文将进一步分析流动孕产期妇女不同类别卫生保健服务利用状况。

三、流动孕产期妇女产前卫生保健服务利用状况

(一)流动孕产期妇女产前卫生保健服务利用的总体情况

流动孕产期妇女产前卫生保健服务包括孕12周健康档案建立以及产检项目，因此本章将孕12周健康档案建立和产检达标视作流动孕产期妇女产前保健服务利用达标的标准①。调查结果显示，流动孕产期妇女孕12周健康档案建立率为76.7%，产检达标率为75.7%，湖北省内流动孕产期妇女的孕12周健康档案建立率及产检达标率低于青岛、中山等地区(韩思琪，2017)。仅有55.9%的流动孕产期妇女产前卫生保健服务利用率达标。

此外，流动孕产期妇女的产前卫生保健服务利用逐年分布结果显示，孕12周健康档案的建立受到二孩政策的冲击最为显著。在2016年全面二孩政策开放后，流动孕产期妇女的孕12周健康档案的建立出现滑坡式下降，后经过政府对基本公共卫生服务的大力推广，2018年流动孕产期妇女的孕12周健康档案建立状况开始逐渐改善。产检达标情况则是逐年改善，由2014年的66.5%逐渐增长到2018年的87.0%，这一状况改善原因一方面是由于流动人口的生活水平的提高，另一方面是由于我国的孕产妇保健政策逐渐完善。总体来看，流动孕产期妇女产前卫生保健服务利用率呈现大致上升趋势(见图10-3)。

(二)流动孕产期妇女产前卫生保健服务利用的影响因素

1. 家庭月收入越高的流动孕产期妇女产前达标率越高

家庭月收入5000及以下的流动孕产期妇女产前保健达标率为50.7%，家庭

---

① 此部分采用2014年、2016年和2018年《全国流动人口动态监测调查》湖北省地区数据。

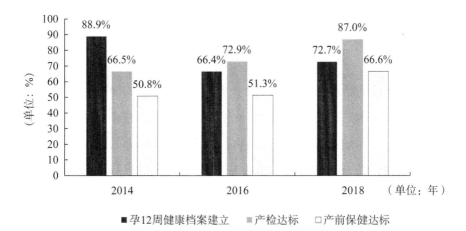

图 10-3　按年份划分的流动孕产妇产前保健达标情况

月收入 5000~10000 元的流动孕产期妇女产前保健达标率为 56.5%，家庭月收入 10000 元及以上的流动孕产期妇女产前保健达标率可达 65.5%。进一步检验发现（见表 10-1），在不同等级家庭月收入的流动孕产期妇女中，均是生育一孩的流动孕产期妇女产前卫生保健服务利用状况优于生育二孩的流动孕产期妇女，且不同家庭月收入的流动孕产期妇女产前卫生保健服务利用差异只在生育一孩的流动孕产期妇女中显著。造成不同家庭月收入的流动孕产期妇女产前卫生保健服务利用的差异可能来自两方面：一是政府财政投入不足，二是流动孕产期妇女产前保健意识薄弱以及对孕产期卫生保健政策认识不足。尽管《湖北省母婴安全行动计划（2018—2020 年）》中着重提出要保障妇幼保健领域的经费投入，目前已实行全省内产筛费用统一，但在初次生育的流动孕产期妇女对于政策的认知有限的情况下，家庭低收入必将限制其对于产前卫生保健服务的利用。此外，该结果也侧面反映出，生育二孩的流动妇女孕产期卫生保健意识亟待加强。

表 10-1　不同家庭月收入流动孕产期妇女产前卫生保健服务利用现状

	5000 元及以下	5000~10000 元	10000 元及以上	χ^2	p
一孩	51.0%	59.3%	69.8%	20.513	<0.01
二孩	50.3%	53.2%	61.1%	5.388	0.068

2. 义务教育及以上教育程度的流动孕产期妇女产前卫生保健服务利用率更高

教育程度对流动孕产期妇女产前卫生保健服务利用率的影响，与其对流动孕产期妇女孕产期卫生保健完全达标的影响相似，且配偶的教育程度也会对流动孕产期妇女产前卫生保健服务利用产生影响。义务教育及以下教育程度的流动孕产期妇女产前卫生保健服务利用率为 50.9%，高中及以上教育程度的流动孕产期妇女产前卫生保健服务利用率为 60.8%；配偶教育程度为义务教育程度及以下的流动孕产期妇女产前卫生保健服务利用率为 51.0%，配偶教育程度在高中及以上的流动孕产期妇女产前卫生保健服务利用率为 60.0%（见表 10-2）。以上数据结果反映出教育程度较高的流动孕产期妇女更加重视产前保健。

表 10-2　　　　不同教育程度流动孕产期妇女产前卫生保健服务利用现状

	义务教育及以下	高中及以上	χ^2	p
流动孕产期妇女	50.9%	60.8 %	17.846	<0.01
配偶	51.0%	60.0%	14.809	<0.01

3. 农业户籍的流动孕产期妇女产前卫生保健服务利用率较低，城市-城市流动人口的产检达标率最高，在社区接受过生殖健康教育的流动孕产期妇女产前服务利用率较高①

研究结果显示，城镇户籍的流动孕产期妇女产前卫生保健服务利用率为 61.4%，而农业户籍的流动孕产期妇女产前卫生保健服务利用率为 54.6%。农业户籍和城镇户籍的流动孕产期妇女建档率并无显著差异，但是进一步探究发现，农业户籍的流动孕产期妇女产检达标率显著低于城镇户籍的流动孕产期妇女（农业户籍的流动孕产期妇女产检达标率为 75.3%，城镇户籍的流动孕产期妇女产检

───────────

① 此部分采用 2014 年、2016 年和 2018 年《全国流动人口动态监测调查》中湖北地区由女性填报的数据。

达标率为 83.4%)。且研究结果发现，城市-城市流动的孕产期妇女产检达标率
(83.0%)也高于农村-城市流动(77.6%)和农村-农村流动(63.6%)的孕产期妇
女①(见表 10-3)。这可能是两个方面原因导致的，一方面可能是农业户籍的流动
孕产期妇女孕产期卫生保健意识不足，另一方面可能是我国孕产期妇女保健相关
卫生资源下沉不足，从而使得流入城市地区的农业户籍的流动孕产期妇女中产检
服务利用率显著高于流入农村地区的农业户籍的流动孕产期妇女。在社区接受过
生殖健康教育的流动孕产期妇女产前服务利用率为 57.0%，而未接受过生殖健康
教育的流动孕产期妇女产前服务利用率只有 49.7%，侧面反映出可以通过在社区
内开展生殖健康教育活动来改善流动孕产期妇女产前服务利用现状。

表 10-3 　　　不同区域流动的孕产期妇女产前卫生保健服务利用现状

	城市-城市流动	农村-城市流动	农村-农村流动	χ^2	p
产前卫生保健服务	59.9%	55.5 %	49.5%	2.700	0.259
产检	83.0%	77.6 %	63.6%	13.680	<0.01
孕 12 周健康档案建立	74.8%	73.0%	78.0%	1.267	0.531

4. 生育一孩的流动孕产期妇女产检达标率更高

研究结果显示，生育一孩的流动孕产期妇女产前卫生保健服务利用率高于生
育二孩的流动孕产期妇女(见表 10-4)。具体来说，生育一孩的流动孕产期妇女
产检达标率为 78.6%，显著高于生育二孩的流动孕产期妇女(71.9%)。生育二孩
的流动孕产期妇女由于有生育经历，本该更加重视产前卫生保健服务利用，但是
结果反而显示为没有生育经历的流动孕产期妇女产前卫生保健服务利用情况更
好，反映出生育二孩的流动孕产期妇女虽然有生育经历，但是未树立正确的孕产
期卫生保健意识。

_____

① 由于城市-农村流动的孕产期妇女人数太少，数据误差太大，此处不予列举。

表 10-4　　　生育不同胎次的孕产期妇女产前卫生保健服务利用现状

	一孩	二孩	χ^2	p
产前卫生保健服务	57.4%	54.0 %	2.084	0.149
产检	78.6%	71.9 %	9.953	<0.01
孕 12 周健康档案建立	77.4%	75.8%	0.676	0.411

四、流动孕产期妇女产后卫生保健服务利用状况

(一) 流动孕产期妇女产后卫生保健服务利用的总体情况

流动孕产期妇女产后卫生保健服务项目包括产后 28 天访视及产后 42 天访视①。因此，本章将产后 28 天访视及产后 42 天访视均达标视作产后卫生保健服务达标标准。流动孕产期妇女的产后卫生保健服务主要由社区工作人员上门提供，因此这一方面的卫生保健受社区影响较大，同时也会受到流动孕产期妇女依从性的影响。调查结果显示，流动孕产期妇女产后 28 天访视率为 78.6%，产后 42 天访视率为 81.8%，流动孕产期妇女产后卫生保健服务率为 70.1%(两项皆达标)。流动孕产期妇女产后保健达标率随年份变化情况显示流动孕产期妇女产后保健达标率大体呈上升趋势(见图 10-4)。

(二) 流动妇女产后卫生保健服务利用的影响因素

1. 在本地分娩的流动孕产期妇女产后保健达标率更高

调查结果表明，在本地分娩的流动孕产期妇女产后保健达标率为 72.3%，而在户籍地分娩的流动孕产期妇女产后保健达标率为 64.9%，在其他地方分娩的流

———————

① 此部分采用 2014 年、2015 年、2016 年和 2018 年《全国流动人口动态监测调查》中湖北地区数据。

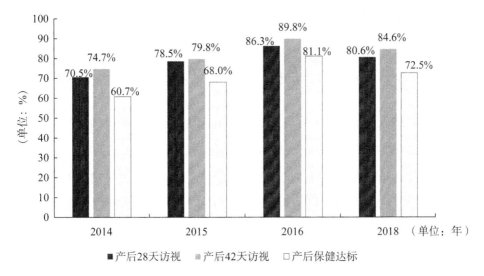

图 10-4　按年份划分的流动孕产期妇女产后保健达标情况

动孕产期妇女产后保健达标率为 68.7%，差异具有统计学意义。造成这一现状的原因涉及流动孕产期妇女的流动特性，在户籍地和其他地方分娩的流动孕产期妇女在产后更可能频繁往返于流入地和户籍地，导致社区工作人员无法上门提供连续的产后访视服务。

2. 接受过健康教育的流动孕产期妇女产后保健达标率更高①

分析发现，接受过健康教育的流动孕产期妇女产后保健达标率为 71.1%，显著高于未接受过健康教育的流动孕产期妇女(58.3%)。虽然产后保健主要是由社区上门提供服务，但同时也受到流动孕产期妇女受访依从性的影响。调查结果也从侧面反映出接受过健康教育的流动孕产期妇女产后保健意识较强，产后访视依从性较好。

---

① 此部分采用 2014 年、2015 年、2016 年和 2018 年《全国流动人口动态监测调查》中湖北省地区由女性填报的数据。

五、流动孕产期妇女卫生保健服务利用的主要问题

(一)社区孕产期妇女保健服务工作存在"重量轻质"的问题

社区孕产妇保健工作的考核以完成率为主,忽视了受访孕产妇对保健工作的满意度,存在现实情况与考核机制不匹配的问题。因为相关奖惩考核机制的缺位,导致工作人员积极性不高,这也使得流动孕产期妇女卫生保健服务的支持力度不足,同时社区基层卫生机构也缺乏对妇女生育全周期的连续服务供给。另外,实际工作中流动孕产期妇女孕 12 周健康档案建立率为 76.7%,产检达标率为 75.7%,流动孕产期妇女产前卫生保健服务利用率(两者皆达标)仅占 55.9%,这些数据也从侧面反映出针对流动孕产妇的保健服务还有较大的提升空间。

(二)高龄流动孕产期妇女卫生保健意识不强

由于生育政策的改变,生育二孩的流动孕产期妇女数量在逐渐上升,且其中近 1/5 是高龄妇女,高龄妇女生育可能会遭遇更多的危险(魏丽坤,2018;段巍芳,2019;赵扬玉,2020),而早期健康档案的建立则有助于筛查出高危孕产妇,为妇女提供优生优育全程服务。然而,调查结果显示有超过 1/3 的高龄流动孕产期妇女未在孕 12 周建立健康档案。通过产检还可以及时了解孕妇的健康状况及胎儿的生长发育情况,有助于保障母亲和胎儿的健康,但是研究结果显示有超过 1/4 的高龄流动孕产期妇女产检未达标。此外,上述分析发现生育二孩的流动妇女产前保健服务利用率低于生育一孩的流动妇女,说明有更多生育经历的流动妇女反而更不重视产前卫生保健,因此针对流动孕产期妇女的卫生保健教育亟需加强。

(三)孕产期妇女卫生保健的财政资源支持力度不足

湖北省内目前已实施全省所有医疗机构产筛费用统一,并通过湖北省妇幼保健系统实现信息互通,能有效进行新生儿遗传疾病相关筛查项目。然而,产检费

用还存在一定的差异，不同项目与不同级别机构的产检费用不同。大部分流动人口是为了谋求更好的经济发展而流入较发达的地区（马志飞，2019；沈诗杰，2020），"怕花钱"是流动孕产期妇女产检不达标的主要原因（高轶，2008）。由于经济发达地区常伴随着高消费水平，产检费用也可能相应升高，更高的产检费用可能导致家庭收入较高的流动孕产期妇女产检达标率较好，而家庭收入较低的流动孕产妇由于"不敢产检"而出现产检达标率偏低的情况。

(四)孕产期卫生保健服务相关资源城乡分配不均

优质的孕产期卫生保健服务资源主要聚集在经济发达地区，农业户籍的孕产期妇女在获取卫生资源时明显处于劣势地位。孕产期卫生保健服务相关资源分布不均将导致农村地区的孕产期妇女卫生保健服务可及性较低，致使流入农村的流动妇女产检达标率不足，使得农村地区和城市地区的流动妇女孕产期卫生保健服务均等化工作难以推进。

(五)缺乏跨地区、跨部门的孕产期服务信息平台

湖北省内已有统一的妇幼系统，可实现省内孕产妇相关信息互通，及时追踪随访高危孕产妇。然而，目前尚无省际间孕产期卫生保健服务信息交流系统，跨省流动的孕产期妇女信息无法及时得到追踪更新，导致可能出现省内流动孕产期妇女产前保健服务率高于跨省流动的孕产期妇女的情况。其次，产后访视服务一般是由乡镇卫生院、村卫生室和社区卫生服务中心在收到分娩医院转来的产妇信息后到产妇家中提供。但是在实际执行方面，由于流动孕产期妇女的流动特性，她们在孕产期可能会频繁往返于流入地和流出地，流入地和流出地的卫生保健信息不畅通，会导致流动妇女在孕产期无法获取连续的基本公共卫生服务。

六、加强流动孕产期妇女卫生保健服务利用的政策建议

我国基本公共卫生服务中的孕产妇保健服务，旨在通过完善相关制度以促进生殖健康、改善出生人口质量以及降低孕产妇和婴儿死亡率（郭静，2016）。流动

孕产期妇女作为我国孕产妇保健中的弱势人群，其基本公共卫生服务利用主要受到自身选择和医疗服务供给两个方面影响。基于此，本章探讨了流动孕产期妇女卫生保健服务利用现状及其影响因素，以期实现两个目标：一是增强流动人口基本公共卫生服务利用意识，使其主动寻求服务，以改善我国流动孕产期妇女基本公共卫生服务利用现状；二是从流动人口孕产妇保健角度强化短板，以促进我国基本公共卫生服务均等化。基于上述实证分析结果和发现的主要问题，提出如下对策性建议：

(一) 以基层社区为依托，从供给侧入手提升流动妇女孕产期保健卫生服务利用率

生育政策放开给我国孕产妇管理带来了冲击，同时待服务群体的增多也给孕产妇卫生保健工作带来更大的压力。一方面，我国长期的户籍管理制度，使得流动妇女在获取卫生资源时常处于劣势地位。另一方面，二孩、三孩政策则对流动孕产期妇女卫生保健服务的影响显著。在当下全面三孩政策的大背景下，更需要针对薄弱环节进行有效的资源再分配，以"大数据"为依托，充分发挥社区作用，通过加强相关工作人员的培训，使流动妇女孕产期保健程序制度化、规范化，并通过完善其配套考核机制，采取有效的措施促进相关工作人员的积极性，从供给侧入手提升流动妇女孕产期卫生保健服务利用率。此外，还需要针对薄弱环节进行有效的资源再分配，关注流动孕产期妇女，全面推动流动孕产期妇女卫生保健服务利用均等化，保障流动孕产期妇女和户籍孕产期妇女享有同等的孕产期卫生保健服务。

(二) 加强孕产期卫生服务政策宣教，稳步提升流动妇女健康素养

应通过报纸、广告、宣传栏、健康教育讲座等多项途径加强对流动人口的基本公共卫生服务政策的宣教以及生殖健康教育，提升流动孕产期妇女的健康素养，尤其应该重点关注生育二孩以及高龄的流动孕产期妇女群体。提升流动人口对相关政策和服务的知晓率，引起流动孕产期妇女对孕产妇保健的重视，促使其主动参加产前卫生保健服务或主动寻求服务，还要提高流动孕产期妇女的产后卫

生保健服务依从性，从客观的知识教育环境与流动孕产期妇女主观的受访依从性两个方面入手提高流动孕产期妇女基本公共卫生服务利用率。

(三) 增加孕产期妇女卫生保健财政支持，提高妇幼保健服务的资源使用效率

早在 2010 年，相关部门就曾指出"流动人口计划生育服务管理经费投入不到位"的问题，大力提倡形成"政府主导、公共财政"为主体的计划生育基本公共服务供给模式，提升流动已婚育龄妇女在现居地免费接受孕检率。基于此，应该通过增加孕产期妇女卫生保健财政支持，提高妇幼保健服务政府资金使用效率，减少或免除孕产期妇女特定项目的产检费用，以降低产检给流动孕产期妇女带来的经济压力，从而避免因产检不足而导致的妇幼健康问题。

(四) 推进优质孕产期妇女相关医疗资源下沉，促进农村和城镇地区妇女孕产期卫生保健服务均等化

通过对比流动孕产期妇女流入区域特征发现，我国农村和城镇在流动孕产期妇女卫生保健资源利用方面差异较为显著。这主要是由于不同地区孕产期妇女卫生保健资源配置存在差距。因此应该通过医联体有效形成医疗机构"帮扶体系"，整合区域医疗资源，以推进优质孕产期妇女相关医疗资源下沉。不仅通过在农村地区进行生殖健康教育，增强妇女孕产期卫生保健意识，更是通过下沉孕产期妇女医疗资源，优化基层孕产期妇女医疗资源配置，并结合网络"专家云坐诊"等新形式，从而提高农村地区妇女孕产期卫生保健服务可及性，以此有效促进不同地区妇女孕产期卫生保健服务利用的均等化。

(五) 建立全国基本公共卫生信息系统，推行"互联网+孕产妇管理"服务模式

由于流动孕产期妇女的流动特性，流动孕产期妇女可能反复往返于流入地和流出地，导致社区工作人员无法上门提供连续的产后访视服务。目前全省内已开始推广使用《母子健康手册》，致力于打造"一条龙"的优生优育全程服务链，但

是全国范围内的系统尚未实现信息互通，从而难以实时跟踪管理流动孕产期妇女。此外，基本公共卫生服务存在不同系统，不同系统之间又存在"信息烟囱"问题，导致孕产妇相关信息需要重复填报，造成人力物力的浪费。据此，应大力推进信息化建设和应用，逐步实现全国范围内公共卫生信息的交互共享，真正实现异地统筹管理。加强社区妇幼保健信息系统建设，所有开展孕产妇保健的机构都要进入电子监测管理网络，同时纳入流动孕产妇的系统保健管理，实现孕产妇保健的动态管理、过程管理和事前管理，提高孕产妇保健服务质量和水平。

(六)拓展和创新服务模式，优化服务流程

考虑到疫情的特殊情况，提高流动妇女孕产期保健服务可及性，减少流动孕产妇不必要到医院的频次，积极探索建立"云上孕产保健"服务模式。通过建立微信群、开发手机 APP 等多种形式，创新产前健康档案建立模式，积极开展线上生殖健康教育，加强对流动妇女的孕产期健康教育和咨询指导，落实产后访视相关服务项目。

第十一章　流动儿童接受保健服务现状及影响因素

儿童是国家的未来与民族的希望，是社会发展的潜在重要力量。早在 1992 年，我国政府就立足于基本国情，参照世界儿童问题首脑会议中提出的《儿童权利公约》，制定并颁布了《九十年代中国儿童发展规划纲要》。随后，又相继颁布了《中国儿童发展纲要(2001—2010 年)》《中国儿童发展纲要(2011—2020 年)》等政策文件。2020 年 9 月，国务院相关部门对编制《中国妇女儿童发展纲要(2021—2030 年)》组织了意见征集，其领域涉及儿童时期的多个方面，主要有儿童工作社会化服务水平、儿童福利、儿童家庭等内容，其中儿童健康问题则是国家关注的一个重点领域。随着家庭经济水平和国民综合素质的提升，越来越多的家庭通过流动以寻求更好的社会生活环境，同时也为子女争取更优质的教育资源、生活质量和医疗服务。这种人口流动现象必然会增加流动儿童的数量。有研究结果显示，流动儿童生活质量远低于户籍儿童(孙小悦，2018)。鉴于此，基于"不忽略每一人需求、不掉队每一人健康"的均等化理念，我们需要加强对流动儿童健康问题的关注。

第六次人口普查显示，年龄为 0~17 岁的流动儿童约有 2877 万，其中义务教育年龄段的流动儿童约有 1200 万(师保国，2014)，这一数字与第五次人口普查相比增长了 44.0%，增幅比较明显。近年来，随着人口流迁的家庭化趋势日益凸显，低龄儿童的随迁现象也越来越普遍。根据 2020 年第七次人口普查数据，我国 0~14 岁儿童人数已超过 2.5 亿，约占总人口的五分之一，成为人口结构的重要组成部分。在新时期全面推进"三孩"政策的形势下，预计未来儿童在我国人口结构中的比重还会继续上升。

　　党的十九届四中全会提出，要关注生命全周期与健康全过程，提高基本公共卫生服务水平，更加注重均等化和可及性的民生建设，发挥社区单元在开展基本公共卫生服务项目中的显著作用。儿童保健服务是用来衡量一个城市经济文化水平的重要标志，是我国社区公共卫生服务的重点工作内容之一（闫淑娟，2011）。为及时了解流动儿童保健服务的特征、变动趋势及影响因素，国家卫生和计划生育委员会于2014年将流动儿童保健服务相关内容纳入了全国流动人口动态监测调查。2017年，按照《"十三五"全国流动人口卫生计生服务管理规划》的要求，国家卫生和计划生育委员会办公厅制定了《流动人口基本公共卫生计生服务均等化工作评估方案》，进一步强调了流动人口基本公共卫生计生服务均等化工作的导向及促进作用。其中，关于流动儿童基本公共卫生服务实现均等化的考核指标有：流动儿童预防接种率、3岁以下流动儿童体检率以及流动人口规范化电子健康档案建档率①。由此可见，我国政府对流动儿童保健服务的重视度正在不断上升。

　　现阶段，我国经济正处于由高速度增长向高质量发展的转型阶段，农村人口大量流向城镇的趋势日渐明显，流动规模也在不断增大。而在流动迁移过程中，儿童时期的流动会影响其成年后的健康水平，因此相对于其他年龄段，流动儿童保健服务及其利用情况尤其需要引起更多的关注。本章采用2014年、2015年、2016年和2018年②全国流动人口动态监测调查数据中的湖北省数据，并结合本课题组在湖北省十堰市和襄阳市对市、区（县）、镇三级卫生计生部门、基层卫生服务机构展开的深度访谈结果，拟从流动儿童在适龄期接种常规疫苗、接受免费健康检查、建立《0~6岁儿童保健手册》三个方面来系统探讨流动儿童保健服务利用现状和存在的问题，并在此基础上提出对策建议，以期为完善流动儿童保健服务政策体系提供实证资料参考。

---

　　① 国家卫生计生委办公厅. 流动人口基本公共卫生计生服务均等化工作评估方案.[EB/OL].（2017-06-13）倪泽敏，韩仁锋. 武汉市0~7岁流动儿童保健现况调查[J]. 中国妇幼保健，2010，25（16）：2258-2262.. http：//www.nhc.gov.cn/cms-search/xxgk/getManuscript Xxgk.htm？id=2248023a33ad423198d29df8828960a8。

　　② 2017年全国流动人口动态监测调查数据不含儿童保健相关问题。

一、流动儿童接受保健服务的现状分析

根据流动人口动态监测调查中的湖北省数据，发现流动儿童在适龄时期接种常规疫苗的比例高达96.0%（见图11-1）。这一数字表明，湖北省针对流动儿童开展的保健服务工作取得的成果显著，提前达到《"十三五"全国流动人口卫生计生服务管理规划》中"到2020年疫苗接种率达到90.0%以上"的目标。有研究表明（张静，2007），我国基本公共卫生服务项目的实施与流动儿童保健服务和计划免疫利用的提高有较强联系。但由于在疫苗储存温度、保质期、接种条件及接种范围等方面的限制，致使流动儿童疫苗接种率离100.0%还有一定距离。另外，有91.9%的流动儿童建立了《0~6岁儿童保健手册》，这表明湖北省在流动儿童建档率方面工作虽已较完善，但还有提升的空间。在接受免费健康检查方面，有65.0%的流动儿童在过去一年中接受了免费健康检查。多数父母认为儿童体检没有必要，这种落后的医疗保健观念会影响儿童接受健康检查，造成这一比例相对较低；还有部分家长因对免费健康体检政策内容不了解，这也可能导致其未带孩子进行免费的健康体检（王媛，2013；倪冰莹，2019）。上述统计结果表明，湖北省应进一步完善针对流动儿童开展免费健康检查的公共卫生服务体系，并向流动儿童监护人开展定期健康宣教，以尽量提高流动儿童接受免费健康检查的比例。

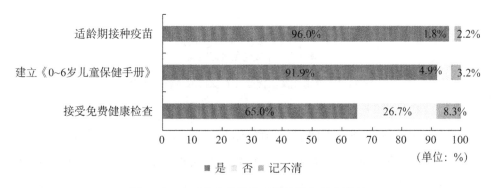

图11-1 流动儿童接受儿童保健服务基本情况

图 11-2 显示了流动儿童接受保健服务的性别差异情况。在常规疫苗接收方面，流动男孩在适龄期已接种常规疫苗占流动男孩调查总人数的 96.0%，而流动女孩在适龄期已接种常规疫苗占流动女孩调查总人数的 96.1%。在建立儿童保健手册方面，流动男孩已建立手册人数占调查总人数的 92.4%，相比之下，流动女孩占比是 91.4%，这表明男孩的保健手册建立数量较女孩高。在接受免费健康检查方面，流动男孩已接受健康检查人数占调查总人数的 66.4%，流动女孩占比则仅为 63.6%，这表明男孩在接受健康检查方面较女孩略高。差异性检验结果表明，不同性别的流动儿童接种疫苗和建册情况的差异并无统计学意义，这可能与当下大多数家庭中家长对男孩和女孩的重视程度相同有关（鲍建敏，2013）。

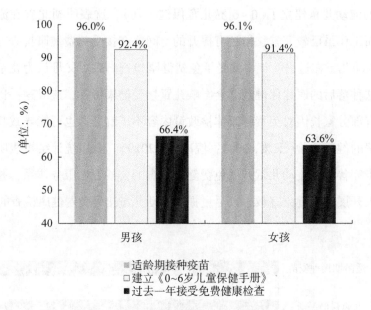

图 11-2　流动儿童已接受儿童保健服务性别比例

图 11-3 进一步描述了不同居住地的流动儿童保健服务利用的分布特征。具体而言，在适龄期接种疫苗方面，对于已接受此项儿童保健服务的流动儿童，现居地在本地的占比为 85.7%，现居地在户籍地的占比 14.0%，现居地为其他地方的有 0.3%。在建立儿童保健手册方面，已接受此项儿童保健服务的流动儿童现居地在本地的占比为 86.7%，现居地在户籍地的占比 12.9%，现居地为其他地方

的有 0.4%。在接受免费健康检查方面，已接受此项儿童保健服务的流动儿童现居地在本地的占比为 86.9%，现居地在户籍地的占比 12.7%，现居地为其他地方的有 0.4%。既往研究表明（黄爱群，2007），流动儿童在现居地的时间越长，其疫苗接种率和建卡率倾向于越高，这说明在现居地的流动儿童接受本地儿童保健服务的机会也越多。以上数据显示，多数流动儿童接受儿童保健服务均在本地，这与以往研究结果保持一致。

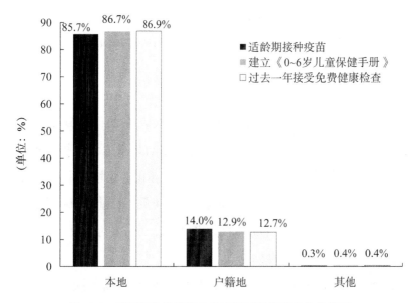

图 11-3 不同居住地的流动儿童接受保健服务分布特征

二、流动儿童接受保健服务利用的变化趋势分析

图 11-4 显示了近年来我国流动儿童接受保健服务状况的变动特征。数据结果表明，不同保健服务利用率整体上呈现持续上升的趋势，但 2015 年之后的增幅变化并不大。具体而言，流动儿童保健服务的利用情况表现出以下三个方面的主要特征。

第一，适龄期接种疫苗比例最高，呈现逐年上升但增幅渐趋平稳趋势。2014

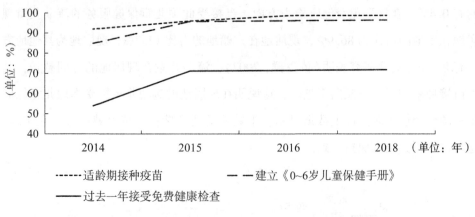

图 11-4　接受儿童保健服务利用随时间的变化趋势

年已经接种国家规定疫苗的流动儿童占比为 91.9%，2015 年的占比为 96.0%，2016 年的占比为 98.7%，2018 年的占比为 98.8%。从 2014 年到 2016 年，流动儿童适龄期接种疫苗比例增加了近 7%，说明流动儿童适龄期接种疫苗工作自 2014 年以来得到了有效落实。2018 年与 2016 年相比，仅增加了 0.1%，这可能是由于适龄儿童疫苗接种率已经处于较高水平。可见，目前正值提高流动儿童疫苗接种率的深水期，提高接种率的难度逐渐加大，还需要付出更大努力以实现流动儿童疫苗接种率 100.0% 的目标。

　　第二，建立儿童保健手册比例较高，呈现先迅速增长后渐趋平稳趋势。数据显示，流动儿童已经建立《0～6 岁儿童保健手册》情况相对较好，但还有一定的提升空间。2014 年已经建立《0～6 岁儿童保健手册》的流动儿童占比为 84.9%，2015 年的占比为 95.7%，2018 年的占比为 96.5%。2015 年较 2014 年增加了 10.8%，增幅较大；而 2018 年与 2015 年相比，两年时间间隔仅增加了 0.8%，增幅趋势渐趋平缓。流动儿童因其流动的不确定性，导致建册率未达到 100.0%，这也与各地区对流动儿童的电子档案管理工作没有进行系统互通有关。

　　第三，接受免费健康检查比例较低，但呈逐年上升趋势。数据显示，流动儿童接受免费健康检查占比都相对较低。2014 年接受免费健康检查的流动儿童占比为 53.9%，2015 年的占比为 71.2%，2018 年的占比为 71.8%。2015 年较 2014 年增加了 17.3%，增幅较大；而 2018 年较 2015 年，三年间隔仅增加了 0.6%，增幅明显放缓。在"十四五"规划相关文件中，强调了基本公共卫生服务"补短板强弱项提质量"的发展目标。鉴于此，在后续开展流动儿童保健服务工作中，应该进一步加强健康检查的政策宣传，以切实提高这项工作的均等化水平。

三、流动儿童保健服务利用的影响因素分析

现有研究表明，流动儿童接受儿童保健服务利用情况受到其人口学特征、父母条件、社会经济地位等因素的影响（黄爱群，2007；陈笑辉，2008；闫淑娟，2011；胡琪，2012；鲍建敏，2013；王媛，2013）。参考相关研究的发现，本小节拟先从流动儿童所在家庭的社会经济地位、父母户籍性质、教育程度等方面展开分析。在此基础上，还将探讨流动儿童父母在本地长期居住意向、建档情况及流动原因对保健服务利用的影响效应，以便于更全面地理解流动儿童保健服务利用的影响因素。下文将具体从六个方面来报告本研究的实证发现。

（一）低收入家庭流动儿童接受儿童保健服务利用率低

表 11-1 显示了不同月收入家庭的流动儿童接受保健服务基本特征。分析发现，在已经接种国家规定疫苗的流动儿童中，疫苗利用率最高的为家庭人均月收入 10000 元以上的家庭（96.7%），利用率最低的为 5000 元以下的家庭（95.4%）。在已经建立《0～6 岁儿童保健手册》的流动儿童中，利用率最高的为月收入在 5000～10000 元的家庭（93.1%），利用率最低的为月收入 5000 元以下的家庭（89.9%）。其次，在已接受免费健康检查的流动儿童中，利用率最高的组别为家庭人均月收入在 10000 元以上（71.0%），利用率最低的组别为家庭人均月收入 5000 元以下（62.0%）。数据结果表明，低收入家庭中流动儿童接受儿童保健服务利用率相对更低。因此，家庭收入是影响流动儿童接受保健服务的因素之一，这也与相关的研究结果保持一致（陆碧茹，2007；鲍建敏，2013）。今后针对低收入的流动家庭有必要给予更高的关注，积极开展儿童定期检查提醒服务，从而帮助提高流动儿童父母的健康保健意识。

表 11-1 不同月收入家庭的流动儿童接受保健服务情况

影响因素	适龄期接种疫苗			儿童保健手册			免费健康检查		
	调查人数	接种人数	%	调查人数	建册人数	%	调查人数	检查人数	%
≤5000 元	3379	3224	95.4	2680	2410	89.9	2680	1661	62.0
5000~10000 元	3422	3302	96.5	2559	2382	93.1	2559	1712	66.9
>10000 元	689	666	96.7	500	481	91.9	500	355	71.0
χ^2	6.010			31.198			22.722		
p	0.050			0.000			0.000		

(二)非农户父亲其子女接受儿童保健服务利用率高

表 11-2 显示了父母户口性质与子女接受保健服务的关系特征。分析数据表明，母亲户口性质会影响流动儿童保健服务利用率：对流动儿童疫苗接种利用率最高的为非农户(96.8%)；已经建立《0~6 岁儿童保健手册》的流动儿童中，利用率最高的为非农户(93.9%)；已接受免费健康检查的流动儿童中，利用率最高的为非农户(66.7%)。与此同时，父亲户口性质也会影响流动儿童接受保健服务：已经接种所有国家规定疫苗的流动儿童中，利用率最高的为非农户(96.8%)；已经建立《0~6 岁儿童保健手册》的流动儿童中，利用率最高的为非农户(94.5%)；已接受免费健康检查的流动儿童中，利用率最高的同样为非农户(68.7%)。此外，还探讨了父母户籍性质对流动儿童接受保健服务的影响效应，结果显示父亲户籍性质对流动儿童接受保健服务的影响力更大。对于非农户的父亲而言，其子女接受儿童保健服务利用率明显会更高。

表11-2　　　　　父母户口性质不同的流动儿童接受保健服务情况

影响因素		适龄期接种疫苗			儿童保健手册			免费健康检查		
		调查人数	接种人数	%	调查人数	建册人数	%	调查人数	检查人数	%
母亲	农户	6255	5996	95.9	4804	4395	91.5	4804	3104	64.6
	非农户	1235	1196	96.8	935	878	93.9	935	624	66.7
	χ^2值	2.6076			6.1310			1.5529		
	p值	0.106			0.013			0.213		
父亲	农户	6027	5776	95.8	4644	4238	91.3	4644	2976	64.1
	非农户	1463	1416	96.8	989	935	94.5	1095	752	68.7
	χ^2	6.197			12.646			8.212		
	p	0.095			0.000			0.004		

(三)父母教育程度高的流动儿童接受保健服务利用率高

表11-3显示了家庭教育背景对流动儿童接受保健服务的影响情况。结果显示出，父亲和母亲的教育程度不同，流动儿童在接种国家规定疫苗、建立《0~6岁儿童保健手册》以及接受免费健康检查等服务项目利用情况也会存在一定差异，且随着家长受教育程度的提升，其子女接受儿童保健服务的利用率倾向于越高。研究还发现，在流动儿童接种疫苗方面，父母文化程度为高中和大学及以上的利用率差距不大，这反映出虽然流动儿童接受保健服务的情况随着父母受教育水平的提升有所增加，但由于疫苗的宣传力度及国家相关政策的实施，使儿童接种疫苗工作完成较好，这也与已有研究发现相一致(段成荣，2004；黄爱群，2007；鲍建敏，2013)。

表 11-3　　　　　父母教育程度不同的流动儿童接受儿童保健服务情况

影响因素		适龄期接种疫苗			儿童保健手册			免费健康检查		
		调查人数	接种人数	%	调查人数	建册人数	%	调查人数	检查人数	%
母亲	小学及以下	204	187	91.7	159	140	88.1	159	89	56.0
	初中	3680	3518	95.6	2901	2611	90.0	2901	1712	62.5
	高中	2316	2244	96.9	1708	1604	93.9	1708	1144	67.0
	大学及以上	1290	1243	96.4	971	918	94.5	971	683	70.3
	χ^2值	16.820			35.483			29.002		
	p 值	0.001			0.000			0.000		
父亲	小学及以下	184	171	92.94	146	126	86.3	146	77	52.7
	初中	3550	3390	95.5	2771	2503	90.3	2771	1738	62.7
	高中	2322	2243	96.6	1752	1628	92.9	1752	1175	67.1
	大学及以上	1434	1388	96.8	1070	1016	95.0	1070	738	69.0
	χ^2	11.433			31.130			26.662		
	p	0.010			0.000			0.000		

(四) 父母有意向在本地长期居住的流动儿童接受保健服务利用率高

表 11-4 显示了父母本地居留意愿与流动儿童接受保健服务的关系特征。结果显示出，父母有意向在本地长期居住，其子女接受疫苗接种、免费健康检查以及建立《0~6 岁儿童保健手册》的情况越好。从理论上看，父母有意向在本地长期居住，那么他们对当地儿童保健相关政策的关注度就会提高，这使得本地居留意愿因素会影响儿童保健服务的利用率。相关研究表明，我国当前存在流动儿童在流入地长期居住的趋势(余志涛，2008；段成荣，吕利丹，王宗萍，2013)，这将有利于流动儿童接受更完善、长期的保健服务。各地政府也应该制定针对流动儿童这一特殊人群的卫生保健服务，以此来保证二代移民的身心健康。

表 11-4   本地长期居住意向不同的流动儿童接受儿童保健服务情况

	适龄期接种疫苗			儿童保健手册			免费健康检查		
	调查人数	接种人数	%	调查人数	建册人数	%	调查人数	检查人数	%
打算	5101	4927	96.6	3846	3610	93.9	3846	2548	66.3
不打算	576	550	95.5	486	431	88.7	486	321	66.1
没想好	1813	1715	94.6	1407	1232	87.6	1407	859	61.1
χ^2	14.393			60.105			12.509		
p	0.001			0.000			0.002		

(五)已经建档家长的子女接受儿童保健服务利用率更高

表 11-5 分析了家庭建档因素与子女接受保健服务的关系。在接种国家规定疫苗方面，利用率最高的组别为家长在本地已经建立居民健康档案(97.1%)，利用率最低的组别为家长不清楚健康档案(93.5%)。在建立《0~6 岁儿童保健手册》方面，利用率最高的组别为家长在本地已经建立居民健康档案(94.2%)，利用率最低的组别为家长不清楚健康档案(86.3%)。在接受免费健康检查方面，利用率最高的组别为家长在本地已经建立居民健康档案(71.7%)，利用率最低的组别为家长不清楚健康档案(52.5%)。上述结果显示出对于已经建档的家长，其子女接受儿童保健服务利用的可能性明显更高。家长在本地建档有助于基层卫生工作人员对其家庭状况进行动态监测，其子女接受儿童保健服务的情况也引起会医务工作者的更多关注。因此，家长的建档情况对儿童接受保健服务具有一定的影响。

(六)父母因婚嫁流动，其子女接受儿童保健服务利用率高；母亲随同流动和父亲务工经商流动，其子女接受儿童保健服务利用率低

表 11-6 分析了父母流动原因与其子女接受保健服务的关系。母亲流动原因具体描述如下。除其他原因外，已经接种目前年龄应该接种所有国家规定疫苗的流动儿童中(见表 10-6)，利用率最高的为其母亲因婚嫁流动(98.3%)，利用率

表 11-5　　　　家长建档情况不同的流动儿童接受儿童保健服务情况*

	适龄期接种疫苗			儿童保健手册			免费健康检查		
	调查人数	接种人数	%	调查人数	建册人数	%	调查人数	检查人数	%
没建没听说过	905	855	94.5	817	735	90.0	817	477	58.4
没建但听说过	1158	1098	94.8	1040	942	90.6	1040	610	58.7
已经建立	4517	4385	97.1	3074	2896	94.2	3074	2205	71.7
不清楚	851	796	93.5	749	646	86.3	749	393	52.5
χ^2	36.856			60.615			146.755		
p	0.000			0.000			0.000		

注：*表示有缺失数据，其中适龄期接种疫苗、儿童保健手册、免费健康检查分别缺失59个样本。

最低的为随同流动(94.4%)；已经建立《0~6岁儿童保健手册》的流动儿童中，利用率最高的为其母亲因婚嫁流动(95.2%)，利用率最低的为随同流动(90.0%)；已接受免费健康检查的流动儿童中，利用率最高的为其母亲因婚嫁流动(68.4%)，利用率最低的为随同流动(63.2%)。结果显示，在接受儿童保健服务的流动儿童中，母亲因婚嫁流动，子女接种国家规定疫苗的比例为98.3%，建立《0~6岁儿童保健手册》的比例为95.2%，接受免费健康检查的比例为68.4%。相较而言，母亲因随同流动会减低子女对保健服务的利用率。另外，父亲流动原因也会对子女保健服务利用产生影响，其中因婚嫁原因流动的子女接受保健服务的利用率较高，因务工经商原因流动的子女接受保健服务的利用率最低。从理论上分析，父母因婚嫁流动，由于需长时间在流入地生存，故对子女的保健服务利用情况会更为关注，这有利于提高儿童保健服务的利用率。而在母亲随同流动时，由于对流入地相关政策的了解程度可能有限，会影响其子女接受儿童保健服务。最后，父亲因务工经商发生流动，这也可能导致过于关注经济回报，从而降低了对子女保健服务的重视程度。

表 11-6 　　　　　父母流动原因不同的流动儿童接受儿童保健服务情况

影响因素		适龄期接种疫苗			儿童保健手册			免费健康检查		
		调查人数	接种人数	%	调查人数	建册人数	%	调查人数	检查人数	%
母亲	务工经商	2960	2849	96.3	2450	2266	92.5	2450	1598	65.2
	随同流动	2849	2689	94.4	2399	2158	90.0	2399	1515	63.2
	婚嫁	1207	1186	98.3	693	660	95.2	693	474	68.4
	其他	474	468	98.7	197	189	95.9	197	141	71.6
	χ^2值	45.365			27.973			10.908		
	p值	0.000			0.000			0.012		
父亲	务工经商	5674	5424	95.6	4771	4355	91.3	4771	3075	64.5
	随同流动	1247	1208	96.9	606	568	93.7	606	404	66.7
	婚嫁	239	234	97.9	145	139	95.9	145	99	68.3
	其他	330	326	98.8	217	211	97.2	217	150	69.1
	χ^2	13.916			16.498			3.670		
	p	0.003			0.001			0.299		

四、提升流动儿童保健服务利用率的政策建议

本章使用 2014 年、2015 年、2016 年和 2018 年全国流动人口动态监测调查数据中的湖北省数据，同时结合本课题组在湖北十堰和襄阳获得的调研资料，深入考察了流动儿童在适龄期接种常规疫苗、接受免费健康检查、建立《0~6 岁儿童保健手册》的现状特征及其影响因素。基于以上实证分析结果，提出如下旨在提升流动儿童保健服务利用率的对策性建议。

(一) 摸清流动儿童接种规律，利用节假日开展查漏补种工作

掌握流动儿童接种疫苗的规律和特点，有利于提高这一特殊人群接种疫苗的利用率。调研过程中发现，在儿童接种方面各级单位都比较重视，尤其是自新冠疫情发生以来，家长更加关注孩子的免疫接种状况。与此同时，基层医务工作者

到接种期会主动电话通知家长带孩子打疫苗，妇幼保健院也会承担一定的工作，这使得该项目目前来看难度系数较小，进展也较为顺利。但流动儿童因其特殊的人口流动属性，还是会有漏种的情况出现。今后应该定期开展查漏工作，将漏管、漏种的流动儿童及时纳入管理(岳亿玲，2005；王宗萍，2015)，并采取上门接种、门诊接种等多种服务形式为其进行疫苗接种。此外，还可以针对性地选择流动儿童集中的时间(如寒暑假或周末)开展疫苗漏种排查工作，以此来提高儿童疫苗接种率。

(二)关注流动儿童家长的就业问题，帮助推动流动儿童免费健康检查服务效率

健康检查可以对流动儿童的潜在疾病实现"三早"(早发现、早诊断、早治疗)的预防作用。基本公共卫生服务中针对儿童这一特殊人群有专门的服务内容，比如开展免费健康检查。调查数据显示，湖北省流动儿童利用免费健康检查的服务成效并不理想，而其家长的职业特征会对该项服务的开展产生显著影响。因此，有必要对流动儿童的家长开展定期的职业培训，增强其职业素养，提高他们的薪资待遇，这么做既让流动人口"富口袋"也能让其"富脑袋"(陈晓艳，2009)。随着家庭经济水平的提高，父母对儿童的健康关注度也会增强，这将有利于流动儿童接受免费健康检查工作的开展。

(三)多渠道、多样化开展流动儿童保健服务的宣教工作，解决好父母保健知识匮乏导致流动儿童接受保健服务利用率低的现象

开展流动儿童家长的宣传教育工作，有助于调动家长们的积极性，使他们主动参与到流动儿童的保健服务工作中(王宗萍，2015；张丽，2015)。调研过程中发现，十堰市一家卫生服务中心开展的健康教育服务目前相对完善。该中心设置了专门的宣讲教室，定期对居民进行健康教育，而且还有专门普及知识的宣讲微信群、微信公众号等，居民接收知识的渠道多、信息量大、信息面广，这有利于提高居民的健康素养。针对流动人口的健康知识宣教工作有一定难度，可以效仿上述宣传方式以提高健康知识的宣传成效。调查数据显示，家长的本地长期居住意向和流动儿童的现居地对接受儿童保健服务都有影响。鉴于此，今后需要因地

制宜地创建适合本地区流动人口健康知识宣教平台，尤其是针对流动儿童家长的相关知识宣教。做好、做大、做优健康知识宣教工作，提高流动儿童家长的健康知识素养，有利于提升流动儿童对基本公共卫生服务的利用率。

(四)提高流动儿童及其父母的建册、建档率，加强流动儿童的保健服务利用效率

数据显示，家庭收入、父母教育程度、户口性质、流动原因等因素都会对流动儿童建档有所影响，而流动儿童在适龄期接种疫苗、建立《0~6岁儿童保健手册》以及接受免费健康检查也会受家长建档情况的影响。因此，在健康建档方面，还需要完善当前健康档案的相关政策，提高健康档案的知晓率与影响力，加快实现流动儿童接受保健服务的均等化。

(五)努力建设全国基本公共卫生服务监测联网系统，促进流动儿童保健服务信息的共用共享

课题组在调研过程中发现，湖北省目前有全省通用的妇幼系统，可以实现在妇幼保健方面的信息互通，这有利于流动儿童在适龄期接种疫苗的全面覆盖。但是，目前全国还没有一个通用的系统，导致难以及时掌握跨省流动儿童的保健服务状况。鉴于此，可以考虑构建全国通用的公共卫生服务监测系统，这一方面减轻了基层公共卫生人员填报信息的压力，另一方面也有利于基本公共卫生服务均等化的进一步实现。值得强调的是，在建立全国通用信息系统的同时也要有成熟的监管制度，严格保护入网流动人口的私密信息，警惕流动人口的信息泄露风险。

(六)适当简化流动儿童接受保健服务的信息上报流程，减轻基层工作人员的非必要工作

课题组在调研过程中发现，当前湖北省在基本公共卫生服务方面建立的系统众多，在流动儿童的信息上报方面也存在此类问题，常常出现将一些信息在多个系统中重复填报，这无疑加大了基层工作者的工作量。今后可以尝试将基本公共卫生服务的信息系统进行整合，优化儿童保健、妇女保健、传染病等常规项目在

同一信息系统中的操作流程。通过构建一个信息互通、全方位、高层次的基本公
共卫生服务利用信息系统，可以使工作人员将更多的时间和精力用于提供更高质
量的保健服务。

第十二章　流动老人基本公共卫生服务利用

近年来,随着我国城镇化和人口老龄化进程的不断发展,流动老人的规模逐渐扩大。流动老人数量占全国流动人口的比例从 2005 年的 5.8% 增至 2015 年的 7.2%(国家卫生和计划生育委员会流动人口司,2018a)。既往针对流动人口的研究多以劳动年龄人口为主,使得流动老人成为了未被充分关注的边缘化群体。流动老人由于同时面临着老龄化和流动性的双重劣势,其健康状况令人担忧,对于卫生服务和健康的需求也与劳动年龄人口有所不同(裘奕嘉,2019)。此外,流动老人较低的基本公共卫生服务利用率也在一定程度上加剧了其健康不平等,构成了基本公共卫生服务均等化政策实施进程中的一个薄弱环节(王泳仪,2017)。2015 年全国流动人口动态监测增加了流动老人的信息,调查了流动老人的生活和医疗卫生服务状况。本章将重点探讨流动老人基本公共卫生服务利用和自评健康状况,以社会人口学特征、流动特征、社会经济及行为特征作为解释框架,考察流动老人基本公共卫生服务利用和自评健康的相关因素,以进一步剖析流动老人面临的主要问题,从而为促进流动老人健康改善提供政策借鉴。

一、流动老人的基本情况

本章使用了 2015 年全国流动人口动态监测调查数据,研究对象为 60 周岁及以上的流动老人。在剔除了关键变量缺失的个案后,最终获得有效样本 4685 个。下文将基于流动老人调查资料,对这一群体的生活境遇与健康状况进行描述性分析。

(一)社会人口学特征

在 2015 年流动老人调查中,受访老人的平均年龄为 66.26 岁,61.0% 为男性，男女性别比为 156.4，高于户籍老人的性别比。受教育程度以小学为主，占 38.8%，其次是初中文化程度，占 30.0%，表明流动老人的文化程度普遍较低，且流动老年男性的文化程度整体高于流动老年女性。从户籍类型来看，60.9%的流动老人来自农村，表明乡—城流动是其主要流动方向；婚姻状况以在婚为主，占 81.4%，且流动老年男性的在婚比例显著高于流动老年女性(见表 12-1)。

表 12-1　　　　　　　　流动老人基本特征的性别差异比较

变量	性别			χ^2/t	p
	总体	女性	男性		
年龄(年)	66.26±5.67	66.17±5.58	66.32±5.72	−0.884	0.377
文化程度				194.186	<0.001
未上小学	13.1%	20.8%	8.2%		
小学	38.8%	40.7%	37.6%		
初中	30.0%	23.7%	34.0%		
高中及以上	18.0%	14.8%	20.1%		
户口				1.403	0.236
农业	60.9%	59.9%	61.6%		
非农业	39.1%	38.4%	40.1%		
婚姻状况				108.378	<0.001
单身	18.6%	25.9%	13.8%		
在婚	81.4%	74.1%	86.2%		

注：在婚包括初婚和再婚，单身包括未婚、离婚和丧偶。

(二)人口流动特征

调查数据显示，41.5%和 32.6%的流动老人流入了西部和东部地区，在国家规划和政策带动下，西部地区对流动老人的吸引力逐渐增加，而东部地区经济相对发达也吸引了大量的流动老人。在流动范围方面，流动老人以跨省流动为主，占 42.2%，而省内跨市和市内跨县相对较少，分别为 31.4%和 26.4%；流动老人在流入地的平均居留时间约为 6.9 年，超六成的流动老人本地居留时间在 3 年及以上。总体而言，流动老人在流入地的居留年限较长，稳定性较强(见图12-1)。在流动原因方面，务工经商是老人流动的首要因素(33.4%)，说明相当数量的流动老人并未退出劳动力市场；其次是养老，超三成的老人是为了更好的养老而流动；照顾晚辈也是老人流动的主要原因，15.7%的老人为了照顾孙辈而流动，7.6%的老人为了照顾子女而随迁。总体来说，影响老人流动的原因是多元化的(见图12-2)。

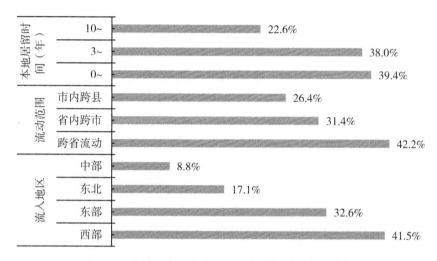

图 12-1　流动老人的流入地区、流动范围、本地居留时间

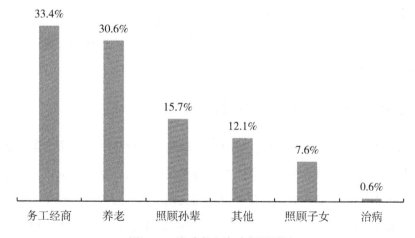

图 12-2　流动老人流动主要原因

(三) 社会经济及行为特征

数据显示，68.8%的流动老人家庭平均月收入在 5000 元以下，说明流动老人的经济状况普遍较差。流入地的朋友数量可以反映了流动老人的社会交往状况，其在流入地的平均朋友个数为 8.49 人，其中流动老年男性在流入地的朋友数量(8.93 个)显著多于流动老年女性(7.83 个)，说明流动老年女性在流入地的社会网络规模萎缩更严重。此外，流动老人平均每天锻炼时间为 66.22 分钟，无显著的性别差异(见表 12-2)。

表 12-2　　　　　流动老人社会经济及行为特征的性别差异

变量	性别			t/χ^2	p
	总体	女性	男性		
家庭平均月收入(元)				0.769	0.681
0~3000	38.4%	38.4%	38.4%		
3000~5000	30.4%	29.8%	30.8%		
>5000	31.1%	31.8%	30.7%		
流入地朋友个数	8.49±10.96	7.83±10.07	8.93±11.49	-3.452	0.001
平均每天锻炼时间(分钟)	66.22±45.20	66.50±45.43	66.03±45.06	0.346	0.730

在流动老人的经济来源方面，退休金/养老金是最主要的来源途径，占 39.9%。其次，超三成依靠劳动收入，另外仍有 22.2%的流动老人需要其他家庭成员的经济支持，这说明流动老人在经济上的自我支持能力不足(见图 12-3)。

(四) 基本公共卫生服务利用现状

本部分主要从免费健康体检、健康档案和健康教育三个方面来衡量流动老人基本公共卫生服务利用状况。健康体检有助于流动老人尽早发现健康维持存在的潜在风险因素，但数据显示，仅有 35.6%的流动老人在过去一年接受过免费的健康体检，7.0%的流动老人表示记不清楚，表明流动老人健康免费体检利用率较低。33.5%的流动老人在居住的社区建立了健康档案，没建健康档案的(包含没

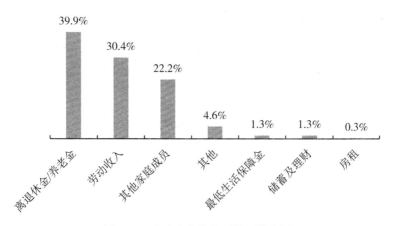

图 12-3 流动老人最主要的经济来源

建、没听说过和没建、但听说过的)流动老人占 50.6%，另有 15.9%的流动老人不清楚是否建立健康档案，表明流动老人建档水平不高(见图 12-4)。

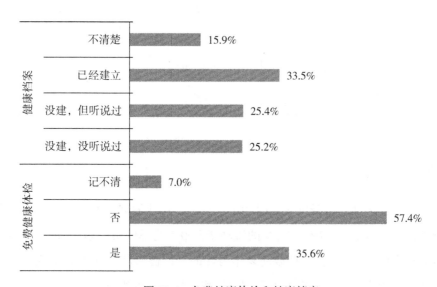

图 12-4 免费健康体检和健康档案

流动老人在流入地接受的平均健康教育数目为 3.57 种，流动老人所接受的健康教育呈现梯度分布的特点，第一个梯度是营养健康知识、控制吸烟和慢性病防治健康知识，这些健康知识的获得比例相对较高(>50%)；第二个梯度是结核病防治、性病/艾滋病防治、其他传染病防治和生殖与避孕/优生优育相关知识，这些健康知识的获得比例在30%左右；职业病防治和精神病障碍防治健康知识是第三个梯度，这些健康知识的获取比例相对较低(<25%)(见表12-3)。因此，流动老人的基本公共卫生服务利用率较低。

表 12-3　　　　　　　　　　流动老人健康教育接受情况

变量	未接受	接受
职业病防治	76.3%	23.7%
营养健康知识	33.4%	66.6%
生殖与避孕/优生优育	69.4%	30.6%
慢性病防治	47.5%	52.5%
控制吸烟	42.7%	57.3%
精神病障碍防治	82.5%	17.5%
结核病防治	61.5%	38.5%
性病/艾滋病防治	64.4%	35.6%
其他传染病防治	65.3%	34.7%

(五) 健康状况

健康自评是个体对自身健康状况的主观评价，自评为健康或者基本健康的老年人分别占45.7%和44.7%，9.5%的流动老人报告为不健康(包括不健康但生活可以自理和生活不能自理)，且流动老年男性的自评健康状况显著好于流动老年女性。此外，相当数量的流动老人受到慢性病困扰，确诊患有高血压或2型糖尿病的流动老人占19.1%，流动老年女性(22.4%)患病率显著高于男性(17.0%)；8.0%的流动老人在调查当年住过院，表明流动老人的客观健康风险突出，有较高的基本公共卫生服务需求(见表12-4)。

表 12-4   流动老人健康状况

变量	性别			χ^2	p
	总体	女性	男性		
医生确诊的高血压或 2 型糖尿病				21.205	<0.001
否	80.9%	77.6%	83.0%		
是	19.1%	22.4%	17.0%		
最近一年住院					
否	92.0%	91.2%	92.5%	2.552	0.110
是	8.0%	8.8%	7.5%		
自评健康				39.418	<0.001
健康	45.7%	40.4%	49.2%		
基本健康	44.7%	48.1%	42.5%		
不健康，但生活可以自理	8.6%	10.2%	7.5%		
生活不能自理	0.9%	1.2%	0.7%		

二、流动老人基本公共卫生服务利用的影响因素

(一)免费健康体检的影响因素分析

1. 个体特征对免费健康体检的影响

由于记不清过去一年是否接受免费健康体检的流动老人所占比例较小，在下文中将其处理成缺失变量。单因素分析显示，年龄较大的流动老人免费健康体检的利用率较高，表明我国针对老年人(65 周岁及以上)免费健康体检的政策取得了一定成效。非农业户口的流动老人(41.9%)接受免费健康体检的比例显著高于农业户口(36.0%)，性别和婚姻状况不影响流动老人是否接受免费健康体检(见表 12-5)。

表 12-5　　　　　　　　流动老人基本特征与免费健康体检

变量	免费体检		t/χ^2	p
	否	是		
年龄(年)	66.56±5.67	66.05±5.62	2.906	0.004
户口			15.281	<0.001
农业	64.0%	36.0%		
非农业	58.1%	41.9%		
性别			0.971	0.325
女性	60.8%	39.2%		
男性	62.3%	37.7%		
婚姻状况			0.407	0.524
单身	60.7%	39.3%		
在婚	61.9%	38.1%		

注：在婚包括初婚和再婚，单身包括未婚、离婚和丧偶。

2. 流动特征对免费健康体检的影响

市内跨县、省内跨市和跨省流动的老人免费健康体检接受率分别为44.6%、41.2%和32.1%，表明随着流动距离的增加，流动老人免费健康体检接受率下降。这可能是近距离流动的老人信息利用渠道较为通畅。流动主要原因为养老的流动老人免费健康体检接受率最高，为43.0%；务工经商的流动老人免费健康体检接受率最低，为34.7%。流入到西部地区的老年人免费健康体检接受率最高，为45.6%；其次为中部地区，为41.3%；东部地区最低，为27.5%。这种地域上的差异可能是由于东部地区经济发展水平较高，使得流入东部地区的老人更可能找到基本公共卫生服务的替代品(宋月萍，2021)(见表12-6)。

表 12-6　　　　　　　　　流动老人流动特征与免费健康体检

变量	免费体检			
	否	是	χ^2	p
流动范围			54.363	<0.001
跨省	67.9%	32.1%		
省内跨市	58.8%	41.2%		
市内跨县	55.4%	44.6%		
本地居留时间(年)			6.002	0.050
0~3	63.8%	36.2%		
3~10	59.7%	40.3%		
>10	61.5%	38.5%		
流动主要原因			21.191	<0.001
务工经商	65.3%	34.7%		
照顾晚辈	63.1%	36.9%		
养老	57.0%	43.0%		
其他	61.2%	38.8%		
流入地区			110.658	<0.001
东部	72.5%	27.5%		
中部	58.7%	41.3%		
西部	54.4%	45.6%		
东北	60.9%	39.1%		

注：照顾晚辈包含照顾子女和照顾孙辈。

3. 社会经济地位及行为对免费健康体检的影响

调查显示，接受免费健康体检的流动老人平均每天锻炼时长比未接受免费健康体检的流动老人多 12.70 分钟。未上小学的流动老人免费健康体检接受率最低，为 35.2%，初中文化程度的流动老人免费健康体检的接受率最高，为 42.0%。劳动收入作为主要经济来源的流动老人免费体检接受率最低，为 34.0%；离退休金/养老金作为主要经济来源的流动老人免费体检接受率最高，43.2%。究其原因，可能是经常锻炼和社会经济地位高的流动老人健康素养相对较高，更加注重自身健康。此外，流入地朋友个数对流动老人免费健康体检具有促进作用，流入地朋友个数多的流动老人容易在流入地重构其社会网络关系，卫生信息来源也相对较多，进而促进其参与免费健康体检(何南芙,2021)(见表12-7)。

表 12-7　　　　　　　　流动老人社会经济地位及行为与免费健康体检

变量	免费体检			
	否	是	t/χ^2	p
平均每天锻炼时间(分钟)	62.01±44.82	74.71±45.53	9.003	<0.001
流入地朋友个数	7.86±10.91	9.74±11.30	5.458	<0.001
文化程度			11.456	0.010
未上小学	64.8%	35.2%		
小学	63.0%	37.0%		
初中	58.0%	42.0%		
高中及以上	62.8%	37.2%		
家庭平均月收入(元)			5.466	0.065
0~3000	60.3%	39.7%		
3000~5000	60.9%	39.1%		
>5000	64.3%	35.7%		
主要经济来源			32.206	<0.001
劳动收入	66.0%	34.0%		
离退休金/养老金	56.8%	43.2%		
家庭其他成员	64.6%	35.4%		
其他	62.5%	37.5%		

4. 影响流动老人免费健康体检的多因素分析

在控制其他变量后，流动范围、流入地区、平均每天锻炼时间、流入地朋友个数和主要经济来源可以显著影响流动老人的免费健康体检利用情况。具体来说，市内跨县的流动老人接受免费健康体检的比例是跨省流动的1.260倍，流入东部地区的老人接受免费健康体检的比例显著低于其他地区，主要经济来源是离退休金/养老金的流动老人接受免费健康体检的比例是劳动收入人群的1.317倍。此外，分析指出，平均每天锻炼时间越多的流动老人，其接受免费健康体检的比例越多；流入地朋友数量越多，流动老人接受免费健康体检的比例越高(见表12-8)。

表 12-8　　　　流动老人免费健康体检多因素 Logistic 回归分析

因素	B	OR（95% CI）	p
年龄	0.009	1.009 (0.997, 1.022)	0.140
农业（参照组：非农业）	0.002	1.002 (0.836, 1.200)	0.987
流动范围（参照组：跨省）			
省内跨市	0.138	1.148 (0.977, 1.349)	0.093
市内跨县	0.231	1.260 (1.064, 1.491)	0.007
流动主要原因(参照组：务工经商)			
照顾晚辈	−0.013	0.987 (0.767, 1.272)	0.922
养老	0.031	1.031 (0.801, 1.328)	0.811
其他	−0.084	0.920 (0.699, 1.209)	0.548
流入地区(参照组：东部)			
中部	0.643	1.901 (1.476, 2.450)	<0.001
西部	0.695	2.004 (1.691, 2.376)	<0.001
东北	0.435	1.545 (1.262, 1.892)	<0.001
平均每天锻炼时间(分钟)	0.005	1.005 (1.003, 1.006)	<0.001
流入地朋友个数	0.009	1.009 (1.003, 1.015)	0.004
文化程度（参照组：未上小学）			
小学	0.024	1.024 (0.833, 1.260)	0.821
初中	0.216	1.241 (0.991, 1.555)	0.060
高中及以上	−0.048	0.953 (0.733, 1.238)	0.719
主要经济来源(参照组：劳动收入)			
离退休金/养老金	0.276	1.317 (1.005, 1.727)	0.046
家庭其他成员	0.004	1.004 (0.768, 1.313)	0.975
其他	0.063	1.065 (0.780, 1.455)	0.692
医生确诊的高血压或2型糖尿病(参照组：否)	0.127	1.136 (0.966, 1.335)	0.122

(二)建立健康档案的影响因素分析

1. 个体特征对建立健康档案的影响

数据显示，在本地居住社区建立健康档案的流动老人年龄较大，可能是因为年龄大的流动老人对卫生服务和健康的需求增加。另外，非农业户口的流动老人(37.8%)建立健康档案的比例显著高于农业户口(30.8%)，而性别和婚姻状态不会影响流动老人是否建立健康档案(见表12-9)。

表 12-9　　　　　　　　　　流动老人基本特征与健康档案

变量	健康档案			
	否	是	t/χ^2	p
年龄	66.05±5.60	66.66±5.78	−3.428	0.001
性别			2.182	0.140
女性	65.2%	34.8%		
男性	67.3%	32.7%		
户口			24.700	<0.001
农业	69.2%	30.8%		
非农业	62.2%	37.8%		
婚姻状况			2.874	0.592
单身	67.2%	32.8%		
在婚	66.3%	33.7%		

注：在婚包括初婚和再婚，单身包括未婚、离婚和丧偶。

2. 流动特征对建立健康档案的影响

调查显示，跨省流动的老人健康档案建档率最低，为25.0%；随着在本地居留时间增加，流动老人的健康档案建档率逐渐增加。这可能是因为流动范围小的流动老人新居住地与原居住地差异小，流动老人稳定性越强，可能更了解流入地的相关政策从而促进参与建档(杜洁，2020)。流动主要原因为养老的流动老人健

234

康档案建档率最高，为 39.6%；照顾晚辈的流动老人健康档案建档率最低，为 29.5%。流入到东北地区的老年人健康档案建档率最高，为 41.8%；其次为西部地区，为 40.8%；东部地区最低，为 18.7%，这可能与东部地区流动人口的社会融合较其他地区差有关(汪晓慧，2021)(见表 12-10)。

表 12-10   流动老人流动特征与健康档案

变量	健康档案			
	否	是	χ^2	p
流动范围			111.267	<0.001
跨省	75.0%	25.0%		
省内跨市	59.6%	40.4%		
市内跨县	61.1%	38.9%		
本地居留时间(年)			27.467	<0.001
0~3	70.8%	29.2%		
3~10	64.4%	35.6%		
>10	62.3%	37.7%		
流动主要原因			41.887	<0.001
务工经商	70.1%	29.9%		
照顾晚辈	70.5%	29.5%		
养老	60.4%	39.6%		
其他	64.1%	35.9%		
流入地区			225.875	<0.001
东部	81.3%	18.7%		
中部	62.0%	38.0%		
西部	59.2%	40.8%		
东北	58.2%	41.8%		

注：照顾晚辈包含照顾子女和照顾孙辈。

3. 社会经济地位及行为对建立健康档案的影响

调查显示，建立健康档案的流动老人平均每天锻炼时长比未建档的流动老人多 9.43 分钟；初中及以上文化程度的流动老人建档率最高，约为 35.0%。究其

原因，可能是文化程度高的流动老人更加注重自身健康。家庭平均月收入大于
5000 元的流动老人建档率最低，为 28.9%；主要经济来源为劳动收入的流动老
人建档率最低，为 28.9%；主要经济来源为离退休金/养老金的流动老人建档率
最高，37.7%。另外，流入地朋友个数越多，在新的环境中获得社会支持越多，
有助于流动老人获得当地卫生服务信息，亦可提高流动老人对社区卫生服务提供
者的信任感，使其主动建立健康档案(何南芙，2021)（见表 12-11）。

表 12-11　　　　　　　　流动老人社会经济地位及行为与健康档案

变量	健康档案			
	否	是	t/χ^2	p
平均每天锻炼时间(分钟)	63.06±44.13	72.49±46.64	−6.649	<0.001
流入地朋友个数	7.87±10.81	9.72±11.16	−5.420	<0.001
文化程度			8.038	0.045
未上小学	70.1%	29.9%		
小学	67.5%	32.5%		
初中	64.6%	35.4%		
高中及以上	64.7%	35.3%		
家庭平均月收入(元)			20.659	<0.001
0~3000	64.9%	35.1%		
3000~5000	63.7%	36.3%		
>5000	71.1%	28.9%		
主要经济来源			31.212	<0.001
劳动收入	71.1%	28.9%		
离退休金/养老金	62.3%	37.7%		
家庭其他成员	68.5%	31.5%		
其他	64.1%	35.9%		

4. 影响流动老人健康档案建立的多因素分析

在控制其他变量后，流动范围、本地居留时间、流入地区、平均每天锻炼时

间、流入地朋友个数和文化程度等因素都可以显著预测流动老人的健康档案建立情况。具体来说，省内跨市流动老人建立健康档案的比例是跨省流动的 1.392 倍，而市内跨县流动人口建档比例是跨省流动老人的 1.298 倍；与本地居留时间 0~3 年的流动老人相比，本地居留时间长的流动老人建立健康档案的比例更高；流入东部地区的老人建立健康档案的比例显著低于其他地区；平均每天锻炼时间越多，流动老人建立健康档案的比例越高；流入地朋友数量越多，流动老人建立健康档案的比例越高；与未上小学流动老人相比，初中文化程度的流动老人建立健康档案的比例是其 1.287 倍(见表 12-12)。

表 12-12　　　　流动老人健康档案建立多因素 Logistic 回归分析

因素	系数	OR（95% CI）	p
年龄(岁)	0.006	1.006 (0.994, 1.019)	0.316
非农业 (参照组：农业)	−0.174	0.841 (0.701, 1.008)	0.061
流动范围 (参照组：=跨省)			
省内跨市	0.331	1.392 (1.184, 1.637)	<0.001
市内跨县	0.261	1.298 (1.094, 1.539)	0.003
本地居留时间(年)(参照组：0~3)			
3~10	0.230	1.259 (1.087, 1.458)	0.002
>10	0.333	1.396 (1.175, 1.658)	<0.001
流动主要原因 (参照组：务工经商)			
照顾晚辈	−0.014	0.986 (0.761, 1.278)	0.918
养老	0.132	1.141 (0.884, 1.472)	0.312
其他	0.002	1.002 (0.763, 1.316)	0.989
流入地区(参照组：东部)			
中部	0.938	2.554 (1.975, 3.304)	<0.001
西部	0.950	2.587 (2.164, 3.092)	<0.001
东北	0.903	2.466 (1.998, 3.043)	<0.001
平均每天锻炼时间(分钟)	0.003	1.003 (1.001, 1.004)	<0.001
流入地朋友个数	0.008	1.008 (1.003, 1.014)	0.004
文化程度 (参照组：未上小学)			

因素	系数	OR (95% CI)	p
小学	0.091	1.095 (0.888, 1.351)	0.396
初中	0.252	1.287 (1.023, 1.620)	0.031
高中及以上	0.251	1.286 (0.986, 1.677)	0.064
家庭平均月收入(元)(参照组：0~3000)			
3000~5000	0.010	1.010 (0.861, 1.184)	0.906
>5000	−0.171	0.843 (0.708, 1.003)	0.054
主要经济来源 (参照组：劳动收入)			
离退休金/养老金	0.157	1.170 (0.891, 1.536)	0.258
家庭其他成员	0.073	1.075 (0.820, 1.410)	0.599
其他	0.130	1.138 (0.833, 1.555)	0.416
自评健康(参照组：不健康)			
健康	−0.029	0.972 (0.764, 1.236)	0.816
基本健康	0.098	1.103 (0.877, 1.387)	0.404

注：不健康包括不健康，但生活可以自理和生活不能自理。

(三) 健康教育的影响因素分析

1. 个体特征对健康教育的影响

本研究将健康教育编码成连续型变量，取值范围0~9。统计发现，流动老人接受的平均教育数目为3.57个。流动老年男性(3.72)接受健康教育的数目显著高于流动老年女性(3.34)，在婚的流动老人(3.63)接受健康教育的数目显著高于单身流动老人(3.33)。非农业户口流动老人(3.96)显著高于农业户口(3.32)，农业户口的流动老人接受健康教育的数目相对较低，这可能是因为农村卫生服务项目开展得不够深入，不能满足不同层次人群的健康需求(汪晓慧，2021)(见表12-13)。

表 12-13　　　　　　　　　流动老人基本特征与健康教育

变量	健康教育	t	p
性别		−4.815	<0.001
女性	3.34±2.56		
男性	3.72±2.60		
户口		8.239	<0.001
农业	3.32±2.53		
非农业	3.96±2.62		
婚姻状况		−3.043	0.002
单身	3.33±2.64		
在婚	3.63±2.57		

注：在婚包括初婚和再婚，单身包括未婚、离婚和丧偶。

2. 流动特征对健康教育的影响

分析发现，跨省流动的老人接受健康教育的数目最低，为 3.44 个；西部地区的流动老人接受健康教育的数目最高，为 3.97 个；中部和东部地区较低，可能与中部和东部地区经济发达、流动人口流动性和生活压力较大有关（严琼，2019），也可能是由于中部和东部地区健康教育的关注重点不同（李红娟，2017）。另外，本地居留时间和流动原因不影响流动老人接受健康教育的数目（见表 12-14）。

表 12-14　　　　　　　　　流动老人流动特征与健康教育

变量	健康教育	F	p
流动范围		4.061	0.017
跨省	3.44±2.58		
省内跨市	3.68±2.53		
市内跨县	3.65±2.66		
本地居留时间(年)		1.554	0.212
0～3	3.51±2.64		

续表

变量	健康教育	F	p
3 ~10	3.66±2.54		
>10	3.52±2.56		
流动主要原因		1.917	0.125
务工经商	3.63±2.58		
照顾晚辈 .	3.41±2.58		
养老	3.60±2.54		
其他	3.63±2.71		
流入地区		28.861	<0.001
东部	3.25±2.54		
中部	3.13±2.55		
西部	3.97±2.65		
东北	3.44±2.40		

注：照顾晚辈包含照顾子女和照顾孙辈。

3. 社会经济地位及行为对健康教育的影响

随着文化程度和家庭平均月收入增加，流动老人接受健康教育的数目也会增加，这可能是因为社会经济地位高的流动老人更关注健康信息，进而会主动获取健康知识。主要经济来源为离退休金/养老金的流动老人接受健康教育的数目最高，为 3.89 个；主要收入为家庭其他成员的流动老人接受健康教育的数目最低，为 3.10 个。究其原因，可能是经济不独立的流动老人健康素养也相对较低（见表12-15）。

表 12-15 **流动老人社会经济地位及行为与健康教育**

变量	健康教育	F	p 值
文化程度		23.406	<0.001
未上小学	2.91±2.54		

续表

变量	健康教育	F	*p* 值
小学	3.46±2.53		
初中	3.78±2.59		
高中及以上	3.93±2.65		
主要经济来源		23.892	<0.001
劳动收入	3.59±2.60		
离退休金/养老金	3.89±2.60		
家庭其他成员	3.10±2.50		
其他	3.20±2.50		
家庭平均月收入(元)		25.114	<0.001
0~3000	3.24±2.48		
3000~5000	3.73±2.54		
>5000	3.83±2.72		

4. 影响流动老人接受健康教育的多因素分析

在控制其他变量后，性别、户口类型、流入地区、文化程度、家庭月收入、主要经济来源和流入地朋友个数可以显著预测流动老人接受健康教育情况。具体来说，流动老年男性接受健康教育的数目多于流动老年女性；非农业户口的流动老人比农业户口的流动老人接受健康教育的数目多；与流入东部地区的老人相比，流入西部和东北部地区的老人接受健康教育的数目较多；流入地朋友个数越多，流动老人接受健康教育的数目越多；随着文化程度和家庭月收入的增加，流动老人接受健康教育的数目增加；与主要经济来源为劳动收入的流动老人相比，需要家庭其他成员经济支持的流动老人接受健康教育的数目相对较少（见表12-16）。

表 12-16　　　　　　　流动老人接受健康教育的多元线性回归分析

变量	系数(95% CI)	p
男性（参照组：女性）	0.197 (0.041, 0.354)	0.014
农业（参照组：非农业）	−0.328 (−0.536, −0.121)	0.002
单身（参照组：在婚）	0.051 (−0.141, 0.243)	0.603
流动范围（参照组：跨省）		
省内跨市	0.064 (−0.121, 0.249)	0.497
市内跨县	0.017 (−0.179, 0.212)	0.868
流入地区（参照组：东部）		
中部	0.047 (−0.244, 0.338)	0.752
西部	0.840 (0.650, 1.030)	<0.001
东北	0.307 (0.074, 0.540)	0.010
流入地朋友个数	0.019 (0.012, 0.026)	<0.001
平均每天锻炼时间(分钟)	0.001 (−0.001, 0.003)	0.316
文化程度（参照组：未上小学）		
小学	0.389 (0.154, 0.625)	0.001
初中	0.580 (0.322, 0.839)	<0.001
高中及以上	0.563 (0.261, 0.866)	<0.001
家庭平均月收入(元)（参照组：0~3000）		
3000~5000	0.313 (0.131, 0.496)	0.001
>5000	0.476 (0.285, 0.668)	<0.001
主要经济来源（参照组：劳动收入）		
离退休金/养老金	−0.119 (−0.344, 0.107)	0.303
家庭其他成员	−0.367 (−0.580, −0.155)	0.001
其他	−0.313 (−0.612, −0.013)	0.041

三、流动老人自评健康的影响因素

(一)个体特征对自评健康的影响

统计分析发现，随着流动老人年龄增加，自评健康状况变差，这一结果与老人的生理机能随着年龄的增长逐渐退化的自然规律相符。在性别差异方面，流动老年男性的自评健康显著好于女性。在户籍因素方面，非农业户口的流动老人自评健康状况显著好于农业户口。最后，在婚的流动老人自评健康状况较好，表明婚姻对流动老人的身体健康具有保护作用(见表12-17)。

表 12-17 　　　　　　　　流动老人基本特征与自评健康

变量	自评健康				
	健康	基本健康	不健康	F/χ²	p
年龄	64.87±4.57	66.95±5.90	69.66±7.11	172.517	<0.001
性别				38.938	<0.001
女性	40.4%	48.1%	11.5%		
男性	49.2%	42.5%	8.3%		
户口				19.643	<0.001
农业	46.7%	42.6%	10.7%		
非农业	44.2%	48.1%	7.7%		
婚姻状况				40.743	<0.001
单身	38.5%	47.0%	14.5%		
在婚	47.4%	44.2%	8.4%		

注：在婚包括初婚和再婚，单身包括未婚、离婚和丧偶。不健康包括不健康，但生活可以自理和生活不能自理。

(二)流动特征对自评健康的影响

双变量分析结果显示(见表12-18)，随着流动范围增加，流动老人自评健康越好；在本地居留的时间越短，流动老人自评健康越好。在地区差异方面，流入东部地区的老人自评健康状况最好，而流入东北地区的自评健康状况最差。上述结果可能是由于健康状况好的流动老人拥有更多的健康资本，流动性较大且倾向于长距离流动和流入经济发达的地区(齐亚强，2012)。此外，分析还发现流动主要原因为照顾晚辈和务工经商的流动老人，自评健康状况相对较好，可能是流动老人从照料晚辈的过程中享受到天伦之乐，并由此提升了主观生活质量(王会光,2018)。

表 12-18　　　　　　　　流动老人流动特征与自评健康

变量	自评健康				
	健康	基本健康	不健康	χ^2	p
流动范围				52.775	<0.001
跨省	50.8%	42.3%	6.9%		
省内跨市	40.8%	48.2%	11.0%		
市内跨县	43.5%	44.4%	12.1%		
本地居留时间(年)				35.426	<0.001
0~3	49.2%	41.7%	9.1%		
3~10	45.3%	46.7%	8.0%		
>10	40.4%	46.7%	12.9%		
流动主要原因				313.803	<0.001
务工经商	60.2%	35.5%	4.3%		
照顾晚辈	46.7%	47.1%	6.10%		
养老	34.0%	50.6%	15.4%		
其他	33.8%	50.7%	15.5%		
流入地区				80.891	<0.001
东部	51.8%	42.8%	5.4%		
中部	49.6%	42.1%	8.2%		
西部	43.6%	45.0%	11.4%		
东北	37.4%	49.1%	13.5%		

　　注:不健康包括不健康,但生活可以自理和生活不能自理。照顾晚辈包含照顾子女和照顾孙辈。

(三)社会经济及行为特征对自评健康的影响

　　表 12-19 数据显示,平均每天锻炼时间越长的流动老人自评健康状况越好,表明健康的生活方式可以促进流动老人的健康(王甫勤,2012)。流入地朋友个数

越多，流动老人自评健康状况越好，表明基于地缘的社会网络重建和社会交往对流动老人的健康具有积极作用(李升，2018；谢瑾，2020)。随着文化程度和家庭收入增加，流动老人自评健康状况越好，这可能是社会经济地位较高的流动老人在健康保健等方面投入更多，可以及早发现潜在的健康风险，在生病时也能得到较好的医疗卫生服务(石郑，2020)。此外，劳动收入作为主要经济来源的流动老人自评健康状况最好，这表明健康的身体是依靠劳动就业获得收入的基础。

表 12-19　　　　　　流动老人社会经济及行为特征与自评健康

变量	自评健康				
	健康	基本健康	不健康	F/χ^2	p
平均每天锻炼时间(分钟)	68.03±45.08	67.42±44.68	51.91±45.82	25.102	<0.001
流入地朋友个数	9.12±11.10	8.21±10.89	6.78±10.41	9.756	<0.001
文化程度				105.309	<0.001
未上小学	34.9%	47.2%	17.9%		
小学	44.4%	44.8%	10.8%		
初中	51.5%	42.1%	6.4%		
高中及以上	46.9%	47.2%	5.9%		
主要经济来源				443.823	<0.001
劳动收入	62.2%	35.5%	2.2%		
离退休金/养老金	43.1%	49.8%	7.1%		
家庭其他成员	31.6%	48.1%	20.3%		
其他	34.7%	44.9%	20.3%		
家庭平均月收入(元)				77.663	<0.001
0~3000	40.4%	45.8%	13.8%		
3000~5000	47.3%	45.0%	7.7%		
>5000	50.7%	43.2%	6.1%		

注：不健康包括不健康，但生活可以自理和生活不能自理。

(四)基本公共卫生服务利用对自评健康的影响

表 12-20 显示，流动老人过去一年接受健康教育的种类越多，自评健康状况

越好。另外，在本地居住社区建立居民健康档案的流动老人自评健康状况较差，这可能是因为自评健康差的流动老人慢性病多发，更易于在居住社区建立健康档案。此外，分析还发现过去一年是否参加社区免费健康体检并不影响流动老人的自评健康水平。

表 12-20　　　　　流动老人基本公共卫生服务利用与自评健康

变量	自评健康			F/χ^2	p
	健康	基本健康	不健康		
健康教育	3.70±2.62	3.52±2.55	3.19±2.56	7.959	<0.001
免费体检				4.914	0.086
无	46.1%	43.6%	10.3%		
有	47.1%	44.7%	8.3%		
健康档案				14.491	0.001
无	47.7%	43.1%	9.2%		
有	41.8%	48.0%	10.2%		

注：不健康包括不健康，但生活可以自理和生活不能自理。

(五) 影响流动老人自评健康的多因素分析

在控制其他因素后，年龄、流动范围、本地居留时间、流动主要原因、流入地区、家庭平均月收入和主要经济来源可以显著预测流动老人的自评健康状况。具体来说，年龄越大的流动老人自评健康状况越差；与市内跨县的流动老人相比，跨省流动的自评健康状况较好；本地居留时间越长的流动老人自评健康状况越差；为照顾晚辈而流动的老人，自评健康状况较好；与流入东北部地区的老人相比，流入东部和中部地区的老人自评健康状况较好；注重身体锻炼的流动老人自评健康状况越好；与家庭平均月收入大于 5000 元的流动老人相比，更低收入的流动老人自评健康状况较差。最后，主要经济来源为劳动收入和离退休金/养老金的流动老人自评健康状况较好。相关统计结果参见表 12-21。

表 12-21 影响流动老人自评健康的无序多分类 **Logistic** 回归分析（参照组=不健康）

	健康		基本健康	
	p	OR（95%CI）	*p*	OR（95%CI）
接受健康教育数目	0.172	1.033（0.986，1.083）	0.594	1.012（0.967，1.060）
健康档案（参照组：否）	0.635	1.062（0.829，1.361）	0.478	0.918（0.724，1.163）
年龄	<0.001	0.921（0.902，0.940）	0.001	0.969（0.951，0.987）
女性（参照组：男性）	0.582	0.934（0.732，1.192）	0.562	1.072（0.848，1.354）
非农业（参照组：农业）	0.595	0.915（0.658，1.271）	0.667	0.932（0.678，1.282）
单身（参照组：在婚）	0.824	0.969（0.731，1.283）	0.767	0.961（0.737，1.252）
流动范围（参照组：市内跨县）				
跨省	0.008	1.507（1.112，2.041）	0.041	1.357（1.012，1.820）
省内跨市	0.921	1.014（0.765，1.346）	0.209	1.188（0.908，1.554）
本地居留时间(年)（参照组：>10）				
0~3	0.006	1.514（1.124，2.039）	0.395	1.131（0.851，1.503）
3~10	0.001	1.620（1.204，2.182）	0.012	1.436（1.082，1.905）
流动主要原因(参照组：其他)				
务工经商	0.099	1.474（0.929，2.339）	0.542	0.870（0.556，1.361）
照顾晚辈	<0.001	3.017（2.042，4.459）	<0.001	2.165（1.492，3.142）
养老	0.625	1.086（0.781，1.509）	0.846	0.970（0.716，1.315）
流入地区(参照组：东北部)				
东部	<0.001	2.009（1.375，2.935）	0.017	1.559（1.082，2.245）
中部	0.030	1.700（1.053，2.744）	0.212	1.340（0.846，2.121）
西部	0.151	1.252（0.921，1.703）	0.792	1.040（0.779，1.388）
流入地朋友个数	0.053	1.013（1.000，1.026）	0.340	1.006（0.993，1.019）
平均每天锻炼时间(分钟)	<0.001	1.010（1.007，1.013）	<0.001	1.008（1.005，1.011）
文化程度（参照组：高中及以上）				
未上小学	0.062	0.637（0.396，1.022）	0.198	0.742（0.471，1.168）
小学	0.457	0.859（0.575，1.283）	0.526	0.881（0.596，1.303）
初中	0.461	1.163（0.778，1.739）	0.968	1.008（0.679，1.497）

续表

	健康		基本健康	
	p	OR（95%CI）	*p*	OR（95%CI）
家庭平均月收入(元)(参照组：>5000)				
0~3000	<0.001	0.544（0.397, 0.744）	0.024	0.705（0.520, 0.955）
3000~5000	0.292	0.838（0.604, 1.163）	0.639	0.926（0.672, 1.277）
主要经济来源(参照组：其他)				
劳动收入	<0.001	9.701（5.499, 17.112）	<0.001	7.339（4.204, 12.812）
离退休金/养老金	<0.001	2.281（1.499, 3.472）	<0.001	2.357（1.583, 3.509）
家庭其他成员	0.095	0.724（0.496, 1.058）	0.655	0.924（0.653, 1.308）

四、研究发现与政策建议

本章基于 2015 年全国流动人口动态监测调查中 60 周岁及以上的老年人样本，具体考察了流动老人基本公共卫生服务利用状况及其对自评健康的影响，主要研究发现包括以下四个方面：

第一，流动老人免费的健康体检利用率相对偏低。调查数据显示，仅有 35.6% 的流动老人在过去一年接受过免费健康体检，表明流动老人免费健康体检利用率相对偏低，未来仍有较大的上升空间。流动特征(流动范围、流入地区)、健康行为(平均每天锻炼时间)、社会交往(流入地朋友个数)和社会经济因素(家庭平均月收入、主要经济来源)是影响流动老人接受免费健康体检的主要因素。既往研究也显示，社区基本公共卫生服务设置不健全、内容不完备，提供的服务不能完全满足老人的实际需求，影响了老人接受服务的积极性(王春兰，2019)。

第二，流动老人对健康档案缺乏了解，建档水平不高。健康档案的建立是国家基本公共卫生服务项目的起点，有助于及时了解流动老人的健康需求和动态掌握流动老人的健康状况。调查显示，仅有 33.5% 的流动老人在本地居住的社区已经建立健康档案，远低于全国居民健康档案建档率的 88.6%(汪志豪，2018)。进一步分析发现，半数以上(50.6%)的流动老人未建立健康档案，且存在 15.9% 的流动老人不清楚自身是否建立健康档案，表明流动老人对健康档案缺乏了解且建档水平不高，这可能导致流动老人难以获得持续高效的健康管理服务。另外，回归分析结果表明，流动特征(流动范围、本地居留时间、流入地区)、健康行为(平均每天锻炼时间)、社会交往(流入地朋友个数)和社会经济因素(文化程度)可以显著预测流动老人的健康档案建立情况。

第三，流动老人健康知识获取差异明显，部分健康知识获取存在较大不足。流动老人作为流动人口中的特定群体，健康意识较差，对健康和健康教育服务的需求较大。但由于流动人口强流动性、不稳定性等特征，使得规范的健康教育在这一群体的实施难度较大。整体来看，流动老人的健康知识获得水平较低，呈现梯度分布的特点，主要集中在营养健康知识、控制吸烟和慢性病防治方面，而在职业病防治和精神病障碍防治上的服务供给存在明显不足。回归分析发现，基本特征(性别、户口类型)、流动特征(流入地区)、社会交往(流入地朋友个数)和社会经济因素(文化程度、家庭月收入、主要经济来源)是影响流动老人接受健康教育的主要因素。

第四，流动老人整体健康状况良好，但分化现象较为严重，健康风险突出。绝大多数流动老人自评健康状况良好，可能是因为流动老人的年龄结构相对年轻，流动行为本身具有健康选择偏好，即选择流动的老人身体状况通常需要满足流动对健康的要求(郭静，2017)。但流动老人的健康分化现象较严重，主要表现为年龄越大自评健康状况越差，流动距离越远、本地居留时间越短的流动老人自评健康状况越好，流入东部和中部地区老人自评健康状况好于东北部，流动主要原因为照顾晚辈的流动老人自评健康状况较好。回归结果表明，社会经济因素(家庭平均月收入、主要经济来源)和健康行为(平均每天锻炼时间)也在一定程度上影响了流动老人的自评健康水平。此外，仍有相当数量的流动老人受到高血压或2型糖尿病困扰，8.0%的流动老人在调查当年住过院，表明流动老人健康风险突出，有较高的基本公共卫生服务需求。

基于上述实证分析结果，提出如下对策建议。首先，应完善构建流动人口信息服务平台，形成流动人口智慧化管理模式。流动老人在健康体检、健康档案建立和健康教育等方面的基本公共卫生服务利用情况仍存在明显不足，需进一步优化基本公共卫生服务供给体系。一方面，政府应发挥宏观作用，完善与流动老人相关的顶层设计，将流动老人纳入属地化管理，保障流动老人在现居住地获得与户籍人口同样的基本公共卫生服务。另一方面，依托社区构建流动人口信息服务平台。尤其针对流动老人，应形成集基本医疗服务、慢病管理、健康教育、健康咨询于一体的综合管理信息系统。社区可以利用信息技术准确掌握属地流动老人的数量和特征，实现对流动老人的分类管理。此外，需完善社区内基本公共卫生服务设置和内容，切实满足流动老人的实际需求，通过使用通俗易懂的语言和文字、简化服务流程等，为流动老人提供更加优质的服务，落实基本公共卫生服务各项政策。

其次，应增加健康宣传以提升流动老人基本公共卫生服务利用率。流动老人作为流动人口中的特殊群体，健康意识与健康素养相对薄弱。社区应采取形式多样的健康宣传方式，帮助流动老人习得健康生活方式和健康理念，要充分发挥信息化、新媒体的作用，实行健康教育、健康促进"网格化"管理，增强流动老人的健康意识。此外，还要大力宣传基本公共卫生服务的内容和重要性，提高流动老人对基本公共卫生服务的知晓率。与此同时，流动老人也应主动利用社区所提供的基础性公共服务，加强体育锻炼，在流入地重构其社会网络关系，以便更好地融入本地生活，进而提高流动老人的基本公共卫生服务利用率。

再次，要关注重点人群，切实提高流动老人基本公共卫生服务均等化水平。由于流动老人基本特征、流动特征、社会经济及行为特征的不同，流动老人基本公共卫生服务利用率和自评健康存在显著差异。因此，在制定干预措施时，应充分考虑流动老人的特点，重点关注跨省流动、居留时间短、流入东部地区、社会经济地位低和社会支持少的流动老人，采取差异化、精准化和个性化的干预方式，进一步缩小不同特征流动老人的基本公共卫生服务差距，加快实现流动老人基本公共卫生服务的均等化目标。

最后，要进一步完善慢性病管理以改善流动老人的健康水平。结合流动老人慢病多发、身体健康状况相对较差的实际情况，今后应该针对性地完善慢性病管理体系。社区卫生服务机构的工作人员可以动态掌握流动老人的健康状况、危险因素以及疾病信息变化情况等，并提供个体化健康管理干预服务，以延缓病情，减少并发症的发现，进而促进流动老人的健康水平。同时，有关部门还要继续强化配套措施建设，破解流动老人异地就医的难题，提高流动老人对流入地的归属感。此外，还应该注重培养流动老人的健康管理意识，积极引导流动老人掌握慢性病自我管理的知识和基本技能，帮助流动老人切实提升晚年的生活质量。

第十三章　流动人口健康素养及其影响因素

　　健康素养是指个人获取健康知识、健康信息和基本公共卫生服务等健康资源，并通过这些资源以维护和提高自身健康水平的能力（姚宏文，2016）。居民健康素养水平是反映国家卫生健康事业发展的重要表征，也是评估国家健康教育和健康促进工作成效的重要指标。提升健康素养水平有利于增强居民发现和解决自身健康问题的能力，对于改善居民健康状况起着至关重要的作用。在 2016 年国务院印发的《"健康中国 2030"规划纲要》（中共中央国务院，2016）中，强调了全民健康在国家发展中的战略地位，进一步凸显了开展健康教育工作在促进居民健康观念形成的重要性。近年来，国家全面推进"将健康融入所有政策"方针，大力加强健康促进场所建设、强化健康素养水平等健康促进工作力度，不断完善健康教育与健康促进体系建设。2017 年 9 月，原国家卫生计生委发布《关于做好2017 年国家基本公共卫生服务项目工作的通知》（国家卫生计生委，2017a），将基本公共卫生服务项目内容由 12 类增加到 14 类 55 项，其中增加的项目之一就包括"健康素养促进"。"十三五"时期，我国全国健康促进工作取得了明显成效，居民健康素养水平由 10.3% 上升至 19.2%（姚宏文，2016）。而在 2019 年国家卫生健康委制定的《健康中国行动（2019—2030）》（国家卫健委，2019）中设定了新阶段居民健康素养水平的预期性目标，即 2022 年达到 22%、2030 年达到 30%。第七次全国人口普查数据显示，我国流动人口规模在进一步扩大，已经达到了37582 万人，相比 2010 年增长了 69.7%（国家统计局，2021）。流动人口作为重要的社会群体，其健康素养水平不仅关系到其自身健康发展，更关系到全民健康促进的实现。因此，本章通过对 2016 年全国流动人口动态监测数据中的健康素养专项调查数据进行整理和分析，旨在描述流动人口的健康素养水平，识别流动人口健康素养的影响因素以及存在的现实问题，从而为进一步提高流动人口健康素养水平提出对策建议。

一、流动人口健康素养的现状特征

在2016年全国流动人口动态监测调查中的健康素养专项调查中，共抽取了流动人口总样本量的5%，最终获得2335个有效分析样本。具体样本分布情况为：浙江省500人，山东省299人，河南省260人，湖北省259人，广东省500人，四川省258人，陕西省259人。调查从"基本健康知识和理念、健康生活方式与行为、基本健康技能"三维度、"科学健康观、传染病防治素养、慢性病防治素养、安全与急救素养、基本医疗素养、健康信息"六方面全面考察了流动人口健康素养状况。本部分将运用描述性方法来初步呈现流动人口健康素养的基本特征。

分析显示，流动人口健康素养总水平高于全国平均，在基本知识和理念、基本技能两维度得分较高。具体来说，流动人口健康素养水平比居民健康素养水平平均高出11.58%（国家卫健委，2017）。其中，基本知识和理念和基本技能素养水平较高，分别为46.7%和43.9%；而健康生活方式与行为素养具备率较低，仅有36.5%。在包括七省的流动人口样本中，健康素养平均水平在40%以上的有三个省份，分别为湖北省（47.1%）、广东省（43.8%）和河南省（40.8%）。另外，基本知识和理念、健康生活方式与行为和基本技能素养水平最高的省份分别为广东省（50.6%）、河南省（45.8%）以及山东省（51.5%），最低的省份分别为浙江省（34.8%）、陕西省（19.3%）和陕西省（28.2%）。各省流动人口的健康素养水平情况见图13-1。

进一步分析可发现，流动人口对各类健康问题的认识水平并不均衡。2016年调查数据显示，在六类健康问题素养水平中，流动人口的安全与急救、科学健康观和健康信息这三类问题素养水平较高，均达到40%以上；传染病防治、基本医疗和慢性病防治这三类问题的健康知识较为匮乏，仅有33.0%、27.8%和22.8%；在调查的各省份中，科学健康观和传染病防治素养水平最高的省份均为湖北省，分别为65.6%和39.8%。另外，慢性病防治、安全与急救、基本医疗和健康信息素养水平最高的省份，分别为四川省（31.4%）、湖北省（87.3%）、四川

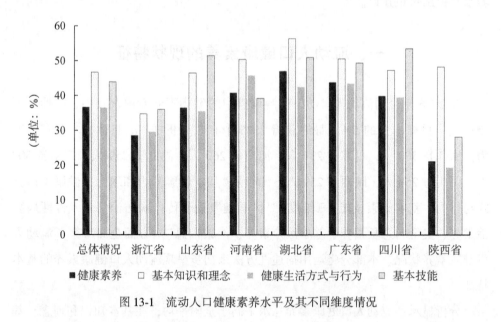

图 13-1 流动人口健康素养水平及其不同维度情况

省(40.7%)和山东省(46.5%)。各省流动人口六类健康问题素养水平情况见图 13-2 和表 13-1。

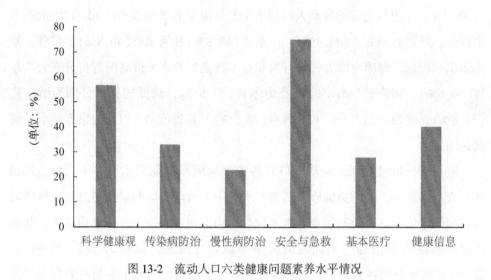

图 13-2 流动人口六类健康问题素养水平情况

表 13-1　　　　　各省流动人口六类健康问题素养水平情况[频数(%)]

省份	科学健康观	传染病防治	慢性病防治	安全与急救	基本医疗	健康信息
浙江省	233(46.6)	128(25.6)	104(20.8)	327(65.4)	121(24.2)	174(34.8)
山东省	186(62.2)	107(35.8)	60(20.1)	231(77.3)	80(26.8)	139(46.5)
河南省	154(59.2)	66(25.4)	63(24.2)	202(77.7)	82(31.5)	87(33.5)
湖北省	170(65.6)	103(39.8)	63(24.3)	226(87.3)	57(22.0)	113(43.6)
广东省	291(58.2)	194(38.8)	139(27.8)	403(80.6)	153(30.6)	219(43.8)
四川省	139(53.9)	98(38.0)	81(31.4)	186(72.1)	105(40.7)	110(42.6)
陕西省	152(58.7)	74(28.6)	23(8.9)	177(68.3)	52(20.1)	97(37.5)

一、流动人口个体特征与健康素养

(一)受教育程度越高的流动人口,其健康素养水平也较高

本次调查中,受教育程度为初中的流动人口为 46.2%,占比最高;受教育程度为小学及以下为 13.9%,占比最低。随着受教育程度的不断提升,流动人口健

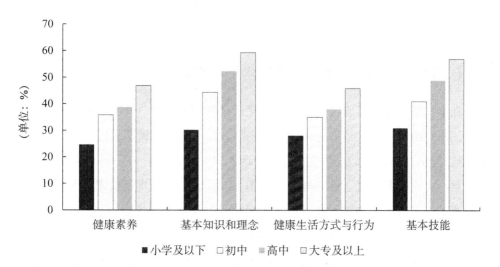

图 13-3　流动人口健康素养水平的教育异质性

255

康素养水平也不断提高，两者之间可能存在正向的影响关系（参见图 13-3）。在三个维度健康素养和六类健康问题素养水平中，均表现为受教育程度为大专及以上的流动人口健康素养水平最高，受教育程度为小学及以下的流动人口的健康素养水平最低，且组间差异显著（参见表 13-2）。受教育程度较高的流动人口具有更多获取健康知识和信息的渠道，也更关注不良生活方式对健康的负面影响，从而主动形成健康的生活方式。相比之下，受教育程度较低的流动人口在获取和利用健康信息和资源等方面处于弱势。

表 13-2　　　流动人口受教育程度与六类健康问题素养水平[频数(%)]

受教育程度	科学健康观	传染病防治	慢性病防治	安全与急救	基本医疗	健康信息
小学及以下	142(43.8)	79(24.4)	45(13.9)	202(62.3)	59(18.2)	89(27.5)
初中	568(52.9)	351(32.7)	248(23.1)	766(71.3)	314(29.2)	405(37.7)
高中	347(61.1)	191(33.6)	130(22.9)	465(81.9)	149(26.2)	251(44.2)
大专及以上	268(72.6)	149(40.4)	110(29.8)	319(86.4)	128(34.7)	194(52.6)
χ^2	70.843	20.127	24.952	75.564	25.346	51.876
p	<0.001	<0.001	<0.001	<0.001	<0.001	<0.001

(二)跨省流动人口的健康素养水平平均较低

在本次调查中，跨省流动人口占比接近半数(44.9%)，其次是省内跨市流动人口，市内跨县流动人口占比最低(18.6%)。其中，省内跨市流动人口健康素养水平最高(41.4%)，其次是市内跨县流动人口(36.3%)，最后是跨省流动人口(33.1%)，组间具有显著性差异，参见图 13-4。在三个维度健康素养和六类健康问题素养中，省内跨市组流动人口均为最高，且组间均具有显著性差异（参见表 13-3）。相比于跨省流动，省内跨市和市内跨县的流动人口的迁移范围均在省内，生活环境变化较小，更易于融入当地的生活，这也能为提升健康素养水平提供相对更好的外部环境。

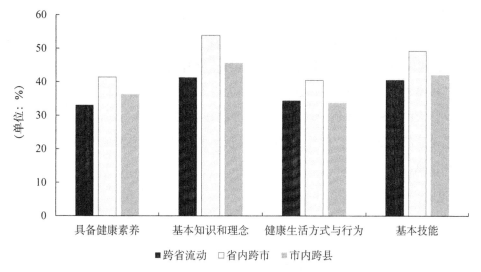

图 13-4　不同流动范围流动人口健康素养水平

表 13-3　　　　　　　不同流动范围流动人口六类健康问题素养水平

流动范围	科学健康观	传染病防治	慢性病防治	安全与急救	基本医疗	健康信息
跨省流动	547(52.2)	326(31.1)	219(20.9)	771(73.6)	266(25.4)	395(37.7)
省内跨市	522(61.4)	310(36.5)	224(26.4)	669(78.7)	272(32.0)	379(44.6)
市内跨县	256(58.9)	134(30.8)	90(20.7)	311(71.5)	112(25.7)	165(37.9)
χ^2	17.171	7.277	9.337	10.233	11.417	10.479
p	<0.001	0.026	0.009	0.006	0.003	0.005

(三)家庭规模较小的流动人口健康素养水平更高

本次研究中家庭规模≤3 人的流动人口占比 62.8%，高于家庭规模>3 人组的占比 37.2%。在家庭规模≤3 人组别中，流动人口的总体健康素养水平(38.7%)高于家庭规模>3 人组别(33.3%)。家庭规模≤3 人组的流动人口基本知识和理念(49.7%)、基本技能(45.6%)素养水平均高于家庭规模>3 人组

（41.7%和41.1%），且组间差异具有显著性（见图 13-5）。六类健康问题中，家庭规模≤3 人组的流动人口科学健康观、传染病防治和基本医疗素养分别为 58.7%、34.6% 和 30.1%，分别高于家庭规模 >3 人组的 53.4%、30.3% 和 24.1%，组间差异均具有显著性（见表 13-4）。分析发现。流动人口的家庭规模越小，其健康素养水平却较高。这可能是因为规模较小的流动人口家庭经济压力相比规模较大的家庭经济负担较轻，更有可能在满足基本生存的基础上追求更高质、更健康的生活方式；此外，家庭规模较小也更易于在家庭成员内部传播健康知识和信息。

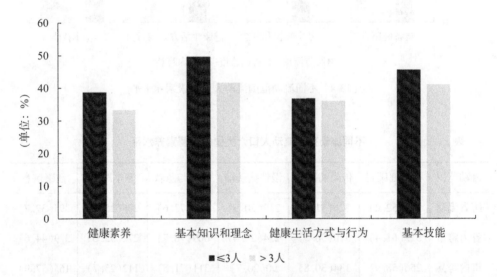

图 13-5 不同家庭规模流动人口健康素养水平

表 13-4　　　　　不同家庭规模流动人口六类健康问题素养水平

家庭规模	科学健康观	传染病防治	慢性病防治	安全与急救	基本医疗	健康信息
≤3 人	861(58.7)	507(34.6)	354(24.1)	1116(76.1)	441(30.1)	610(41.6)
>3 人	464(53.4)	263(30.3)	179(20.6)	636(73.2)	209(24.1)	329(37.9)
χ^2	6.330	4.605	3.901	2.514	9.880	3.192
p	0.012	0.032	0.053	0.114	0.002	0.081

(四)城市流动人口健康素养水平高于农村流动人口健康素养水平

图 13-6 显示，在本次调查中大部分为城市流动人口(72.6%)。城市流动人口的健康素养水平(40.3%)明显高于农村流动人口的健康素养水平(27.2%)。在三个维度健康素养中，城市流动人口素养水平均显著高于农村流动人口，尤其在基本技能素养维度，城市流动人口素养水平比农村流动人口健康素养水平高出约20%。在城市流动人口中，基本技能素养水平最高，为 49.4%，而在农村流动人口中，这一方面的素养水平较低，仅为 29.5%；健康生活方式与行为素养水平最低，为 40.3%，参见图 13-6。农村流动人口中，基本知识与理念素养水平最高，为 41.3%；而基本技能素养水平和健康生活方式与行为水平较低，分别为 29.5%和 26.4%。在六类健康问题中，城市流动人口素养水平均显著高于农村流动人口，尤其是在安全与急救素养方面相差近 15%(参见表 13-5)。城市地区的流动人口健康素养水平更高，可能是由于城市经济发展水平较高，进而基本公共卫生服务水平更高，健康教育与健康促进项目更多，因此流动人口健康素养水平相对更高。

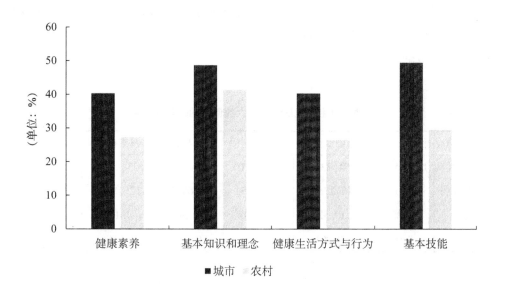

图 13-6　流动人口健康素养水平的城乡异质性

表 13-5 城乡流动人口六类健康问题素养水平[频数(%)]

现居地	科学健康观	传染病防治	慢性病防治	安全与急救	基本医疗	健康信息
城市	1004(59.2)	596(35.2)	411(24.2)	1337(78.9)	503(29.7)	712(42.0)
农村	321(50.2)	174(27.2)	122(19.1)	415(64.8)	147(23.0)	227(35.5)
χ^2	15.594	13.368	7.091	48.851	10.403	8.258
p	<0.001	<0.001	0.008	<0.001	0.001	0.005

(五)患慢性病的流动人口健康素养水平低于未患慢性病的流动人口

在本次调查中,96.1%的流动人口未患慢性病,未患慢性病的流动人口健康素养水平(37.1%),明显高于患慢性病的流动人口(26.1%)。从个人的角度看,流动人口不健康的生活习惯和方式、健康知识和信息的缺乏都会增加患慢性病的风险和概率。在健康素养水平的三个维度中,患慢性病的流动人口其健康素养水平均低于未患慢性病的流动人口,但在基本知识和理念、健康生活方式与行为维度,患慢病与未患慢病两组间并未存在显著性差异,仅在基本技能素养维度,两组具有显著性差异(参见图 13-7)。如表 13-6 所示,在六类健康问题素养方面,未患慢性病流动人口的健康素养总体水平高于患慢性病的流动人口,但慢性病防治素养以及安全与急救素养组间无显著性差异。

表 13-6 流动人口患慢性病情况与六类健康问题素养水平

慢性病情况	科学健康观	传染病防治	慢性病防治	安全与急救	基本医疗	健康信息
未患慢性病	1287(57.4)	754(33.6)	516(23.0)	1691(75.4)	633(28.2)	913(40.7)
患慢性病	38(41.3)	16(17.4)	17(18.5)	61(66.3)	17(18.5)	27(29.3)
χ^2	9.303	10.525	1.028	3.894	4.176	4.704
p	0.003	0.001	0.375	0.064	0.043	0.030

(六)流动人口的自评健康状况与健康素养水平呈正相关关系

在本次调查中,81.2%的流动人口自评健康状况较好,自评健康状况一般的

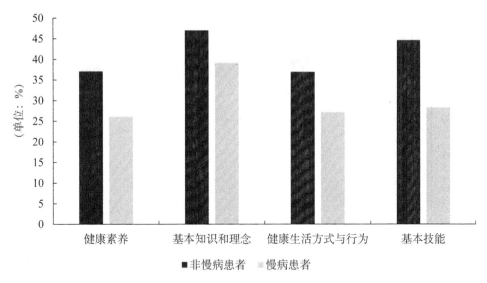

图 13-7　流动人口患慢性病情况与健康素养水平

样本占 17.7%，自评健康状况差的占极少数（1.0%）。自评健康好的流动人口健康素养水平（37.6%）高于自评健康一般（33.1%）或差（25.0%）的流动人口，但上述组间差异并不显著。三个维度健康素养水平中，相较于自评健康一般或较差的流动人口，自评健康较好的流动人口其各维度健康素养水平均较高，但健康生活方式与行为素养在组间的差异无显著性（参见图 13-8）。进一步观察表 13-7，发现在六类健康问题素养方面，自评健康状况更好的流动人口健康素养水平更高，但在健康信息素养组间无显著性差异。

表 13-7　　　流动人口自评健康与六类健康问题素养水平［频数（%）］

自评健康	科学健康观	传染病防治	慢性病防治	安全与急救	基本医疗	健康信息
好	1101（58.0）	652（34.4）	453（23.9）	1437（75.8）	560（29.5）	783（41.3）
一般	216（52.2）	114（27.5）	79（19.1）	303（73.2）	87（21.0）	150（36.2）
差	8（33.3）	4（16.7）	1（4.2）	12（50.0）	3（12.5）	6（25.0）
χ^2	10.178	10.099	9.233	9.302	15.079	5.931
p	0.006	0.006	0.010	0.010	0.001	0.052

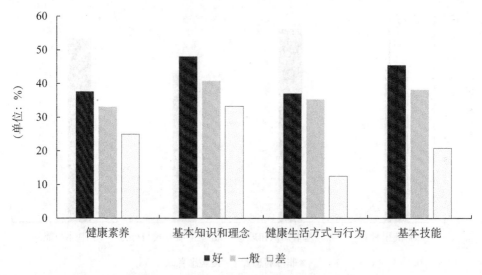

图 13-8　流动人口自评健康与健康素养水平

三、流动人口健康素养影响因素分析

表 13-8 显示了流动人口健康素养的回归分析结果。在控制了相关因素后，影响流动人口健康素养水平的主要变量有：受教育程度、流动范围、家庭收入、现居地和地区类型。具体而言，相比受教育程度为小学及以下的流动人口，受教育程度为初中、高中、大专及以上的流动人口具备健康素养水平的可能性是其 1.540、1.571 和 2.064 倍，这表示受教育程度与健康素养水平呈现正相关关系。受教育程度较高的流动人口认识和理解健康知识和信息的能力更强，而受教育程度较低者在这方面的能力较差，限制了他们解决健康问题的能力（李莉，2018）。相比跨省的流动人口，省内跨市的流动人口具备健康素养水平的可能性是前者的 1.281 倍。这可能是由于省内流动的流动人口社会融入感相对较好，为健康素养的提升提供了良好的外部环境。此外，与农村地区的流动人口相比，城市地区的流动人口具备健康素养水平的可能性是参照组的 2.178 倍；与西部地区的流动人口相比，中部地区和东部地区的流动人口具备健康素养水平的可能性，分别是参照组的 1.659 倍和 1.433 倍。上述结果表明，城市地区和中部、东部地区的流动

人口健康素养水平更高，这可能是由于地区经济卫生资源更为丰富，健康促进与健康教育的项目开展基础也较好，更有利于营造全民健康的积极氛围，因而这些地区的流动人口健康素养水平相对更高。

表 13-8　　　　　　　流动人口健康素养的影响因素分析

变量	OR	95%CI		p
年龄	0.999	0.989	1.009	0.783
性别(参照组：女)				
男性	1.000	0.990	1.010	0.941
民族(参照组：其他)				
汉族	1.520	0.939	2.459	0.088
受教育程度(参照组：小学及以下)				
初中	1.540	1.142	2.075	0.005
高中	1.571	1.129	2.186	0.007
大专及以上	2.064	1.433	2.971	<0.001
流动范围(参照组：跨省流动)				
省内跨市	1.281	1.040	1.578	0.020
市内跨县	1.120	0.856	1.465	0.407
流动次数	0.924	0.850	1.004	0.061
家庭规模(参照组：3人及以下)	0.885	0.729	1.073	0.213
4001~8000	0.810	0.657	0.998	0.048
8001~	1.105	0.848	1.439	0.460
慢性病(参照组：未患慢性病)				
患慢性病	0.628	0.385	1.025	0.063
城乡(参照组：农村)				
城市	1.603	1.299	1.978	<0.001
地区(参照组：西部)				
中部	1.659	1.275	2.159	<0.001
东部	1.433	1.119	1.836	0.004

四、流动人口健康服务与健康素养

(一)流动人口健康教育服务与健康素养的关系

表 13-9 数据显示,流动人口健康教育种类丰富,生殖与避孕或优生优育比例最高,精神病障碍防治比例最低。流动人口接受健康教育的总体情况较好,绝大部分的流动人口接受过至少一种健康教育(86.5%)。其中,接受生殖与避孕或优生优育健康教育的比例最高,占比为 61.3%;接受防雾霾、结核病防治、精神病障碍防治健康教育的流动人口比例较低,分别为 25.7%、24.5% 和 14.8%。而流动人口在慢性病防治素养方面的具备情况较差,仅有 22.8%,这可能是由于流动人口较少接受慢性病防治的相关健康教育,对于慢性病的了解程度和防治意识较为薄弱(温秀芹,2016)。

表 13-9　　　　　　　　　　　流动人口接受健康教育情况

健康教育	频数	百分比(%)
职业病防治	897	38.4
性病/艾滋病防治	1064	45.6
生殖与避孕/优生优育	1432	61.3
结核病防治	571	24.5
控制吸烟	1078	46.2
精神障碍防治	346	14.8
慢性病防治	723	31.0
营养健康	1232	52.8
防雾霾	601	25.7

流动人口接受健康教育方式多样,可分为线上教育和线下教育两种形式(郭静,朱琳,2021)。表 13-10 显示,流动人口接受健康教育仍以传统的线下方式为主(85.9%),主要是通过宣传栏、宣传资料和健康知识讲座的方式,分别占比为75.2%、73.9%、42.4%。另外,少数流动人口接受过线上健康教育方式

（20.7%），主要是通过社区短信或微信以及社区网站的方式，分别占比为 17.4%
和 9.1%。

表 13-10   流动人口接受健康教育方式情况

健康教育方式	频数	百分比(%)
线下方式		
健康知识讲座	990	42.4
宣传资料	1726	73.9
宣传栏	1755	75.2
面对面咨询	534	22.9
线上方式		
社区网站	213	9.1
社区短信/微信	407	17.4

    表 13-11 进一步探讨了不同健康教育形式与健康素养获得二者间的关系。总
体来说，接受线上健康教育的流动人口健康素养具备率高于接受线下健康教育的
流动人口，线上教育对于健康素养的提升效果更加显著。在线上健康教育方式
中，通过社区网站、短信或微信获取健康知识的流动人口总体健康素养和各维度
健康素养具备率，均高于未通过这些方式获取健康知识的流动人口。线下教育方
式中通过健康知识讲座、宣传资料获取健康知识的流动人口总体健康素养和各维
度健康素养具备率，均显著高于未通过这些方式获取健康知识的流动人口。接受
线上健康教育的流动人口相比线下健康教育的流动人口的健康素养水平较高。由
此可知，线上教育在提升健康素养的作用更加明显(杨素雯，2018)。

表 13-11   不同健康教育方式的流动人口健康素养水平情况(%)

健康教育方式		总体健康素养	基本知识和理念	健康生活方式与行为	基本技能
线下方式					
健康知识讲座	是	49.6	60.9	46.0	58.3

健康教育方式		总体健康素养	基本知识和理念	健康生活方式与行为	基本技能
宣传资料	否	30.1[a]	39.9[a]	32.2[a]	36.8[a]
	是	42.3	52.5	41.3	50.1
宣传栏	否	24.1[a]	36.7[a]	25.5[a]	31.3[a]
	是	40.6	50.9	40.1	47.7
面对面咨询	否	33.2[a]	45.3	31.7[a]	44.5
	是	38.8	52.8	37.8	50.2
线上方式 社区网站	否	40.0	49.3	39.4	46.3
	是	52.1	69.5	55.9	57.7
社区短信/微信	否	38.2[a]	47.9[a]	37.0[a]	46.1[a]
	是	53.8	64.1	52.3	57.5
	否	36.1[a]	46.7[a]	35.6[a]	44.8[a]

注：各健康教育方式中是与否比较，$p<0.05$。

(二) 流动人口健康档案服务与健康素养的关系

调查数据分析结果显示，流动人口健康档案的建档率总体上比较低，仅有37.8%，远低于2020年80%的目标。此外，既未建立也未听说过健康档案的流动人口比例为31.7%；未建立但听说过建立健康档案的流动人口比例为19.1%；表示不清楚建档情况的流动人口比例为11.3%。流动人口的健康建档率不高的可能原因有两方面：一方面，流动人口健康档案建档工作存在较多的困难与挑战，如流动人口的流动性较大等；另一方面，我国居民的健康建档的工作起步较晚，信息收集工作和管理工作存在较大不足，且受制于有限的宣传力度，流动人口在患病就医时难以感受到建立健康档案的益处，因而多数流动人口对建立健康档案保持消极的态度。

如图13-9所示，健康素养较高的流动人口建立居民健康档案的比例为45.6%。其中，高基本技能素养、高基本知识和理念素养、高健康生活方式与行

为素养的流动人口建立居民健康档案的比例分别为 55.7%、53.9% 和 42.2%。在
健康素养及其三个维度中，高健康素养的流动人口建档比例都显著高于健康素养
较低的流动人口。可见，高健康素养的流动人口建立居民健康档案的积极性明显
更高。

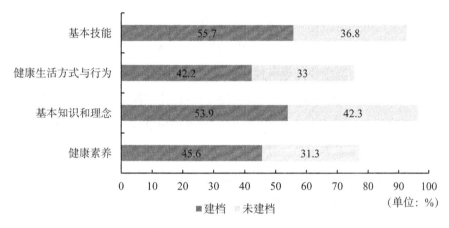

图 13-9 不同建档情况流动人口健康素养水平情况(%)

五、研究发现与政策建议

(一)研究发现

通过分析全国流动人口动态监测调查数据，主要研究发现可以归纳为五个方
面。第一，当前流动人口的健康素养水平总体较好，但各维度与健康问题素养水
平发展不均衡。原国家卫生计生委于 2016 年发布的《流动人口健康教育和促进行
动计划(2016—2020 年)》(国家卫生计生委，2016)提出，促进流动人口基本公共
卫生服务均等化，大力推进流动人口健康教育和健康促进工作。数据分析显示，
流动人口健康素养具备率为 36.7%，比全国居民平均健康素养具备率高 11.6%，
总体情况相对较好。但综合来看，流动人口健康素养水平的三个维度和六类健康
问题素养水平仍存在一定差异。其中，健康生活方式与行为素养具备率较低，是
健康素养水平中的薄弱环节；此外，慢性病防治、传染病防治和基本医疗素养水

平也表现不佳。

第二，流动人口健康素养水平城乡差异较大，城市地区健康素养水平较高。具体来说，城市流动人口健康素养水平(40%)远高于农村地区的流动人口健康素养水平(27.2%)。相比农村地区，城市地区经济发展水平较高，在健康宣传和健康教育的财政投入较多，因而城市地区的流动人口接受健康宣传和教育的机会较多，在获取和利用健康知识和信息方面更具有优势，更关注自身的健康情况。而农村地区的流动人口受限于经济发展水平较低、基本公共卫生服务覆盖率较低、健康知识和技能的知晓率较低等条件，健康素养水平较低(石名菲，2018)。

第三，流动人口健康风险意识和疾病防治意识比较淡薄。本次研究发现，超过80%的流动人口自评健康状况较好，但在自评健康状况好的流动人口中仅有不到40%的人具备健康素养水平，其中慢性病防治素养水平仅为23.9%，一定程度上说明流动人口的健康风险意识和疾病防治意识淡薄。《中国家庭健康大数据报告(2017)》显示，我国慢性病患者数量相较2013年增长了8.2%。作为生活方式病，慢性病容易被忽视，且逐渐呈现年轻化的趋势。流动人口受自身生活条件和生活环境所限制，更多关注改善自身生活条件，对于自身健康状况关注较为缺乏，认为自身的健康状况较好。一些年轻的流动人口可能缺乏慢性病等疾病的防治意识，认为疾病离自己尚且很远，导致在健康意识方面呈现较低水平(王瑞，2019)。

第四，流动人口整体受教育程度较低，对于健康知识、技能的掌握与理解较差。本研究中，流动人口总体上受教育程度偏低，受教育程度在初中及以下的占比约60%。然而，教育程度的提高对于健康素养水平的提升起到关键作用，具体体现在：高中以下受教育水平的流动人口的健康素养水平比受过高等教育的流动人口低10%以上。受教育程度较高的流动人口获取、理解和利用健康知识和信息的能力较高，接受健康教育的机会也较多，而受教育程度较低的流动人口在这些方面均处于弱势的状态(赵一凡，2020)。

第五，开展流动人口健康教育方式多样，但线上健康教育效用仍有进一步提升的空间。流动人口高流动性、不稳定性等特征，使得传统线下较为固定的健康教育方式能效有限，而采用互联网平台、社交媒体等方式灵活的线上教育则有助于提高流动人口接受健康教育的可及性。但当前，流动人口的健康教育模式尚未与时代接轨，针对流动人口的健康教育模式仍多采用宣传栏、宣传手册等传统线下方式，线上教育作为开展健康教育的新型方式，其优势并未得到充分发挥。新时代发展背景下，亟需充分发挥互联网优势，开发针对流动人口健康教育的信息平台，以满足流动人口健康知识获取需求。

(二)政策建议

基于上述实证研究发现，提出如下对策性建议。首先，应进一步强化流动人口健康教育工作力度，完善流动人口健康教育和健康宣传体系，强化健康宣传和健康教育工作力度，全方位提高流动人口健康意识。运用多元方式和手段，在流动人口中广泛开展健康知识与健康技能普及活动，重点普及《中国公民健康素养——基本知识与技能(2015 年版)》及《流动人口健康教育核心信息》，提倡流动人口形成健康的生活习惯和方式，普及慢性病和传染病等疾病的防治知识及科学的健康知识，营造全体流动人口关注健康的氛围，将理论知识转化为实践行动当做未来健康教育工作的重点(李红娟，2017)。另一方面，还要依托于"互联网+教育"和"互联网+健康"的发展。已有研究指出，新媒体健康教育方式具有普适性高、可及性强、方便快捷等特点，能满足绝大部分居民的健康知识获取需求(周庆誉，2014)。线上健康教育在流动人口健康教育方面能发挥更好的扩面、补充和延伸的作用，推动线下健康教育方式在线上的进一步延伸，促进流动人口健康教育线上与线下的有效结合，对于提高流动人口健康素养水平、培养健康生活具有重要意义，有助于提高流动人口健康教育可及性，进而提升流动人口健康素养水平。

第二，加大农村地区政策扶持，为农村流动人口健康素养提升开展针对性干预。促进农村地区健康教育全覆盖和健康教育骨干队伍培训全覆盖，完善健康教育工作网络，建立健全区域健康教育师资库，定期组织专家到农村地区为流动人口开展健康科普和义诊活动(于全德，2017)。一方面，可以定期开展健康大讲堂活动，强化基层卫生站、卫生院在流动人口健康教育指导上的功能；另一方面，还要为农村流动人口家庭发放实用的健康干预工具，帮助其养成良好的健康生活习惯。另外，结合农村当地区域环境和文化特点设立健康科普街或宣传墙，也有助于提高农村流动人口的健康素养水平。

第三，强化流动人口的健康责任意识，普及科学的慢性病防治知识。实际工作中，要遵循全人群、全生命周期的健康理念，倡导流动人口成为自己健康的第一责任人，形成人人参与、共建共享的大健康格局。强化流动人口个人健康责任意识，普及流动人口慢性病防治相关知识，倡导健康文明的生活行为方式，开展流动人口慢性病防治全面教育(李红娟，2017)。进一步完善健康教育和健康促进工作体系，加大开展慢性病防治知识活动的工作力度，逐步引导流动人口树立科学的健康观念，提高其慢性病知识知晓率。

第四，瞄准不同特征的流动人口群体，精准展开健康教育活动。流动人口是异质性较强的群体，其健康素养水平亦存在较大的差异。应根据流动人口的年龄、职业及受教育程度等特征，结合新媒体和传统线下宣传方式有针对性地传播健康理念。例如，在面向年轻流动人口时，尽可能尝试微信公众号等新媒体手段；面向老年流动人口时，仍保留宣传栏和健康讲堂等手段；面向在医院就诊或住院治疗的患者，开展志愿者与患者"一对一"的手段。此外，还要做好健康知识与健康教育的普遍性工作，以学校、就业单位、社会组织为着手点，全方位提升流动人口的健康素养水平(杨素雯，2017)。

第五，建立健全长效健康素养的科学评价机制，有效发挥政策法规的引导作用。健康素养是当前面临的重要社会问题之一，亟需站在国家层面的战略高度去促进发展(周晓英，2015)。具体来讲，一方面通过构建流动人口健康素养综合评价体系，开展流动人口健康素养指标数据动态监测，并根据发展的需要对指标体系进行动态调整；另一方面，还有必要设立流动人口健康素养信息服务平台，从而为普及流动人口健康素养指南提供便利。总之，今后应进一步完善健康素养综合治理方案，推动政府部门和社会机构之间的协商合作，塑造政府、社会与个人共同参与的多主体高效互动局面，以此来提升流动人口健康素养，助力健康中国建设。

第十四章　流动人口就医行为现状、问题与对策

近年来，随着我国新型工业化、新型城镇化建设向纵深拓展，流动人口规模不断扩张。在此背景下，人口流迁现象也日益呈现出年轻化、家庭化以及定居意愿增强的特点(梁勇，2018)，这对于实施基本公共卫生服务均等化政策提出了更大挑战。前面章节的实证分析已经指出，现阶段流动人口卫生服务利用率处于偏低水平，这一群体实际享受到的健康服务也与城市户籍人口存在一定的差距。尽管目前我国基本医疗保障制度已经基本实现全民覆盖，医疗保险参保率超过95%，但我国医疗卫生体系中，流动人口医疗保险基金管理、费用报销以及卫生服务利用依然表现出较大问题。其中，流动人口的就医行为是卫生系统有效性的重要体现(张容瑜，2012；张银萍，2015)，因而动态掌握该群体就医行为的现状特征，对于合理配置健康资源、提供均等化公共健康服务具有重要的理论价值和实践意义。本章拟基于2014年、2015年和2017年全国流动人口动态监测调查数据①，探讨流动人口就医行为的现状特征以及存在的问题，具体包括就诊和住院情况、就诊机构选择情况、医疗保险参保和报销情况。此外，还将着重分析医疗需求更强的流动老人群体的就医行为特征，在此基础上进一步厘清就医行为与基本公共卫生服务之间的关系，以期为改善流动人口就医行为提出更具针对性的政策建议。

一、流动人口门诊与住院服务利用现状

基于全国流动人口动态监测调查2017年数据，本部分首先对流动人口门诊

---

① 由于2016年问卷内容限制，不涉及就医行为的相关问题，故本报告未采用2016年的数据。

和住院服务利用状况进行如下分析。

(一)流动人口门诊服务利用的现状特征

2017 年共调查流动人口 169989 人，其中有 82744 人最近一年有患病(负伤)或身体不适的情况，占比 48.7%；有 68329 人(82.6%)在最近一次患病(负伤)或身体不适时选择去就诊；另有 14407 人(17.4%)在患病时没有接受治疗。图 14-1 显示了 2017 年我国 31 省流动人口就诊率的分布情况，各省平均就诊率在 69.6%~97.7% 之间，其中就诊率最高的 3 个省份分别是西藏(97.7%)，甘肃(93.6%)和四川(90.9%)。

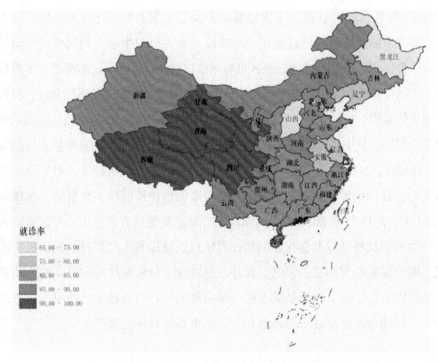

图 14-1　中国 31 省流动人口就诊率分布图

图 14-2 显示了流动人口就诊率的地区分布情况。分析结果表明，西部地区流动人口就诊率最高(88.2%)，中部地区次之(80.9%)；东部地区最低(79.6%)。西部地区流动人口就诊率高于东部和中部地区，这可能是因为东部和

中部地区具有较高的经济发展水平、较大的人口基数和较多的患者数量，从而导致医疗卫生资源相对缺乏（宋月萍，2021）；也可能与东部地区流动人口身体素质较好，一般所患病多为感冒发烧等程度较轻且可自愈的疾病有关。

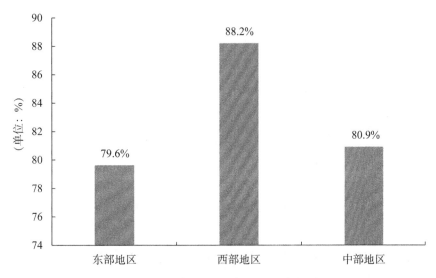

图 14-2　流动人口就诊率的地区差异比较

图 14-3 进一步展示了流动人口生病后的就医机构选择情况。从图中数据可以看出，流动人口在最近一次患病后对医疗机构的选择各有不同，选择在本地药店买药的比例最高，占比 30.9%；其次是选择在社区卫生站就医，占比 19.3%；在本地个体诊所（15.3%）和本地综合/专科医院（16.2%）就诊的比例相对较低。由此可见，大部分流动人口生病后会在药店自行买药，而选择在当地医疗机构主动就医的相对较少。此外，仍然有 17.4%的流动人口在患病后没有接受治疗，接近三分之一的流动人口生病时更愿意选择自行购药。虽然直接到药店购买药品（而非前往医院开药）有助于对常见疾病的快速干预，但这一行为也可能会加剧抗生素滥用、错用药品、延误最佳治疗时机等风险（李珍，2019）。

（二）流动人口住院服务利用的现状特征

基于 2014 年全国流动人口动态监测调查数据，本部分继续对流动人口住院服务利用状况进行统计分析。在 200930 名流动人口样本中，近一年内仅有 6503

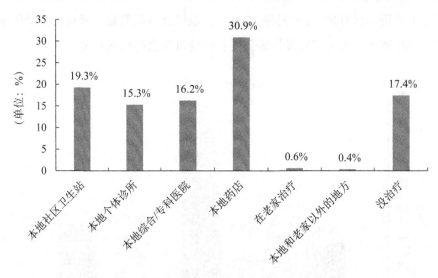

图 14-3 流动人口的就医机构选择

名(3.2%)流动人口因病伤、分娩等原因住过院，低于第五次国家卫生服务调查结果(9.0%)(徐玲，2014)。究其原因，可能是由于流动人口以中青年为主，健康水平较好，导致住院率较低。也有研究表明，相对健康的人更有可能迁移与流动，其患病风险较低，体现出"健康移民"效应(和红，2018)。另外，大部分流动人口(94.0%)住院1次，住院次数最多的高达9次。其中，3800人(58.4%)因为分娩住院，1916人(29.5%)因为疾病住院，因损伤中毒、康复和计划生育手术住院的人分别为283人(4.4%)、126人(1.9%)和110人(1.4%)，还有268人(4.1%)因为工伤、意外伤害、交通事故等其他原因住院(见图14-4)。调查数据还显示，经医生诊断需要住院但未住院的流动人口相对较少，占比仅为0.8%(1667人)。其中，605人(36.3%)因为经济困难而未住院，574人(34.4%)认为没必要住院。在因经济困难而未住院的人群中，有500人(85.5%)至少有一种医疗保险，而这一群体的家庭平均月收入为4028.05元，远低于全体流动人口的平均水平(5803.90元/每月)。这反映了即使有医疗保险，低收入还是会较大程度地影响到流动人口对住院服务的利用。

表14-1显示了流动人口的住院机构选择情况。具体而言，在6503名住过院的流动人口中，有71.0%(4615人)最近一次的住院地点在流入地，20.8%(1351

274

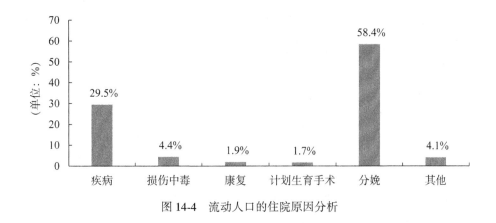

图 14-4　流动人口的住院原因分析

人)在户籍地，还有 8.3%(537 人)选择在流入地和户籍地以外的其他地区接受住院服务。流动人口患病后住院机构以县、区级公立医院为主(42.3%)；其次为地市级公立医院(31.7%)；患病后选择在社区卫生服务中心、乡镇卫生院等基层医疗机构住院的流动人口占 10.8%；在省(自治区、直辖市)级及以上公立医院住院的流动人口占 9.3%；另外还有 5.9%的流动人口选择在民营医院住院。流动人口所患疾病多为日常多发病，基层医疗卫生机构应该利用位置优势和灵活的服务方式，吸引更多的流动人口前去就医，促进基层首诊。

表 14-1　　　　　　　　　　　流动人口住院机构选择情况

机构	频数	百分比(%)	机构	频数	百分比(%)
乡镇卫生院	628	9.7	民营医院	382	5.9
社区卫生服务中心	76	1.2	地市级公立医院	2046	31.7
县、区级公立医院	2749	42.3	省级及以上公立医院	604	9.3

　　医疗保险是流动人口生病就医的重要经济保障因素。表 14-2 数据表明，88.0%的流动人口参加了至少一种医疗保险①。其中，大部分(63.3%)流动人口

————————

　　①　报告中统计的医疗保险类型包括：城乡居民合作医疗、城镇职工基本医疗保险、城镇居民基本医疗保险、新型农村合作医疗、生育保险、工伤保险、公费医疗和商业医疗保险。

参加了新农合，而参加城镇职工医保和城镇居民医保的流动人口相对较少，分别为 16.9% 和 6.2%。由于政策宣传不到位、流动人口自身选择等原因，仍有少数流动人口没有参加医疗保险(12.0%)，看病需要完全自费。

表 14-2　　　　　　　　　　　流动人口参与医疗保险的种类

参保类型	频数	百分比(%)	参保类型	频数	百分比(%)
新型农村合作医疗	127272	63.3	工伤保险	34998	17.4
城镇职工基本医疗保险	34035	16.9	生育保险	20743	10.3
城镇居民基本医疗保险	12457	6.2	公费医疗	306	0.2
城乡居民合作医疗	4400	2.2	商业医疗	8946	4.5

进一步从住院医疗花费情况来看(参见表 14-3)，流动人口最近一次住院的平均医疗费用为 8754.26 元，其中在流入地住院者的平均医疗费用为 8417.78 元，高于户籍地的平均住院医疗费用(6398.11 元)；在户籍地和流入地以外的地区住院的平均费用最高，达到 17495.22 元。虽然大部分(62.9%)住院者享受了医保报销，但仍有 37.1% 的住院者无法报销医疗费用。数据显示，在住院者无法报销的原因中，没有参加保险占比最高(35.7%)，需要回老家不方便次之(26.7%)，另有 8.2% 受访者选择下次回乡办理。患者自付医疗费用占医疗总费用的比例平均为 63.4%，这反映出当前流动人口住院费用的实际补偿比依然处于较低水平。

表 14-3　　　　　　　　　　流动人口没有报销住院医疗费的原因

原因	频数	百分比(%)	原因	频数	百分比(%)
没有参加保险	861	35.7	政策不允许报	264	11.0
需回老家不方便	643	26.7	下次回乡办理	197	8.2
不知道报销流程	150	6.2	其他	140	5.8
报销手续繁琐	156	6.5			

二、流动人口传染病类型及就诊特征分析

根据 2017 年全国流动人口动态监测调查数据，接下来拟具体从三个方面对流动人口传染病发生类型及就诊情况进行实证分析。

(一)流动人口传染病发生类型和就诊情况

流动人口是传染病预防和控制的重点人群之一，本报告详细分析了目前我国流动人口主要传染病症状(发热、腹泻、黄疸、皮疹、结膜红肿)的发生及就诊情况。结果显示，过去一年内，24.4%的流动人口出现过腹泻、发热等主要传染病症状中的至少一种(见表 14-4)。

表 14-4   流动人口传染病发生的数量

传染病发生种类	频数	百分比(%)
0	128449	75.6
1	29896	17.6
2	9733	5.7
3	1581	0.9
4	245	0.1
5	85	0.1

从流动人口感染的传染病类型来看，腹泻的发生率最高，为 14.6%；其次是发热，发生率为 12.2%；黄疸的发生率最低，只有 0.2%(见图 14-5)。流动人口发生不同类型的传染病症状后，其就诊率也有很大的差别，腹泻虽然发生率最高，但就诊率最低，只有 29.4%；相反，黄疸症状发生率最低，但是超过70%的流动人口在发生黄疸后会选择前往医疗机构就诊。

(二)不同类型流动人口传染病发生及就诊情况

从传染病发生率来看，女性流动人口至少发生一种传染病症状的比例为

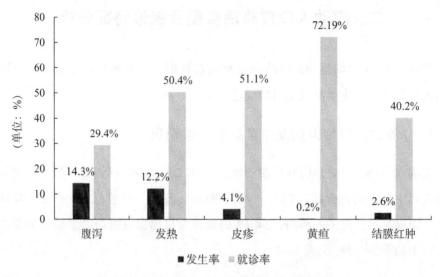

图 14-5　流动人口传染病症状发生率和就诊率

24.7%，略高于男性(24.2%)。15~24 岁、25~34 岁的流动人口至少发生一种传染病症状的比例分别为 27.6% 和 26.5%，高于 35~44 岁(22.1%)和 45 岁及以上(22.3%)流动人口。青年和中年流动人口因工作、社交等需要日常活动范围更广，接触各种传染源的概率更大，因而更易发生传染病症状。西部地区流动人口的传染病发生率最高，占比 25.2%；其次是中部地区，占比 24.7%；东部地区最低，占比 23.9%。东部地区因为经济发展水平较高，生态环境好，流动人口感染传染病的概率更低。

从传染病就诊情况看，除了黄疸外，女性流动人口在出现其他四种传染病症状后的就诊率高于男性。总体而言，年龄越大的流动人口更倾向于选择自我治疗或自愈(见表 14-5)。有医疗保险的流动人口传染病就诊率高于没有医疗保险的流动人口，并且在本地参加了医疗保险的流动人口出现传染病症状后就诊率高于参保地在户籍地或其他地方的流动人口。在本地参加医疗保险能避免流动人口就医后的异地报销难题，在一定程度上可以降低其就医成本，从而提高流动人口在出现传染病症状后的就诊概率。

表 14-5　　　　　　　不同类型流动人口传染病症状就诊情况

	腹泻	发热	皮疹	黄疸	结膜红肿
性别					
女	3301(30.7%)	1901(51.9%)	727(54.8%)	52(65.8%)	351(45.6%)
男	3597(28.2%)	1869(49.0%)	597(47.2%)	83(76.9%)	343(35.9%)
年龄					
15~24 岁	923(29.6%)	584(57.0%)	211(58.0%)	17(77.3%)	80(43.0%)
25~34 岁	2752(28.1%)	1618(51.8%)	539(53.3%)	44(65.7%)	265(41.0%)
35~44 岁	1704(29.5%)	825(47.9%)	315(50.4%)	34(75.6%)	165(38.7%)
45 岁及以上	1519(31.6%)	743(46.4%)	259(43.7%)	40(75.5%)	184(39.4%)
医疗保险					
无	491(25.0%)	310(46.5%)	103(43.5%)	16(61.5%)	58(36.5%)
有	6407(29.8%)	3460(50.8%)	1221(51.8%)	119(73.9%)	636(40.6%)
医保地					
本地	1966(30.3%)	1060(51.1%)	406(55.5%)	34(81.0%)	220(44.8%)
外地	4932(29.0%)	2710(50.1%)	918(49.3%)	101(69.7%)	474(38.3%)

(三) 流动人口在出现传染病症状后未就诊的原因分析

流动人口在出现传染病症状后未及时就诊的原因是多方面的。认为"病症不是很严重"是最主要的原因，在腹泻、发热、结膜红肿症状的未就诊原因中占比均超过了一半。第二大原因是"去医院看病麻烦，不如自己买药方便"，流动人口在发生腹泻、发热、皮疹、结膜红肿症状后，超过 1/3 的人因此不去就诊。认为自己"身体好，能自愈"是流动人口在发生传染病症状后不去就诊的第三大原因，出现腹泻症状而未就诊的流动人口中有 32.5%的人认为自己身体好可以自愈而不去就诊(见表 14-6)。

表 14-6　　　　　**不同传染病症状类型流动人口未就诊原因占比(%)**

症状类型	病症不是很严重	以前得过或听说过,有治疗经验	身体好,能自愈	工作忙,没时间	缺钱	去医院看病麻烦,不如自己买药方便	其他
腹泻	55.3	6.6	32.5	6.6	5.4	34.2	1.9
发热	52.0	6.4	25.6	7.5	6.7	43.8	2.5
皮疹	50.0	9.1	22.8	8.9	8.7	36.8	4.4
黄疸	32.6	2.1	24.2	14.7	25.3	22.1	5.3
结膜红肿	52.4	6.7	22.7	11.3	11.8	32.2	3.9

三、流动老人的就医行为特征分析

通过分析 2015 年全国流动人口动态监测调查数据,本章发现流动老人的就业行为主要表现出以下四个方面的特点。

第一,超过八成的流动老年人患病后选择异地就医。在本次接受调查的 4804 位 60 岁及以上的流动老年人口中,有 394 位(8.2%)过去一年患有医生诊断需要住院的伤病,其中 324 位(82.2%)接受了住院治疗。在接受了住院治疗的流动老人中,242 位(74.7%)选择在本地住院,45 位(13.9%)选择返回户籍地住院。此外,有 31 位(9.6%)流动老人选择在其他地方住院,6 位(1.1%)流动老人选择既在本地住院,也会返回户籍地住院。流动老人在户籍地以外住院属于异地就医,而选择在户籍地住院则属于返乡就医。但本次调查中出现了在本地和户籍地皆住院的情况,为进一步予以界定明晰,本章将这种情况简化为返乡就医(刘璐婵,2019)。由此,在 324 位接受住院治疗的流动老人样本中,共有 273 位选择了异地就医(占比 84.3%)。

第二,参加新型农村合作医疗保险的流动老人比例最高,参保地以户籍地为主。从参保类型看,异地就医流动老年群体中,参加新型农村合作医疗保险的比例最高(38.1%);城镇职工基本医疗保险次之(33.0%);另外,大概有 2.9% 的流动老人享受公费医疗,没有参加任何医疗保险的流动老人则占 5.9%。在返乡就医的流动老年群体中，参加新型农村合作医疗保险的比例仍然是最高的（49.1%）；参加城镇职工基本医疗保险次之（35.3%）；没有参加任何社会医疗保险的占比最少（7.8%）。从参保地来看，选择异地就医或返乡就医的流动老人基本都是在户籍地参加基本医疗保险（见图14-6）。

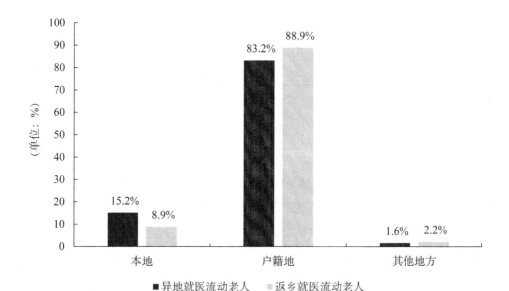

图14-6　不同就医类型老年流动人口的参保地

　　第三，超过半数流动老人尚未形成及时就医的习惯。表14-7显示，4804位接受调查的流动老人在回答"平常生小病时如何处理"问题时，过半（54.7%）的流动老人会选择在本地买药或自我治疗，同时42.6%的流动老人在平时生病时会选择看医生，不到2%的流动老人会选择从老家带药等其他方式。总体来说，大部分流动老人在患病时尚未形成及时就医的习惯。表14-7还显示了流动老人在生病时就医选择与参保地的关系。结果表明，相较于其他参保地，参保地在本地的流动老人更可能及时就医（$p=0.002$）。这一结果可能与门诊费用尚未实现异地就医联网结算有关。自2008年以来，政府虽不断完善医保异地就医联网结算政策，但就目前而言，仅住院医疗费用能在定点医院直接结算，门诊等其他费用仍需采用患者先垫付后报销的方式（刘璐婵，2019）。在此情形下，当流动老人生小病时，可能由于医保报销的原因，并不会选择在本地医院进行门诊治疗。

表 14-7 流动老人就医行为与参保地的关系

参保地	是否看医生				χ^2	p
	否		是			
	人数	百分比(%)	人数	百分比(%)		
本地	250	50.8	242	49.2		
户籍地	2045	58.9	1426	41.1		
其他地方	25	65.8	13	34.2		
合计	2320	58.0	1681	42.0	12.57	0.002

第四,流入地社交网络会积极影响流动老人的就医行为。本章对比了异地就医和返乡就医流动老人在流入地的朋友数量,结果发现异地就医流动老人在流入地平均结识了 11 位新朋友,而返乡就医流动老人能平均结识 9 位新朋友。相比之下,异地就医流动老人在流入地的朋友数量显著多于返乡就医的流动老人($t=-0.64$,$p=0.037$)。一般来说,流动老人所获得的支持除了来自家庭外,部分支持还来自于通过本地朋友等途径所重构的社会网络。重构流入地社会网络能够通过多重途径影响流动老人就医选择。一方面,流入地朋友的就医行为和态度也会在日常交往中影响到流动老人的就医选择,进而有助于提高其异地就医的积极性。在流入地结识新朋友能让流动老人在交流过程中获得更多与自身相关的医疗信息,部分老人也能通过引荐治疗等方式有效利用本地医疗资源,进而提高老人群体在流入地的就医效率和效果。另一方面,通过增进病友交流等方式也有助于流动老年患者情感的正向转变,对于进一步消除流动老人疏离感、提高流动老人就诊积极性具有积极的促进作用。

四、基本公共卫生服务对就医行为的影响分析

本部分利用 2017 年全国流动人口动态监测调查数据,拟分两步继续探讨基本公共卫生服务因素对就医行为的影响效应。第一步是以最近一次生病时是否就医作为因变量(是=1,否=0),以健康档案和健康教育为预测变量,试图分析流动人口基本公共卫生服务利用与就诊行为的关系。表 14-8 的结果显示,在控制

其他变量后，健康档案建立与健康教育均可以促进流动人口的就医行为。具体表现为：与未建立健康档案者相比，建立了健康档案的流动人口在生病时更愿意就医（OR=1.195，$p<0.001$）；与未接受过健康教育者相比，接受过健康教育的流动人口在生病后就医的可能性更高（OR=1.304，$p<0.001$）。

表 14-8　　　　　　　基本公共卫生服务利用与就诊行为的关系

变量	模型 1			模型 2		
	OR	SE	p	OR	SE	p
健康档案(参照组：未建立)						
已建立	1.195	0.29	<0.001			
健康教育(参照组：未接受过)						
接受过				1.304	0.026	<0.001
性别(参照组：女性)						
男性	0.952	0.019	0.016	0.950	0.018	<0.001
年龄	1.002	0.001	0.024	1.003	0.001	0.002
受教育水平(参照组：小学及以下)						
初中	0.834	0.026	<0.001	0.820	0.025	<0.001
高中	0.761	0.027	<0.001	0.735	0.025	<0.001
大专及以上	0.614	0.023	<0.001	0.599	0.021	<0.001
工作(参照组：无工作)						
有工作	1.088	0.030	0.002	1.097	0.029	<0.001
收入(取对数)	0.905	0.013	<0.001	0.919	0.013	<0.001
医疗保险(参照组：未参保)						
参保	1.209	0.042	<0.001	1.203	0.040	<0.001
到最近医疗机构的时间 (参照组：>15min)						
≤15min	1.007	0.027	0.786	1.011	0.026	0.681
自评健康(参照组：健康)						
不健康	1.758	0.111	<0.001	1.783	0.109	<0.001

续表

变量	模型 1			模型 2		
	OR	SE	p	OR	SE	p
是否听说过国家基本公共卫生服务						
项目(参照组：否)						
是	1.174	0.025	<0.001	1.166	0.023	<0.001
流动范围(参照组：省内流动)						
跨省流动	0.928	0.018	<0.001	0.925	0.018	<0.001
流动时间	0.997	0.002	0.076	0.997	0.002	0.034
样本量	75906	82688				
R^2	0.011	0.013				

　　第二步则以是否选择在本地社区卫生站/中心/街道卫生院就医作为因变量(是=1，否=0)，进一步分析流动人口基本公共卫生服务利用与基层就诊的关系。结果显示，在控制相关变量后，健康档案和健康教育均促进了流动人口的基层就诊行为(见表14-9)。具体表现为：与未建立健康档案者相比，建立了健康档案的流动人口在患病时更倾向于在本地社区卫生站/中心/街道卫生院接受诊疗($OR=1.372$，$p<0.001$)；与未接受过健康教育者相比，接受过健康教育的流动人口生病时选择在基层医疗机构就诊的可能性更高($OR=1.195$，$p<0.001$)。

表 14-9　　　　　　　　　基本公共卫生服务利用与基层就诊的关系

变量	模型 1			模型 2		
	OR	SE	p	OR	SE	p
健康档案(参照组：未建立)						
已建立	1.372	0.031	<0.001			
健康教育(参照组：未接受过)						
接受过				1.195	0.025	<0.001
性别(参照组：女性)						
男性	1.028	0.021	0.172	1.026	0.020	0.179

变量	模型1			模型2		
	OR	SE	p	OR	SE	p
年龄	0.996	0.001	<0.001	0.996	0.001	<0.001
受教育水平(参照组：小学及以下)						
初中	0.988	0.028	0.677	0.983	0.027	0.563
高中	0.988	0.033	0.717	0.989	0.031	0.731
大专及以上	0.885	0.032	0.001	0.883	0.031	<0.001
工作(参照组：无工作)						
有工作	1.040	0.028	0.150	1.011	0.026	0.681
收入(取对数)	1.005	0.014	0.720	0.999	0.013	0.961
医疗保险(参照组：未参保)						
参保	1.110	0.042	0.006	1.068	0.038	0.067
到最近医疗机构的时间(参照组：>15min)						
≤15min	1.268	0.035	<0.001	1.263	0.033	<0.001
自评健康(参照组：健康)						
不健康	0.736	0.039	<0.001	0.720	0.037	<0.001
是否听说过国家基本公共卫生服务项目(参照组：否)						
是	1.232	0.027	<0.001	1.334	0.027	<0.001
流动范围(参照组：省内流动)						
跨省流动	1.286	0.025	<0.001	1.275	0.024	<0.001
流动时间	0.995	0.002	0.005	0.994	0.002	<0.001
样本量	62833			68288		
R^2	0.012			0.010		

五、现存问题与政策建议

(一)现存问题

本章通过分析全国流动人口动态监测调查资料，发现这一群体在就医行为方面主要面临以下三个方面的现实困境。

第一，流动人口健康意识薄弱，就医态度较为消极。本章通过数据分析发现，流动人口在患病时对流入地医疗资源的利用率较为有限，部分流动人口就医主动性欠缺。在门诊利用情况上，有17.4%的流动人口在患病时没有接受治疗；需要住院而未住院治疗的流动老人占比达到17.8%；传染病的就诊率则更低，各种不同类型的传染病就诊率均低于80%。大部分流动人口文化水平和经济收入较低，且工作时间长、强度大，这使他们较少关注自身的健康问题(范宪伟，2019)。另外，由于流动人口对流入地医疗机构和社区卫生资源不熟悉，而且异地报销流程繁琐，导致流动人口在生病时大多选择去药店买药或者等待自愈，就医态度消极。

第二，基本医疗保险未能有效引导流动人口使用医疗服务。基本医疗保险制度是健康保障制度中最基础、最重要的构成部分，是保障流动人口公平均等享有基本医疗服务的重要前提(郭静，2015)。基本医疗保险能在很大程度上减少流动人口及其家庭的医疗支出，而是否参加基本医疗保险以及医疗保险类型因素均会对流动人口医疗机构就诊行为产生影响(杜本峰，2018)。然而，本章发现基本医疗保险制度未能有效引导和分流流动人口住院服务。调查数据显示，有接近90%的流动人口拥有医疗保险，而选择在基层医疗机构就医的比例只有10%左右。这可能与基本医疗保险在调查当时尚未完全实现异地就医结算有关，大部分流动人口是在户籍地参加基本医疗保险，异地医疗服务利用、报销等各种限制因素使得医疗保险的效用难以充分体现出来，这就造成基本医疗保险对就医行为并未起到应有的引导作用(汪海琴，2016)。

第三，流动老人异地就医的家庭支持不足。本文发现，流动老年患者住院与否与其家庭支持存在较大关系。首先，流动老人就医动力在很大程度上受到家庭情感支持的影响。通过分析其未住院的原因可以看出，尽管所患疾病需要住院治疗，但仍有44.3%的流动老人因为"本人/家人觉得没有必要住院"而未住院。这意味着有相当一部分流动老人，其无法获得住院服务的原因在于缺乏家人的支持。其次，分析还发现家庭经济支持也是影响流动老人就医决策的一个重要因素。有接近三分之一的流动老人依靠子女等除配偶外的其他家庭成员提供经济支持来维持生活，但是影响流动老年患者未住院的第二大原因是"经济困难"，这意味着子女经济支持不足很大程度上影响了老人的就医选择。最后，在住院时是否有人参与照料也是影响流动老年患者住院选择的因素。数据显示，因"没人照顾"而不愿住院的流动老人占比1.4%。与本地户籍老人相比，流动老人不仅生活环境发生改变，更面临着家庭情感支持不足、经济困难与照料缺位等困境，导致其异地就医积极性较低。

(二)政策建议

针对以上实证分析所发现的现存问题，提出下述对策性建议。

首先，丰富健康促进形式和内容，加强流动人口健康意识。为促进流动人口生病后主动积极就医，社区、用工单位等应发挥作用，开展针对流动人口的健康促进与健康教育活动，向流动人口普及正确的就医观念，提高其健康素养与就医积极性(李相荣，2020)。社区在开展传染病防治、营养饮食等常规性健康知识宣传的同时，也应针对所辖地区流动人口性别、年龄等特征开展精准化健康活动。针对流动妇女而言，进行优生优育、两癌筛查等健康知识的宣传普及；针对流动老人，在进行健康知识普及的同时，也应定期开展健康体检工作，以帮助老人及时发现病症，积极开展治疗。用工单位作为流动人口聚集的重要场所，应积极主动开展职业病防治、职业安全等健康教育。在健康促进形式方面，促进新旧媒体融合，借助网站、论坛、微博、微信等新媒体，拓宽流动人口获取健康教育渠道，促进其更有效地获取健康知识。

其次，深化基本医疗保险支付方式改革，引导流动人口合理就医。基本医疗保险制度的一个重要功能是引导患者在基层就医，建立分级诊疗、双向转诊的诊疗秩序。然而，当前基层医疗卫生机构与三级医院之间在医疗服务水平上仍然存在较大差距，在自由选择就医的条件下，现有分级诊疗制度难以解决基层医疗服务质量较低的问题，这就必然导致流动人口向高层次医院集中(黄薇，2019)。为解决上述问题，应进一步深化医保支付方式改革，积极探索多元化医保支付方式，针对不同医疗服务特点实施不同医保补偿标准，推进医保支付方式分类改革。其次，要加强医疗资源向基层倾斜的力度，提高基层医疗机构医疗服务水平，同时强化基层首诊制度建设，引导流动人口合理就医。

再次，完善全民医保体系，实现流动人口异地就医现场报销。研究发现，大多数流动人口都是在流出地参加基本医疗保险，这导致流动人口基本医疗保险医药费用的报销比例偏低。这一现象是流动人口的群体特征、职业特征和政策特征等多种因素共同作用的结果，政府相关部门需要据此进一步完善流动人口医疗保险的政策设计。具体来讲，一是要积极完善与流动人口医疗保险相关的制度和政策法规，扩大城镇职工基本医疗保险对流动人口群体的覆盖范围，使流动人口生病时能及时获得医疗服务。二是要尽快完善城乡居民、城镇职工基本医疗保险的衔接机制（夏迎秋，2010）。现阶段，应加快推进信息化建设和应用，实现基本医疗保险信息在全国范围内的交换共享。同时，加快推进医保异地结算政策实施进程，提升异地就医服务管理水平，着力提高异地报销比例，简化报销手续，实现异地就医即时报销。

最后，强化家庭支持功能，丰富老年流动人口社交文化圈。前述分析提示，来自家庭的经济支持、照料护理和情感支持都会对老年流动人口的就医意愿和能力产生深刻影响。而丰富流动老人的交友网络能在一定程度上帮助老人消除异地疏离感、进行情感宣泄并寻找新的就医方式，最终引导和决定流动老人的就医模式，提高流动老人异地就医积极性。因此，对于流动老年人口而言，一方面需要加强孝老、敬老文化建设，强化家庭支持；在流动老人患病时，子女能提供必要的情感支持，主动为流动老人医疗负担提供经济支持；还可以出台子女陪护假等相关政策，使得子女在老人患病住院时能够提供照料陪护，降低流动老人的就医恐惧感。另一方面，鼓励流动老年人口主动融入当地生活，积极参与社区活动，提高自身对流入地卫生资源的信息获取利用能力，还可通过与病友交流来帮助其转变消极就医态度。

第十五章　流动人口社会融入与基本公共卫生服务利用

21 世纪以来，我国流动人口政策的最重要特征是促进流动人口社会融入与推动城乡一体化发展。2006 年，国务院首次提出从提供公共服务、社会保障等方面解决农民工问题；次年，国家又提出将流动人口公共服务体系建设纳入区域发展规划中，即将流动人口纳入国家公共服务项目中。"十三五"规划期间，国家陆续出台了要推动流动人口市民化、基本公共服务常住人口全覆盖及非户籍人口在城市逐步落户等政策，以此推动城乡发展一体化(陆继霞，2019)。可以看出，近年来国家试图从基本公共服务体系构建出发来推动流动人口社会融入和市民化过程，并以此达到城乡统筹发展的目的。

流动人口在流入地的"市民化"过程是当前城镇化的题中之意(郑杭生，2005；江立华，2018)，较好的社会融入意味着流动人口能充分融入当地社会生活，包括物质经济上的差距缩小、正式与非正式制度文化的契合以及心理上的认同和接纳(杨菊华，2010；李培林，2012；杨菊华，2015)，这构成了流动人口完成"人的城镇化"的最核心环节。不过，当前我国流动人口的社会融入状态仍不容乐观，整体融入水平在人群间、地区间、城乡间存在不均等的现实问题(杨菊华，2015；杨菊华，2016；陆万军，2018；夏贵芳，2018)。第七次全国人口普查数据所揭示的流动人口规模进一步扩大、逐步向东南沿海地区聚集以及城市化加速发展等现象(国家统计局，2021)，则进一步强调了解决好流动人口融入城市生活问题的重要性。因此，流动人口的社会融入仍是需要国家和社会长期关注的社会问题。

推动流动人口社会融入的一个政策出发点是加快构建流动人口基本公共卫生服务均等化制度体系，这有助于增加流动人口卫生资源获取及利用效率，从而达到促进健康的作用(Han，2019；王鸿儒，2019)。从理论上讲，社会融入反映了流动者的能动性，体现了流动者在城镇化浪潮中的主观意愿和努力，而较高的社会融入水平可以帮助流动者扫除文化、心理乃至制度层面上的行动障碍，帮助其更好地利用当地的卫生服务（Wohler，2017；Jing，2019；Liang，2020）。也就是说，社会融入与流动人口基本公共卫生服务利用实际上是一个相互的过程，二者相互促进、互为前提。据此，本章利用2012年和2017年全国流动人口卫生计生动态监测调查数据，试图探究社会融入在流动人口中的分布状况，及其与流动人口基本公共卫生服务利用的关系。

一、流动人口社会融入的时期变化与人群差异

（一）流动人口感知性融入水平较高但行为性融入水平偏低，发展态势不容乐观

图 15-1 展示了两个时期流动人口不同社会融入状况①。具体来看，在 2012 年，26.8% 的流动者参与了当地社区文体活动，29.4% 的流动者参与了当地社会公益活动，35.0% 的流动者参与了当地计划生育协会活动，37.2% 的流动者参与了当地社区卫生健康教育活动，10.1% 的流动者参与了当地选举活动。相比而言，在 2017 年，仅有 8.3% 的流动者曾给所在单位/社区/村提建议或监督其管理，4.7% 的流动者曾向当地政府反映情况/提出政策建议，35.0% 的流动者主动参与了当地捐款、献血、志愿者活动，5.1% 的流动者参与了当地党/团及党支部会议活动。加总来看，2012 年近四成流动人口没有参与任何一种社区活动，而 2017 年则扩大到约六成。尽管其中存在参与活动类型带来的偏差，但也一定程

---

①　需要指出的是，两次调查的行为性融入指标是有差异的，不能直接比较差异。在 2012 年调查中，行为性融入采用 5 种本地活动的参与与否进行测量（0＝未参与，1＝参与），包括社区文体活动、社会公益活动、计生协会活动和社区卫生健康教育活动、选举活动。在 2017 年调查中，行为性融入包含 4 个 1~4 取值的等级指标，包括给所在单位/社区/村提建议或监督其管理工作、向当地政府有关部门反映情况/提出政策建议、参与捐款、献血、志愿者活动等和参与党/团及党支部会议活动，其中"1＝没有，2＝偶尔，3＝有时，4＝经常"。在两次调查中，感知性融入均使用 4 个 1~4 取值的等级指标进行测量，分别测量对喜欢当地、关注当地变化、愿意融入当地、当地人愿意接受其成为一员的同意程度，其中"1＝完全不同意，2＝不同意，3＝基本同意，4＝完全同意"，数字越大代表感知性融入水平越高。

度上反映了流动人口在流入地的社会参与度偏低，且发展态势也不乐观。

相比而言，流动人口感知性社会融入状况较好。在将基本同意和完全同意合并后，我们发现在 2012 和 2017 年，分别有 97.8% 和 97.3% 的流动者喜欢当前居住地，有 96.5% 和 95.3% 的流动者关注当前居住地，有 94.3% 和 93.1% 的流动者很愿意融入当地、成为其中一员，有 93.0% 和 92.8% 的流动者认为当地人愿意接受其成为其中一员。总体而言，5 年间流动人口感知性融入水平略有下降但差距微小，说明我国流动人口感知性融入水平保持着相对稳定的状态。

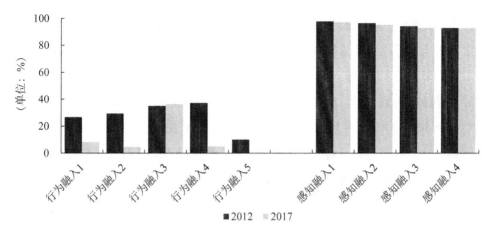

图 15-1　不同年份流动人口社会融入状况

(二)行为性融入的性别和年龄差异随时期拉大，感知性融入的性别和年龄差异随时期缩小

图 15-2 显示了流动人口的社会融入水平存在一定的性别和年龄差异($p < 0.001$)①。在 2012 年，约六成流动人口报告参与了当地社区活动，且女性流动者的参与率要略高于男性流动者；到了 2017 年，仅有约四成流动人口报告参与了当地社区活动，且女性流动者的参与率明显低于男性流动者。这反映出流动者

---

①　将 2012 年的 5 类社区参与加总，编码得到行为性融入指标(二分类变量，0=未参与，1=参与)。将 2017 年的 4 类社区参与加总，不考虑参与频率只考虑参与与否，编码得到行为性融入指标(二分类变量，0=未参与，1=参与)。除了感知性融入的性别差异外，后续群体差异的差异分析均具有统计学意义。

对文体娱乐及社区卫生类活动参与更多，对政务相关活动参与较少，且男性在后一类活动中更具有参与优势。相比而言，女性在感知性融入上的优势随着时期推移而逐渐消失了，虽然 2017 年流动人口感知性融入水平较 5 年前略有下降，但不同性别流动者的感知性融入水平几乎相同。

年龄方面，2012 年调查显示，不同年龄段流动者的社区活动参与率差异较小，30~44 岁流动者的参与率仅比 15~29 岁和 45~59 岁流动者的高出不到 3%。在 2017 年，不同年龄段流动者的社区活动参与率差异变大，30~44 岁流动者的参与率为 44.7%，而 15~29 岁和 45~59 岁流动者的参与率仅分别为 42.0% 和 34.6%，反映出不同年龄段流动者在政务类活动参与中的分化特征更加明显，同时中年人成为了社会事务参与的中坚力量。相比而言，虽然感知性融入水平随时期略有下降，且不同年份感知性融入水平均随年龄增加而上升，但感知性融入的年龄差异随时期缩小了，2012 年 45~59 岁流动者的感知性融入比 15~29 岁流动者要高 0.30 分，但这一差距在 2017 年缩小到了 0.22 分，反映了不同年龄流动者感知性融入的同质化。随着时期推移，中高龄流动者同样具备了较好的文化素养以及更贴合城市的生活方式，这有助于其提高社会融入程度、降低社会融入在年龄上的不均等。

(三) 非农业户口和居委会居住流动者的社会融入强于农业和村委会居住流动者，且社会融入的户籍与居所差异随时期不断拉大

图 15-3 显示，流动人口的社会融入水平存在明显的户籍与居住特征差异。总体而言，非农业户口和居委会居住流动者的社区活动参与度远远高于农业户口和村委会居住流动者。2012 年农业与非农业户口流动者的社区活动参与率分别为 59.9% 和 65.4%，2017 年二者参与率分别降至 39.3% 和 50.8%；2012 年村委会与居委会流动者的社区活动参与率分别为 53.1% 和 64.2%，2017 年二者参与率分别降至 32.7% 和 45.0%，表明不同户籍和居住地间的社区活动参与差距进一步扩大。这些社区活动或社会事务本身多见于居委会，且城里长大的人有更好的社会参与意识和能力，而这种随时期而拉大的现象可能反映了社区参与门槛的逐渐增加，导致新时代的社区参与对流动人口自身素养提出了更高的要求。

同样地，非农业户口和居委会居住的流动者的感知性融入水平也远高于农业

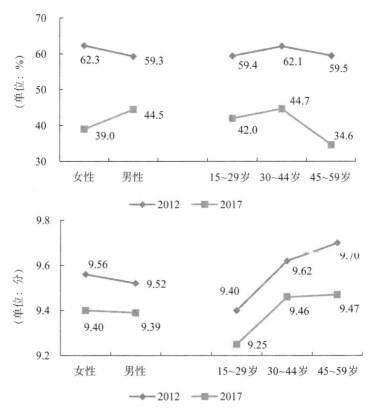

图 15-2　社会融入的性别和年龄分化及时期变化特征

（上图：行为性融入；下图：感知性融入）

户口和村委会居住的流动者，且不同户籍和居住地之间的感知性融入差距亦呈现随时期而扩大的趋势。具体来讲，5 年间感知性社会融入的户籍差异从 0.23 分扩大为 0.47 分，居住地差异则从 0.39 分扩大为 0.49 分，这与行为性融入的人群差异模式和变化特征非常相似。随着户籍制改革的推进，越来越多的农业户口转化为非农业户口，而这种户籍性质变动实际上是存在选择性的，那些社会经济地位较高、具有社会融入优势的人优先改变了其户籍性质，从而造成社会融入户籍差异的拉大。另外，由于社会发展资源一般偏向城市地区，造成城市的优化发展程度要优于乡村，从而拉大了感知社会融入水平在居住地上的不均等。

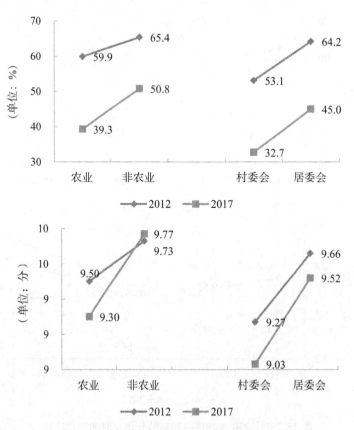

图 15-3 社会融入的户籍与居所分化及时期变化特征

（上图：行为性融入；下图：感知性融入）

（四）流动范围较小、流动时间较长的流动者具有较高的社会融入水平，社会融入的流动范围和流动时间差异随时期呈小幅缩小态势

图 15-4 显示，流动人口的社会融入水平在不同流动范围和流动时间组中存在较大差异。首先，跨省流动以及流动时长较短的流动者社区活动参与度及主观融入度远远低于省内流动和流动时长较长的流动者，这很大程度上取决于后者对当地社会生活和风土人情较高的熟悉度和认同度。不过随着时期的推移，这种群组差异有所减小。2012 年，跨省和非跨省流动者社区活动参与率差距约为 10.0%，但 2017 年这一差距缩小为不到 5.0%；跨省和跨县流动者间感知性融入

得分在 2012 年相差 0.56 分，但在 2017 年仅相差 0.38 分。2012 年，流入不足 1 年和流入 10 年以上流动者之间感知性融入得分相差 0.67 分，但在 2017 年该差距缩小到 0.57 分，不过不同流入时间流动者之间的社区活动参与率差距随时期保持稳定，最大差距维持在 5.0%-6.0% 之间。随着信息化以及社会流动的加剧，因地域文化区隔带来的融入不佳问题逐渐得以弱化，人们相较之前会更加熟悉其他地方的社会文化，从而减少了短期和长距离流动带来的文化疏离感。

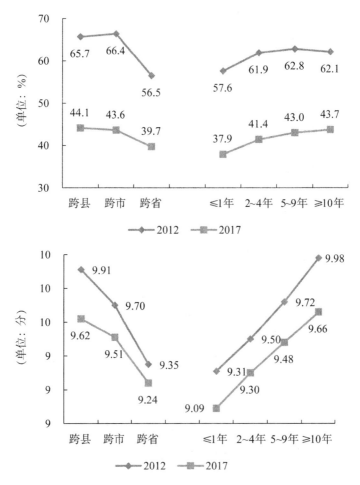

图 15-4 社会融入的流动范围和流动时间分化及时期变化特征

（上图：行为性融入；下图：感知性融入）

　　(五)较高的教育程度和收入水平带来更好的行为性融入，但感知性融入与社会经济地位呈正 U 型关系，在中等教育程度和收入水平的流动者中较差

　　图 15-5 显示，行为性融入水平随受教育程度的提高而不断提高，社区活动参与率在 2012 年从未受教育的 52.7%增加到大学教育的 67.6%，在 2017 年则从未受教育的 21.4%迅速增加到大学教育的 63.4%。相比而言，行为性融入仅在 2017 年随着收入水平的增加而不断提升，从无收入组的 34.2%逐渐上升到最高收入组的 54.1%，在 2012 年并不随收入变化而发生明显变化。随着时期的推移，

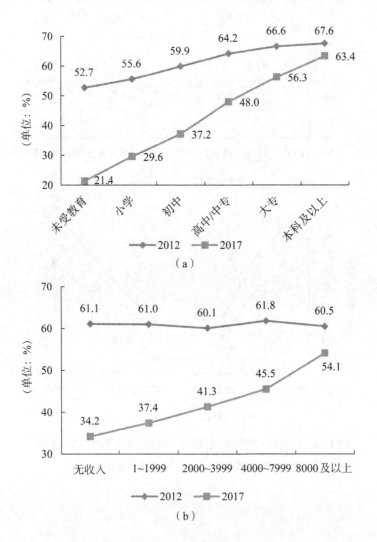

（a）

（b）

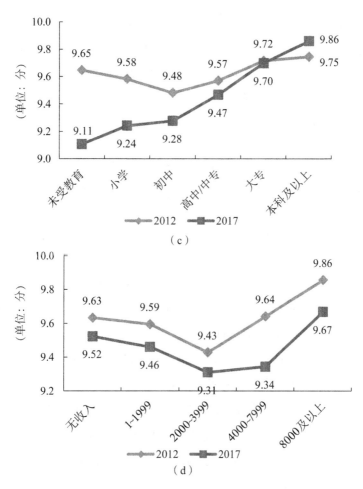

图 15-5　社会融入的社会经济地位分化及时期变化特征

（a）（b）行为性融入；（c）（d）感知性融入）

行为性融入的社会分层性逐渐增强，社区参与对居民素养的要求越来越高，反映出低社会经济地位流动者社区参与能力更弱、机遇更少了。

　　类似地，感知性融入水平在 2017 年随受教育程度的提高而不断提高，从未受教育的 9.11 分上升到大学教育的 9.86 分，但在 2012 年感知性融入则与教育呈 U 型关联，从未受教育的 9.65 分到初中教育的 9.48 分再到大学教育的 9.75 分。相比而言，感知性融入与收入在不同年份均呈 U 型关联，月收入水平为 2000~3999 元的流动者感知性融入最差，收入低于 2000 元和 4000~7999 元之间的流动者感知性融入较差，而月收入 8000 元以上的流动者感知性融入最好。随着时期的推移，感知性融入的社会分层效应主要体现在教育方面，低教育流动者社区参与能力更弱、机遇更少，而高教育流动者的参与优势更明显了。流动人口存在"中等收入陷阱"问题，即中等收入者具有较高的收入压力，他们往往是低教育、体力劳动者，依靠较长的劳动时间和高强度劳动换取中等水平的收入，因此在流入地很难有好的生活体验，导致其融入和归属感较差。

(六) 中西部及东北地区流动人口社会融入明显高于东部地区，但后者与前者间在此方面的差距随时期呈不断缩小态势

图 15-6 显示，不同地区内流动人口的社会融入水平存在明显差异。首先，东部地区流动者社区活动参与度明显低于中西部地区流动者，甚至在 2012 年还低于东北地区流动者；中部地区流动人口在 2012 年的社区活动参与率仅为 54.7%，在 2017 年为 41.1%；2012 年中西部及东北地区流动人口的社区活动参与率均在 60% 以上，2017 年中西部地区该指标依然略高于东部地区，只有东北地区该指标明显低于东部地区，只有 31.1%。其次，在 2012 和 2017 年，东部地区流动者在主观融入度上均明显低于中西部及东北地区流动者，但其与后几个区域流动人口的主观融入度差异随时期有所缩小；东部地区流动者主观社会融入得分在两个时期均保持在 9.23 分，中部地区则从 2012 年的 9.53 分略降至 2017 年的 9.46 分，西部和东北地区则分别从 2012 年的 9.85 和 10.08 分降至 2017 年的 9.47 和 9.74 分。

分析数据还发现，东部地区主要以吸纳来自中西部及东北地区的跨省流动人口为主，其 7 成以上流动人口为跨省流动人口，而中西部及东北地区的流动者主要表现为省会城市吸引周边村镇流入的省内流动模式，这些地区约 7 成流动人口为省内流动人口，与第七次人口普查所呈现的人口进一步向东南沿海地区人口聚集的特征不谋而合。这种空间流动模式使得东部地区流动人口社会融入难度加大、水平较低。但正如前面提到的那样，随着信息化以及社会大流动的深入发展，因地域文化区隔带来的融入不佳问题逐渐得以弱化，从而使东部地区在保持大规模跨省流动人口的同时能够更好地促进其社会融入。此外，东部地区在为外来流动者提供公共服务方面也具有更多优势，这也是其缩小与其他地区流动人口

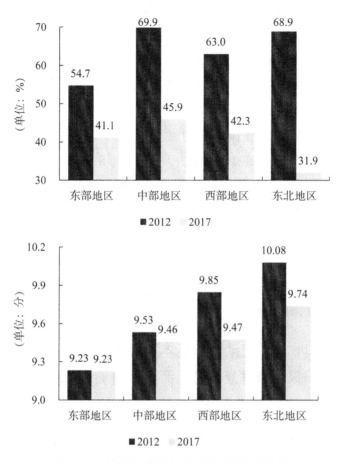

图 15-6 社会融入的地区分化及时期变化特征

（上图：行为性融入；下图：感知性融入）

社会融入差距的重要途径。

二、社会融入与基本公共卫生服务利用的关系

（一）流动人口基本公共卫生服务利用与行为性融入和感知性融入之间均存在积极关联，但与行为性融入的关联更强

表 15-1 显示，大部分行为性融入和感知性融入指标都与健康档案建立及健

康教育接受①相关，后续集束系数分析进一步表明，行为性融入与基本公共卫生服务利用的积极联系更强。具体而言，行为性融入方面，向社区提建议或参与监督的参与强度每高一个单位，健康档案建档概率平均增加 24.1%，接受健康教育类数平均增加 0.129($=e^{0.121}$-1)；向政府反映情况或提建议的参与强度每高一个单位，建档概率平均增加 6.4%，接受健康教育类数平均增加 0.062；志愿活动参与强度每高一个单位，建档概率平均增加 27.5%，接受健康教育类数平均增加 0.192；党团活动参与强度每高一个单位，建档概率平均增加 5.8%，接受健康教育类数平均增加 0.026。感知性融入方面，对当地的喜欢程度每高一个单位，建档概率平均增加 6.4%，但接受健康教育类数无显著变化；对当地变化的关注程度每高一个单位，建档概率平均增加 20.3%，接受健康教育类数平均增加 0.135；自主融入程度每高一个单位，接受健康教育类数平均增加 0.019，而建档概率无显著变化；本地人接纳程度每高一个单位，建档概率平均增加 10.6%，接受健康教育类数平均增加 0.082。

(二) 教育和收入对流动人口基本公共卫生服务利用的影响存在差异，教育只能积极影响健康教育，而收入对健康教育和健康档案均产生消极作用

表 15-1 同样显示，教育和收入对健康档案建立及健康教育接受的影响并不一致。拥有更高教育水平的流动者参加的健康教育种类更多($b = 0.020$, $p <$ 0.001)，但并不能显著增加建档概率。相比而言，个人收入的影响是消极的，更高的个人收入水平反而会降低流动人口建档和接受健康教育的可能性(OR = 0.961, $p < 0.001$; $b = -0.012$, $p < 0.01$)。教育能够提高个人认知能力和健康管理意识，从而促使高教育流动者主动参与到政府的健康福利政策中。对大多数流动人口而言，较高的收入意味着较长的工作时间和较高的工作强度，同时迁移的自选择性也往往指向较好的健康状况，这些因素可能使其参与建档和健康教育的自由性及主动性较低。

---

① 9 类健康教育分别为：职业病防治、性病/艾滋病防治、生殖健康与避孕、结核病防治、控制吸烟、心理健康、慢性病防治、妇幼保健/优生优育、突发公共事件自救。

表 15-1　　　　两类社会融入与健康档案及健康教育的多因素回归分析

	模型 1（健康档案）		模型 2（健康教育）	
	比值比	稳健标准误	系数	稳健标准误
行为性融入				
行为性融入 1	1.241***	0.033	0.121***	0.009
行为性融入 2	1.064	0.039	0.060***	0.012
行为性融入 3	1.275***	0.018	0.176***	0.005
行为性融入 4	1.058*	0.023	0.026**	0.008
感知性融入				
感知性融入 1	1.064*	0.029	−0.013	0.011
感知性融入 2	1.203***	0.030	0.127***	0.010
感知性融入 3	1.016	0.025	0.019	0.010
感知性融入 4	1.106***	0.025	0.079***	0.009
教育等级	1.006	0.011	0.020***	0.005
收入等级	0.961***	0.010	−0.012**	0.004
控制变量	√		√	
截距项	0.062***	0.007	0.076	0.043
α			0.931***	0.009
Pseudo_R^2	0.034			

注：$\hat{}p<0.10$，$*p<0.05$，$**p<0.01$，$***p<0.001$。上述分析基于 2017 年数据，模型 1 为二项 logistic 回归，模型 2 为负二项回归，其中 α 具有统计学意义，表示存在过离散问题且模型对其做出了修正。控制变量包括性别、年龄、户口、社区类型、流动范围、流动时长、流动原因（经济原因、非经济原因）、自评健康（较差、较好）。

（三）随着社会经济地位提高，行为性融入与健康档案建立的关联逐渐增强，与感知性融入的关联逐渐式微，呈现"剪刀差"式的分化逻辑

为比较两类社会融入与基本公共卫生服务利用的关联强度，我们使用集束系数模型来比较两类社会融入与健康档案和健康教育的关联大小。总体而言，行为性融入与健康档案建立的积极联系要显著强于感知性融入（$\chi^2 = 11.08$，$p <$

0.001），且前者的关联强度是后者的 1.324 倍，但这一关联模式会随着收入和教育的变化而呈现有规律地变化。图 15-7 上图显示，在低收入群体中，两类社会融入与建档的关联强度几乎相同；但随着收入的提高，行为性融入与建档的关联越来越强，而感知性融入与建档的关联越来越弱；在最高收入组中，行为性融入与建档的关联强度是感知性融入的 3.330 倍($\chi^2 = 11.87$，$p<0.001$）。

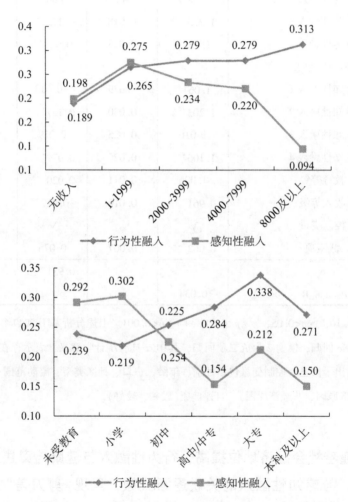

图 15-7　两类社会融入与健康档案建立关联强度随收入和教育水平的变化

　　两类社会融入与健康档案建立的关联强度随教育水平的提升也呈现出不同的特征。图 15-7 下图显示，行为性融入与建档的积极关联会随着教育水平的提升而逐渐增强，而感知性融入与建档的积极关联则随着教育水平的提升而逐渐减弱。在教育程度较低时，行为性融入与建档的积极关联略弱于感知性融入，例如小学教育组中感知性融入与建档的关联强度是行为性融入的 1.379 倍；但随着教育水平的提升，行为性融入与建档的关联强度逐渐超过感知性融入，其中高中/中专教育组中行为性融入与建档的关联强度是感知性融入的 1.844 倍，大专教育组中行为性融入与建档的关联强度是感知性融入的 1.594 倍，而本科教育组中行为性融入与建档的关联强度是感知性融入的 1.807 倍。

(四) 随着社会经济地位提高，行为性融入与健康教育接受的关联逐渐增强，与感知性融入的关联逐渐式微，同样呈现"剪刀差"式的分化逻辑

总体而言，行为性融入与健康教育接受的积极关联要显著强于感知性融入（$X^2 = 63.14$，$p<0.001$），且前者的关联强度是后者的 1.480 倍，同时这一作用模式也会随着收入和教育的变化而呈现类似的规律变化。图 15-8 左图显示，在低收入群体中，行为性融入与健康教育的关联强度和感知性社会融入几乎相同；但随着收入水平的提高，行为性融入与健康教育的关联强度在逐渐增强，而感知性融入与健康教育的关联强度则越来越弱，二者关联强度差距不断拉大。在中等收入组中，行为性融入与健康教育的关联强度仅是感知性融入的 1.182 倍（$X^2 = 6.18$，$p<0.05$），而在最高收入组中，行为性融入与健康教育的关联强度则达到了感知性融入的 2.161 倍（$X^2 = 17.27$，$p<0.001$）。

两类社会融入与健康教育接受的关联强度随教育水平的提升也呈现出不同的特征。图 15-8 右图显示，行为性融入与健康教育的积极关联随着教育水平的提升而逐渐增强，而感知性融入与健康教育的积极关联则随着教育水平的提升而逐步减弱。在未受教育分组中，行为性融入与健康教育的积极关联显著小于感知性融入，后者的关联强度是前者的 2.525 倍（$X^2 = 8.12$，$p<0.01$）。但随着教育水平的提升，到初中教育之后，行为性融入与健康教育的关联强度逐渐超过感知性融入，其中高中/中专教育组中行为性融入与健康教育的关联强度是感知性融入的 1.713 倍（$X^2 = 22.51$，$p<0.001$），大专教育组中行为性融入与健康教育的关联强度是感知性融入的 1.990 倍（$X^2 = 20.64$，$p<0.001$），而本科教育组中行为性融入

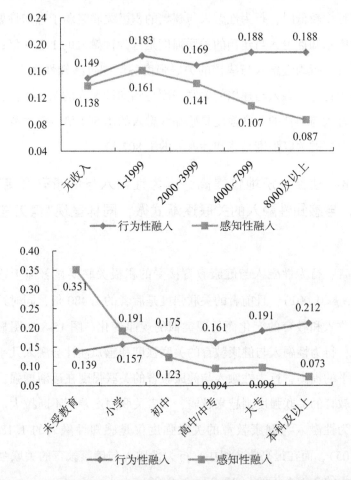

图 15-8　两类社会融入与健康教育关联强度随收入和教育水平的变化

与健康教育的关联强度是感知性融入的 2.890 倍($X^2=32.21$，$p<0.001$)。

三、研究发现与主要问题

(一)行为性融入程度低，实际发生的融入行动少

上述统计分析显示，虽然我国流动人口感知性融入程度较高，九成以上流动者报告有较高的社会融入感，且随时间保持相对稳定状态。但是，行为性融入状

况整体较差，尤其是流动人口聚集的东南沿海地区该现象更为突出。在 2017 年，除了有超过三成的流动者报告参与了当地的一些公益活动外，参与当地社区和政府管理性活动的流动者占比不足一成，这反映了流动者较低的能动主体意识和受制约的参与行动力，不利于实现"人的城镇化"。同时，由于行为性融入对其基本公共卫生服务利用的促进作用较强，这种低水平的行为性融入实际上也直接制约着流动者在当地的卫生服务利用行为，不利于其健康的长期维护。

(二) 社会融入水平存在下滑迹象，且存在人群分化现象

分析结果表明，我国流动人口社会融入状况近几年来的发展状况并不乐观，行为性融入与感知性融入程度都存在轻微下降迹象，且这种下降是全方位的。同时，社会融入存在显著的人群分化，在高龄、农业户口、村委会居住、东部、跨省及新近流入的流动人口中水平较低，且这种人群分化随着时间的推移呈扩大和缩小交织的复杂变化特征；其中，社会融入的城乡分化出现进一步加剧，体现出宏观社会结构性因素的影响在不断加深。这些社会融入弱势群体社会地位等方面也存在不同程度的弱势，因而这种分布和变化态势实际上加剧了其多重劣势地位，不利于其在流入地的长远发展。

(三) 感知性融入程度较高，但对基本公共卫生服务利用的促进作用呈弱化态势

行为性融入与基本公共卫生服务利用之间的积极关联总体上强于感知性融入。在社会经济地位较低的流动人口中，后者的关联强度总体略强；但在社会经济地位较高的流动人口中，后者的关联强度则远低于前者。一定程度上，感知性融入更可能作为低社会经济地位流动者争取社会公共福利的有效途径，因为相较于参与社区活动，底层流动者更容易突破社会经济地位束缚而去获得较高的心理认同，从主观角度获得较好的社会融入。然而，考虑到目前我国流动人口仅具有较高的感知性融入，且随着时间的推移高学历、高收入流动者占比会越来越高，这种作用模式对我国流动人口基本公共卫生服务利用积极性的提高作用甚微，需要积极扭转这种不利局面。

（四）行为性融入与基本公共卫生服务利用的关联模式对底层流动者并不友好

分析结果显示，低收入、低学历流动者的行为性融入程度明显低于高收入、高学历流动者，这一定程度上受行动意识和行动能力的影响。同时，低收入、低学历流动者的行为性融入与其基本公共卫生服务利用的积极联系十分微弱，远远低于高收入、高学历流动群体，体现出底层流动者在打破制度和阶层壁垒以实现"市民化"并争取应得社会福利方面的无力感。这种在社会融入状态和其与卫生服务利用关联度上的双重劣势，会加剧流动人口基本公共卫生服务利用在社会经济地位上的不公平性，从而可能进一步加大流动人口健康的社会经济地位不平等现象。

四、加强融入支持基本公共卫生服务利用的政策建议

（一）深化户籍改革的普惠性，减少户籍和城乡居住地不同带来的社会融入差异

相关政府部门应关注到流动人口社会融入在户籍、城乡等方面的不均等现象，尤其需要关注这种不均等现象在部分程度上随着国家社会发展的推进而呈现部分扩大趋势。一方面，国家在大力倡导城镇化过程中，同时需要时刻保持城乡发展的均衡化，同步推进乡村振兴战略，推进农村土地流转和宅基地使用的规范改革，使流动人口"进可定居城市、退可返乡养老"，进而切实帮助3亿多流动人口在渐进性乡—城迁移过程中完成高质量城镇化。另一方面，户籍制改革的推进也应当充分体现国家和人民意志，投入更多的公共资源来深入贯彻户籍改革，减少改革过程中获益人群的选择性；要特别关注跨省、高龄、低教育、低收入及新近迁入的农村流动人口的福利获得，从而有效保障户籍改革的长期公平性和普惠性。

（二）关注低社会经济地位流动人口的社会融入困境，构建基层政府、社区和劳动力市场联动机制以充分调动流动人口社会融入的自主性

低教育和中低收入流动者是流入地社区参与及归属感的弱势群体，主要在于其低社会经济地位带来的社会参与技能不足、文化融入能力不足以及高强度体力劳动带来的自主时间不足。在法律制度层面，可以从劳动合同法、民法典等法律角度入手，对劳动者的劳动减负给予一些适当的硬性规定，例如对劳动强度较大的一些工种设定每日最长劳动时限和最低小时薪酬。基层政府、社区和用人单位等需相互配合，例如开展政府活动进社区、社区活动进公司等活动形式，提高流动者的社会融入效率。在个人层面，应当加强义务教育中的素质教育，增加随迁儿童就近上学机会和教育质量，尤其注重培养全体青少年的公民意识，并通过代际反哺、社会接纳等形式增加全年龄流动劳动力的公民意识和社会参与意识。

（三）继续深入推进基本公共服务体系改革，尤其注重提高流动人口聚居城市的公共服务和治理能力，为流动人口融入城市生活提供兜底保障服务

党的十九届四中全会提出，要健全国家基本公共服务制度体系，推进包括基本公共卫生服务在内的基本公共服务均等化，这为流动人口更好融入城市化进程提供了政策支持。在新的人口流动形势下，应当从更基础、更长远处着手，构建适应于地区经济水平和流动人口结构的公共服务体系，其制度设计应向跨区域、长距离的新近流动人口倾斜。应充分考虑各地社会经济发展水平和发展阶段的差异化特征，发挥好财政转移支付的作用，优先支持地方财政不足但流动人口众多的地区提升其社会治理能力。尤其对于长三角和珠三角地区，以及劳动密集型产业集聚、长期聚集大量跨省迁移劳工的二、三线城市，要支持其出台专门的地方法规以将外来流动人口纳入地方治理框架，体现出地方政府在劳动力市场、子女教育、父母养老、社区公共服务等多方面对流动人口的高度重视。

(四) 充分发挥流动人口公共参与和社会融入的主体性，提升流动人口基本公共卫生服务利用效率

针对不同社会经济地位及不同社会融入状态的流动者，社区基本公共卫生服务工作者应当采取差异化的推进方式。要充分发挥流动者在基本公共卫生服务均等化项目参与方面的能动性：一方面，对低社会经济地位的流动者给予最基本的社会福利保障，减少因劳动力市场参与不利、文化与行为区隔带来的低社会融入感，并以此帮助增加其基本公共卫生服务利用的主动性；另一方面，对高社会经济地位的流动者应当重点强化其社会参与积极性，充分发挥流动人口社会与公共参与的主体性、激发其主人公意识，通过加速其结构性融入过程以达到基本公共卫生服务均等化的目的。此外，还可以尝试以流动人口自身为主体，组织开展不同流动人口之间的互动交流活动，从而在交流隔阂较少的基础上强化其社区活动参与主体性。

第十六章　边境地区流动人口基本公共卫生服务利用

随着进入中国特色社会主义新时代，人们对美好生活的需求和向往正在不断增强。与此同时，民众对提高医疗服务可及性、促进医疗质量提升、实现基本公共卫生服务均等化的呼声也日益高涨。近年来，我国在提升卫生服务质量、进一步拓展卫生服务的人群覆盖范围方面做出了很多努力，包括加大基本卫生保健服务投入、促进医防融合、提倡大健康观、进一步规范管理国家基本公共卫生服务项目等。但是，全国各地卫生服务供给质量参差不齐的问题仍然存在，尤其体现在边境地区和其他地区之间。鉴于此，有必要进一步加强我国边境地区卫生服务保障，以此来促进基本公共卫生服务的均等化发展。

2016 年，国务院颁布的《关于支持沿边重点地区开发开放若干政策措施的意见》提出，国家级口岸、边境口岸、边境经济合作区等沿边重点地区是我国与邻近国家进行商贸活动、人员往来的重要平台，对于深化我国于邻国经贸往来、促进沿边地区经济社会发展有着重要的支撑作用，正在成为践行"一带一路"倡议的先手棋和排头兵(中央人民政府，2016)。而随着"一带一路"纵深方向的逐步发展及我国对外开放程度的加深，我国边境地区必将吸引越来越多的流动人口来此工作和定居，研究边境地区流动人口卫生服务利用显得十分必要。为此，本章拟采用 2017 年全国流动人口动态监测调查数据，对边境地区和非边境地区①流动

---

① 根据研究对象满足流入地为边境地区(市、区、县)的条件，2010 年筛选出 4387 条调查数据，2011 年筛选出 2880 条调查数据，2012 年筛选出 3152 条调查数据，2013 年筛选出 3280 条调查数据，2014 年筛选出 4120 条调查数据，2015 年筛选出 3000 条调查数据，2016 年筛选出 2880 条调查数据，2017 年筛选出 3720 条边境地区流动人口调查数据、166269 条非边境地区流动人口调查数据。其中边境地区行政区域划分参考《2018 中国民族统计年鉴》中关于边境地区(市、县、区)的设置。

人口的基本特征和卫生服务利用情况进行比较分析。此外,本章还将利用2010—2017年多次横断面调查数据,对边境地区流动人口特质和卫生服务利用情况的演变趋势进行研究,致力于为提高边境地区流动人口卫生服务供给质量、推进边境地区流动人口基本公共卫生服务均等化提供决策支持。

一、边境地区与非边境地区流动人口基本特征比较

(一) 相较于非边境地区,边境地区流动人口年龄整体较高且老龄化程度不断加重,新生代流动人口逐渐成为边境人口主体

本章参考既往文献研究(王春光,2001;罗霞,2003),主要从年龄角度将新生代流动人口界定为1980年及以后出生的流动人口,与"80后"同义,而"90后"流动人口则指1990年至1999年间出生的流动群体。新生代流动人口在居留意愿、就业选择、社会融合等方面与老生代流动人口相比,均表现出较为明显的代际差异(余运江,2012;张启春,冀红梅,2018;夏昆昆,2020)。因此,边境地区流动人口年龄构成及演变趋势研究至关重要。统计结果显示,边境地区流动人口平均年龄为38.6岁,高于非边境地区流动人口平均年龄(36.6岁)。边境地区老生代流动人口占比49.8%,比非边境地区老生代流动人口高8.4%。因此,边境地区流动人口年龄整体高于非边境地区,且随着时间变化(见图16-1),"80后""90后"流动人口占比不断上升;新生代流动人口于2017年占比首次超过总人数的50%,占据边境地区流动人口半壁江山,成为边境地区流动人口的主要力量。此外,分析还显示,60岁以上的流动老人占比自2010年到2017年上升了5.3%,20~45岁中青年流动人口占比则不断下降,流动人口的平均年龄不断增长,均表明近年来边境地区流动人口老龄化呈现持续加重局面。流动人口持续老龄化将不利于经济社会的持续健康发展,带来产业结构失衡、劳动力市场供需不匹配、消费结构不均衡等诸多问题,同时还会加剧家庭养老负担,致使流动家庭产生家庭脆弱性和贫困问题(余运江,2012)。从这个角度看,研究老龄化加剧背景下流动人口衍生出的新诉求,有利于政府部门及时做出政策反应,帮助流动人口摆脱现实困境并顺利实现社会融合。

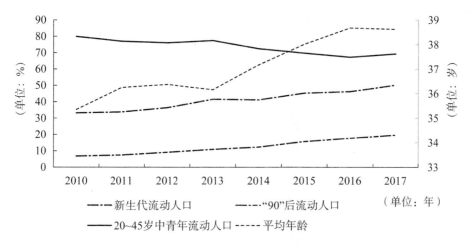

图 16-1　2010—2017 年新生代、20~45 岁中青年流动人口以及平均年龄演变趋势

(二)边境地区流动人口仍以汉族为主,但其少数民族人数较非边境地区多

分析结果显示,边境地区流动人口中少数民族占总人口比例高出非边境地区 8.9 个百分点,这一结果印证了既往研究结论(王哲,2013)。其中,云南省是我国少数民族聚居最多的省份,少数民族在云南省占比高达 24.8%。我国边境地区多分布少数民族自治州(县),语言文化和生活习惯与非边境地区存在较大差异,对于外来人口的吸引力较为局限,故边境城市流动模式多以省内跨市和市内跨县为主,省内流入人口的比例为 59.5%。与非边境地区相比,边境地区的流动人口中少数民族比例更高。

(三)与非边境地区相比,边境地区流动人口教育程度较低;近年来学历结构不断优化,高学历比例提升较快

如图 16-2 所示,边境地区流动人口总体受教育程度低于非边境地区流动人口,表现在低学历(未上过小学、小学、初中)人数占比均高于非边境地区流动人口,而高层次学历(高中/中专、专科、本科、研究生)的人数占比均低于非边境地区流动人口。由于边境地区的经济社会发展水平缺乏对高学历人才的吸引

力，导致流向边境地区的人口多半以经济原因驱动从事劳动密集型职业，收入水平较低，边境地区的人力资本水平处于较低状态。

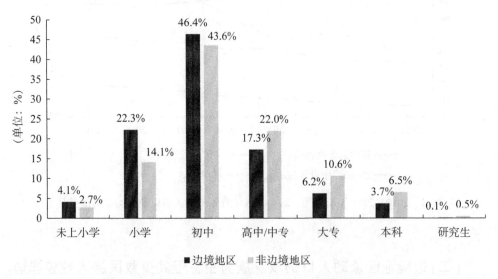

图 16-2　边境地区和非边境地区流动人口受教育程度对比

在九年义务教育普及以及国家对人才教育高度重视的背景下，边境地区流动人口学历结构不断优化。如图 16-3 所示，边境地区的学历构成以初中为主体，但其占总人口比例呈不断下降趋势，于 2017 年首次低于边境地区流动人口总数的 50%；高中及以上的人数比例近年来不断上升，于 2013 年首次超过小学及以下学历的流动人口占比，表明边境地区流动人口的受教育水平在不断提升。以初中学历为界，边境地区流动人口的学历构成呈现"中间宽、两头窄"的橄榄式，低层次和高层次人才占比均不突出。随着"一带一路"倡议的深入推进，边境地区日益成为对外商贸往来的门户，必将吸引大量人才聚集于此。边境地区流动人口的受教育结构将不断优化，进而促进地区经济发展。

（四）边境地区流动人口从事经商、农林牧渔业比例较高，职业类型多样且相对集中；劳动强度和流动性高，创造就业效应明显，就业收入提升较快，但行业差距大、就业不稳定风险较高

经济因素是推动流动人口流动的重要原因。《劳动法》和《劳动合同法》规定，

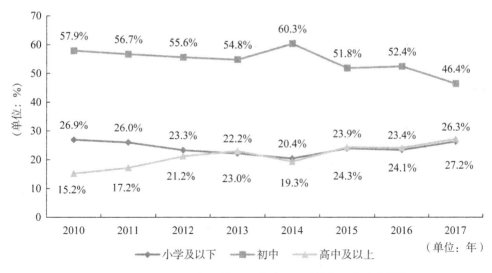

图 16-3　2010—2017 年边境地区流动人口受教育程度变化趋势

我国劳动者日工作时长应不超过 8 小时、周工作时长不超过 40 小时，而数据显示边境地区流动人口周工作时长在 60 小时上下浮动；但 2017 年边境地区流动人口平均周工作时间为 56.5 小时，比 2010 年少 3.3 小时，说明我国边境地区流动人口的劳动强度有所改善。

在 2010 至 2017 年间，边境地区流动人口的平均月收入提高了 1007 元，说明边境地区流动人口收入水平改善明显；但是不同行业收入差距大，农林牧渔行业从业人数位于全部行业的第二，而平均月收入只有 2073 元，远低于边境地区流动人口总体水平；此外，从事批发零售行业比例高于非边境地区 6.5 个百分点；而住宿餐饮和制造业从业人数比例则明显低于非边境地区。边境地区流动人口工作职业为经商、农林牧渔生产、无固定职业的比例分别为 32.1%、7.1%、7.4%，分别高于非边境地区流动人口 8.1、5.4、5.1 个百分点；而从事技术类、生产性、餐饮、服务业等职业占比分别为 5.2%、3.4%、6.7%、9.6%，分别低于非边境地区流动人口 4、7.2、3.1、5.7 个百分点。以上结果说明，边境地区的职业类型多元化且相对集中，农林牧渔产业和商贸活动为当地市场活动的主要组成部分；而在制造业和服务业领域，非边境地区流动人口从事人群占比则相对更高。

如图 16-4 所示，边境地区流动人口中就业身份为有固定雇主雇员和无固定雇主雇员占比分别为 27.4% 和 14.9%，而非边境地区分别为 50.9% 和 7.9%，说明边境地区流动人口从事工作的流动性较高，更换工作和雇主频率高；边境地区流动人口中自营劳动者占比为 47.5%，比非边境地区高出 14.2 个百分点，说明边境地区流动人口就业身份个体性明显，创造了大量就业岗位，直接或间接提供了更多就业机会，呈现出积极的社会效益；签订有固定期限劳动合同的边境地区流动人口占比 29.2%，比非边境地区低 22.8 个百分点；边境地区流动人口未签劳动合同占比 51.3%，比非边境地区高 19.4 个百分点，如图 16-5 所示。上述结果反映出边境地区流动人口存在较多非正规就业现象和不符合规范的就业流程，使得本就处于弱势地位的劳动者的合法权益更容易失去法律保障。鉴于此，加强与普及劳动法律和相关法规，提高边境地区流动人口的维权意识，规范用人企业的雇佣行为，这对于维持边境地区劳动力市场秩序至关重要。

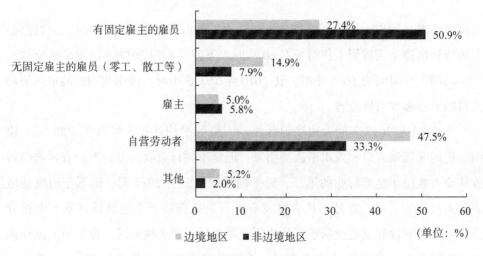

图 16-4 边境地区和非边境地区流动人口就业身份对比

(五)边境地区人口流动以经济因素为主导，地缘性流动特征明显；流动方向以"乡城流动"为主，家庭式迁移趋势增强

如图 16-6 所示，边境地区流动人口中短距离流动(即省内跨市和市内跨县)的比例高于非边境地区，而长距离跨省流动则明显低于非边境地区。推拉理论认

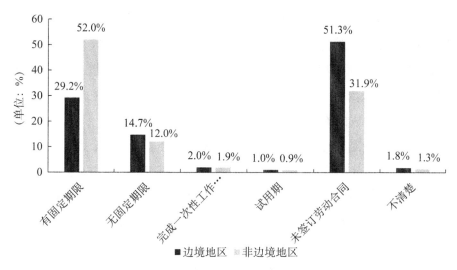

图 16-5　边境地区和非边境地区流动人口与就业单位订立劳动合同种类对比

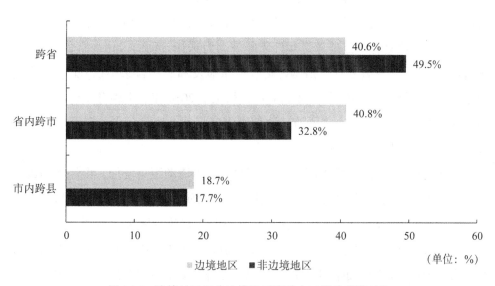

图 16-6　边境地区和非边境地区流动人口流动范围对比

为，人口流动的动力由流出地的推力与流入地的拉力一起构成。边境地区流动人口以省内流入为主，说明边境地区的经济社会发展水平相对落后，导致对非边境地区的人口拉力不足；而除此之外，流出地与流入地的空间距离、社会环境、语言文化等方面的差异，加之流动人口本人对于以上这些因素的主观判断均会影响流动行为的形成。边境地区远离大城市和都市圈,产业发展程度和城镇化水平较低,而人口流动多遵循人随产业走、向经济发达地区集聚的规律特征,边境地区的社会经济条件还远未能满足人口集聚的要求;另外,边境地区多为少数民族聚居区域,生活环境与非边境地区存在明显区别,这也削弱了对非边境地区人口流动的"拉力"。以云南省为例,流入人口的户籍地除本省外,周边省份为云南省流入人口户籍地构成的绝对主体,包括四川、贵州、重庆等。

　　流动人口进行流动的行为选择是综合经济、社会、政治和个人发展诸多因素反复权衡的结果。我国流动人口的流动行为选择一直以经济型因素为主导,近年来各种社会因素开始活跃(见图16-7),且不同特征个体的迁移动力并不相同。早期研究指出,我国农民工外出流动主要是出于生存理性和农村大量剩余劳动力的存在造成的普遍贫困化,使得农村丰裕的劳动力不得不外出寻找工作和就业机会(刘传江,2006)。但是,随着经济转型和人口红利的消失,流动人口内部出现了分化,不同性别、年龄的流动人口选择外出的动因逐渐多样化,排名靠前的分别是务工经商、家属随迁、婚姻嫁娶、投亲靠友、照顾自家小孩。不同性别人口的流动原因构成具有明显差异,女性因经济动力选择流动的占比一直低于男性,而由社会因素(如家属随迁、婚姻嫁娶、投亲靠友和照顾自家小孩)驱动的比例则显著高于男性。但2017年的数据显示,相比于2014年,女性务工经商外出比例增加了12.2个百分点,家属随迁比例则下降了8.2个百分点,说明女性流动人口的经济自主性有所提升。

　　不同流动距离的流动原因构成也有差异。随着流动距离增加,由经济因素主导流动行为的比例不断增加,而由社会因素(如家属随迁、婚姻嫁娶、投亲靠友、照顾自家小孩)主导流动行为的占比则依次下降。对流动距离的性别差异比较发现,跨省市流动行为中男性占比更高,女性流动行为中市内跨县流动比例高于男性,男性平均流动距离也高于女性,这也与经济型流动与远距离流动相关、男性偏好经济型流动的事实相吻合。此外,通过识别流动人口首次独自流动的比例和在现居住地的家庭规模数可以发现,边境地区流动人口的流动行为由个体化流动向家庭化迁居转变明显,这也直接影响到流动原因中家属随迁比例的增加,进而提高了社会型因素促进人口流动的能力。

二、边境地区流动人口基本医疗和公共卫生服务供给情况

(一)边境地区政府卫生投入不断提高，但投入占比呈下降趋势

从卫生总费用来看(见图 16-7)，我国边境 9 省(自治区)从 2012 年的 5717.8 亿元升至 2018 年的 10832.8 亿元，卫生总费用上涨约一倍，边境地区卫生费用占全国卫生总费用的比重从 2012 年的 20.33%下降到 2018 年的 18.32%。由图 16-8 可知，2012 年政府用于边境地区的卫生费用为 1779.79 亿元，占政府投入的 21.11%；到 2018 年，卫生总费用政府投入为 16399.13 亿元，用于边境地区的卫生费用为 3199.21 亿元，占政府投入的 19.51%。上述数据表明，我国 2012 年至 2018 年间用于边境地区的政府卫生支出占比保持在 20%左右；自 2019 年我国基本公共卫生服务项目开展以来，我国边境地区政府卫生支出的绝对值虽保持持续增长，但无论是在卫生总费用的比例还是在用于边境支出的比例都呈下降趋势。针对边境省、自治区等偏远地区本应加大卫生投入和支持力度，但边境地区政府卫生投入占比近年来不增反减，扶持力度未能得到充分体现。另外，从卫生总费用占 GDP 的比重来看(见图 16-8)，2018 年，内蒙古自治区、辽宁省、吉林省、黑龙江省、广西壮族自治区、云南省、西藏自治区、甘肃省、新疆维吾尔自治区九地卫生总费用占 GDP 的比重分别为 6.71%、7.35%、9.79%、10.95%、8.23%、7.92%、10.84%、10.75%、9.4%。世界卫生组织要求，发展中国家卫生总费用占 GDP 总费用不应低于 5%，我国 9 个边境地区均已超过世界卫生组织规定的 5%最低标准和同期 6.43%的国家水平。

(二)边境地区医疗卫生服务供给有限，卫生服务条件有待改善

基层医疗卫生机构作为基本公共卫生服务的承担主体发挥着不可或缺的作用。2019 年我国 9 个边境省(自治区)基层医疗卫生机构供给情况如表 16-1 所示，总体来说，我国边疆省(自治区)的基层医疗卫生机构数量较多，占到了全国总数的 41.6%。其中，乡镇卫生院的数量占到了全国总数的一半以上，达到了 53.3%，村卫生室占全国总数的 37.8%，设置了卫生室的村数占行政村数 100%，

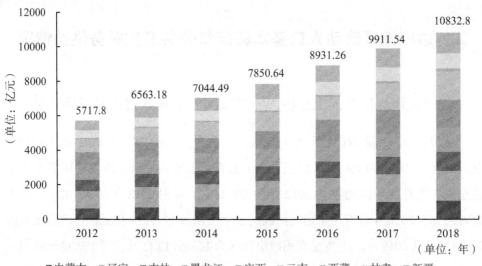

图 16-7　我国各边境省(自治区)2012—2018 年卫生总费用

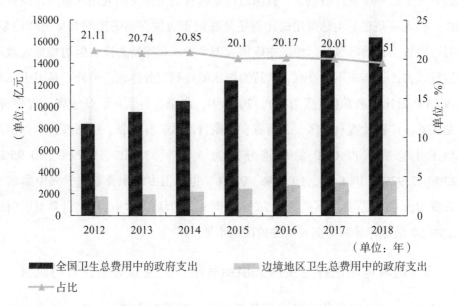

图 16-8　我国边境地区卫生总费用的政府支出情况

即每一个行政村都设置了村卫生室,而社区卫生服务中心(站)则相对较少,仅占全国总数的 18.7%;专业公共卫生机构的全国占比与村卫生室相当为 34.5%。上述数据表明,我国边境地区主要提供基本公共卫生服务的基层医疗卫生机构和专业公共卫生机构数量较多，但结合边疆地区的总体面积来看，边境9省(自治区)面积较大，人口密度小，各医疗卫生机构之间的间隔较远，而其辐射范围和服务人群有限，小部分人群无法快速方便获取基本公共卫生服务的困难依然存在。除此之外，边境地区地理位置较远，相对较低的经济发展水平导致即使拥有基层卫生服务机构，但存在基础薄弱，医疗设施简陋，服务水平较低等问题，因此即使相对较多的基层医疗卫生机构仍然无法满足地广人稀的边境人群服务需求。

表 16-1　　　　　　　　　我国边疆地区 2019 年卫生服务供给情况

地区	基层医疗卫生机构(个)	社区卫生服务中心(站)(个)	乡镇卫生院(个)	村卫生室(个)	设卫生室的村数占行政村数(%)	专业公共卫生机构(个)	每千人口卫生技术人员(人)
内蒙古	23238	1197	1271	13321	100	466	7.73
吉林	20917	300	761	9615	100	377	7.01
黑龙江	18478	631	966	10448	100	704	6.34
辽宁	32275	1321	1022	17963	100	456	7.10
甘肃	24761	676	1377	16461	100	1124	6.76
新疆	16851	909	926	10063	100	591	7.37
西藏	6635	14	678	5300	100	147	5.97
云南	23638	598	1361	13450	100	526	6.99
广西	31853	316	1261	19877	100	1109	6.88
全国	954390	35013	36112	616094	94.8	15958	7.26

其次，卫生技术人员是基本公共卫生服务的执行主体，只有充足的卫生技术人员才能保证基本公共卫生服务的正常有效开展。而根据表 16-1 可知，国家2019 年每千人口卫生技术人员为 7.26 人，而我国边境地区中除内蒙古自治区和新疆维吾尔自治区外，其余 7 省(自治区)的每千人口卫生技术人员数均未能达到国家 2019 年总体水平，说明我国边境地区仍然存在卫生技术人员数量不足的问题。边境地区受自然条件和经济发展水平等因素影响，一方面，虽然国家在边境

地区的人才引进上有一定的政策倾斜，但较之非边境地区医疗卫生专业技术人员仍然难于引进；另一方面，现有的卫生技术人员因工资水平、发展前途等原因逐渐向经济发达地区和大中城市流失，导致边境地区卫生专业技术人员严重匮乏，难以开展优质高效的基本公共卫生服务。

（三）边境地区孕产妇保健服务情况总体较好，但不同地区发展差距较大

孕产妇保健服务是我国基本公共卫生服务中的一项基本项目，而边境地区孕产妇保健服务对地区孕妇和新生儿的健康至关重要，对改善边境地区整体健康水平发挥着决定性作用。由图16-9可知，我国2019年边境地区孕产妇保健各项指标总体与全国水平相当，但西藏地区和云南省仍体现出较大的差异。具体而言，云南省在建卡率和系统管理率两方面较低，分别为81.6%和76.4%；西藏自治区孕产妇保健各项指标水平均远低于同年全国水平及其他边境地区，其2019年孕产妇建卡率仅为66.8%，系统管理率为56.4%，产前检查率为77.3%，产后访视率为71.4%，住院分娩率为95.3%。究其原因，一方面在于相对落后和偏远的西

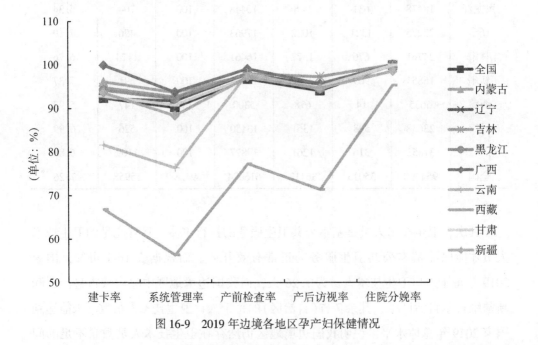

图16-9　2019年边境各地区孕产妇保健情况

部边境地区财力较弱，政府对妇幼机构整体投入不足；另一方面，边境地区基层医疗卫生机构医疗卫生服务供给有限，开展孕产妇保健的基础薄弱，存在基础设施匮乏、设备短缺等问题；此外，基层医疗卫生机构中人力资源相对缺乏，专业素质相对较低，难以提供优质高效的孕产妇保健服务。概言之，我国边境地区孕产妇保健情况总体较好，但部分边境地区的发展差距较大，孕产妇保健服务质量仍须持续提升。

三、边境地区流动人口医疗和公共卫生服务利用情况

(一)边境地区流动人口医疗服务利用状况

1. 15分钟医疗圈实现率达八成以上，非边境地区医疗服务便利程度略优于边境地区

如图16-10所示，在流动人口医疗服务利用方面，边境地区流动人口从居住地到最近的医疗服务机构(包括社区卫生服务中心、村居医务室、医院等)需要的时间在30分钟内占95.6%，相较于非边境地区低2.5个百分点。2012年至2018年，中央财政投入900多亿元用于基层医疗卫生机构基础设施建设，基本实现了村村有卫生室、乡乡有卫生院、县医院服务能力明显提高，80%以上的居民15分钟内能够到达最近的医疗点，这一特征在流动人口中也是如此，无论是边境地区还是非边境地区，15分钟医疗圈实现率均达八成以上。

2. 与非边境地区相比，较差的健康状况与医疗服务可及性可能使边境地区流动人口面临更大健康风险

边境地区流动人口认为自身健康状况为健康或基本健康的人数占比94.3%，这一数字比非边境地区流动人口低3.1个百分点。究其原因，可能与边境地区流动人口年龄结构老化、患有基础病和慢性病的几率较大、农林牧渔及水利等体力劳动从业者较多、身体机能更易损耗有关。数据显示，边境地区流动人口中近一年出现身体不适或患病的情况比例为55.5%，高于非边境地区流动人口7个百分

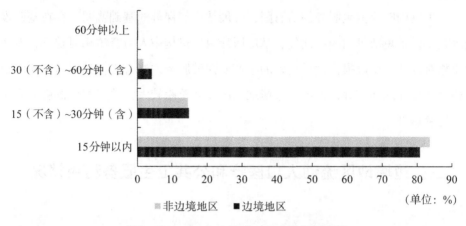

图 16-10　2019 年边境地区医疗服务圈情况

点，至少患有高血压和Ⅱ型糖尿病的人数比例为 8.4%，高于非边境地区 3 个百分点，说明边境地区流动人口身体状况平均而言差于非边境地区，面临更多的健康风险；而与此相关，边境地区流动人口中到达最近医疗点时间不超过 15 分钟的比例为 80.8%，却低于非边境地区 2.8 个百分点，说明边境地区流动人口的医疗服务可及性差于非边境地区。

3. 边境地区流动人口医疗保险总体参保率低于非边境地区流动人口，边境地区更高比例的农业户口和自由职业者影响了城镇居民医疗保险参保率

边境地区流动人口医疗保险总体参保率低于非边境地区。如图 16-11 所示，在各类医疗保险中，边境地区流动人口新型农村合作医疗保险参与率为 66.7%，略高于非边境地区。而城镇居民医疗保险参与率则高于非边境地区流动人口 4.3 个百分点，这可能与边境地区流动人口中农业户口占比 81.6%，高于非边境地区农业户口比例有关。

边境地区城镇职工医疗保险参与率低于非边境地区 12.8%，这可能与边境地区流动人口无固定职业人数多、工作流动性高、无固定经营场所有关。相较于非边境地区，边境地区流动人口中自由职业比例更高，从事季节性强的农、林、牧、渔、水利生产的人数更多；此外，就业身份为无固定雇主的雇员、未签订劳

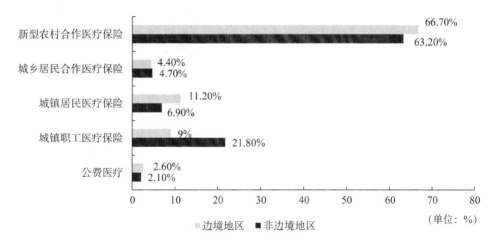

图 16-11　边境地区和非边境地区流动人口医疗保险参与情况对比

动合同或签订劳动合同种类为无固定期限的流动人口占比高，这些因素也会导致边境地区城镇职工医疗保险参与率偏低。

(二)边境地区流动人口基本公共卫生服务利用状况

1. 边境地区流动人口健康档案建立状况

(1)边境地区流动人口健康档案建档率呈波动上升趋势，未建档人群中知晓率在提高

近年来，边境地区流动人口健康档案建档率呈现总体波动上升的变化趋势。如图 16-12 所示，在 2013 年至 2017 年间总体提升 6.2 个百分点，由 2013 年的 19.2%略微下降到 2014 年的 16.1%，在 2015 年、2016 年皆有所上升，增加到 32.9%，在 2017 年略微下降到 25.4%。

如图 16-13 所示，针对未建档的边境地区流动人口，可以发现"没建，但听说过"的人数比例总体呈上升趋势，而"没建，但听说过"的人数比例总体呈下降趋势，这也体现出边境地区流动人口对健康档案的知晓率在稳步提升，基本公共卫生服务项目的宣传工作有良好效果。

(2)边境地区流动人口健康档案建档情况虽有所改善，但与非边境地区流动

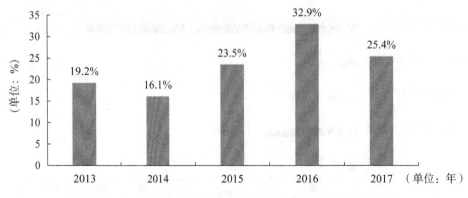

图 16-12 2013—2017 年边境地区流动人口健康档案建档率趋势

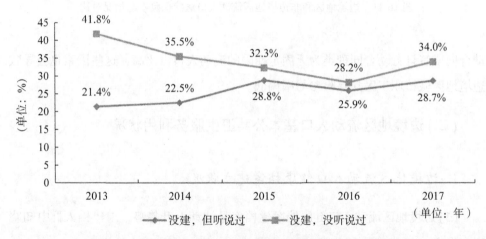

图 16-13 2013—2017 年边境地区流动人口健康档案知晓率趋势

人口相比仍存在差距

如图 16-14 所示,在受调查的 3720 名边境地区流动人口中,在本地建立健康档案的有 893 人,占比 25.4%;"没建,但听说过"有 1012 人,占比 28.7%;"没建,没听说过"的有 1197 人,占比 34%;"不清楚是否建立健康档案"的有 419 人,占比 11.9%。而非边境地区流动人口建立健康档案的人数为 45496 人,占比 30.1%,没有建立健康档案(包括"没建,但听说过""没建,没听说过""不清楚")共 105569 人,占比 69.9%。可见,非边境地区流动人口建立健康档案情况显著优于边境地区流动人口。

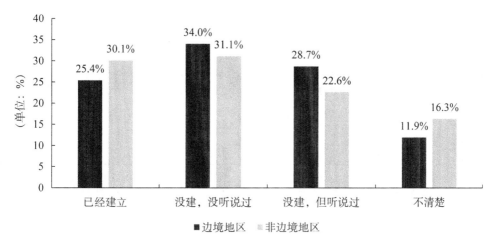

图 16-14　边境地区和非边境地区流动人口健康档案建立情况对比

（3）边境地区不同特征流动人口健康档案的建档情况

如图 16-15 所示，基于个体特征而言，女性建档率高于男性 2.7 个百分点，60 岁以上老年群体建档率为 37.30%，明显优于年轻群体，这也与女性和老年人更为关注自己健康的现象较为一致。其次，在婚状态的人群建档率为 27.10%，高于不在婚人群，可能是因为处于家庭生活中的流动人口更为稳定，在家庭成员带动下对自身健康状况更加关心。然后，分析还显示受教育水平越高，建立健康档案的比例越高，说明高学历流动人口健康素养和健康意识更高，主动获取健康服务、建立健康档案的可能性也更高。最后，调查点为居委会的流动人口建立健康档案比例比村委会高出 14.8 个百分点，可能是因为社区居民享受的医疗资源和基础设施条件更好，更容易接受完善的基本公共卫生服务。

基于流动特征而言，分析发现流动时间 ≥1 年的流动人口在流入地工作和生活上更加稳定，在当地建立健康档案的可能性更大；流动范围为市内跨县的流动人口比跨省流动的流动人口建立健康档案比例高 12.8 个百分点；此外，流动距离越短，建立健康档案比例越高，说明近距离流动更利于流动人口享受基层健康服务。

2. 边境地区流动人口健康教育接受状况

（1）边境地区流动人口健康教育获得情况总体提升不大，精神障碍防治和职

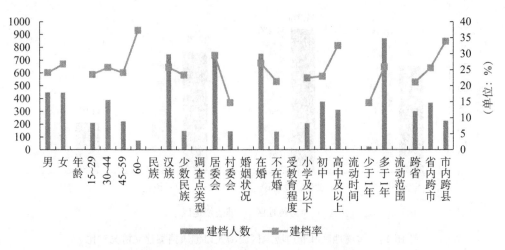

图 16-15　边境地区不同特征流动人口的建档情况

业病防治成为健康教育的短板

对边境流动人口实施健康教育、提升健康素养是促进基本公共卫生均等化的重要环节。2017 年调查显示，至少接受过一项健康教育的边境地区流动人口占 75.9%，距离 2020 年流动人口健康教育覆盖率 95% 以上的目标值仍有一定的差距(中华人民共和国国家发展和改革委员会，2017)。如图 16-16 所示，近年来边境地区流动人口健康教育获得情况总体提升不大。

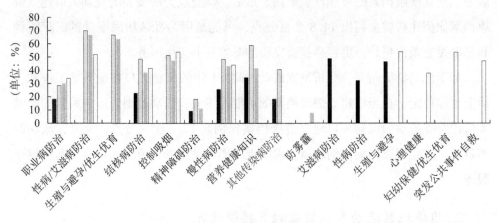

图 16-16　2014—2017 年边境地区流动人口健康教育接受情况对比

在各类健康教育中，与生殖健康相关的健康教育服务历年获取情况都表现良好，体现了相关部门对该领域健康教育的重视。精神障碍防治和职业病防治作为我国流动人口健康教育的短板，虽然近年表现出略微增长的趋势，但2017年接受心理健康教育和职业病防治健康教育的人数分别仅占37.9%和34%，与其他健康教育服务项目相比明显偏低。要实现全民健康和全面健康，除了生理健康外还要关注人民的心理健康和精神健康；当前倡导的大健康观亦要求提高对流动人口心理问题关注度。此外，边境地区流动人口多就业于体力劳动密集行业，在高危环境中工作，本应是职业病防治的重点人群。但是，研究结果显示流动人口职业病防治教育的接受率并不乐观，应针对边境地区流动人口的特点以及落实大健康观的现实需求，促进这两个方面健康教育工作落实到位。与此同时，有关慢性病防治、结核病防治、其他传染病防治的健康教育也应该受到重视。

(2)边境地区流动人口健康教育服务项目接受率高于非边境地区和全国平均水平

如图16-17所示，根据2017年流动人口监测数据，发现边境地区流动人口的各类健康教育接受情况都好于非边境地区流动人口和全国流动人口，健康教育服务项目在我国流动人口中落实情况顺次为边境地区、全国、非边境地区。其中，非边境地区流动人口在结核病防治、性病/艾滋病防治、慢性病防治以及突发公共事件自救等项目上均有较大上升空间。

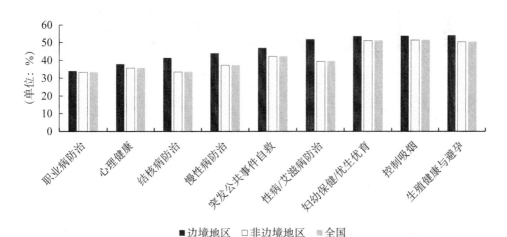

图16-17 2017年全国、边境地区、非边境地区流动人口各类健康教育接受情况对比

从 2017 年边境地区流动人口接受健康教育项目来看，在现居住地接受过生殖健康与避孕教育的人数最多，有 1902 人，占比 54%；接受过控制吸烟健康教育的人数为 1894 人，占比 53.8%；接受过妇幼保健和优生优育健康教育的人数为 1888 人，占比 53.6%；接受过性病/艾滋病防治健康教育的人数为 1824 人，占比 51.8%。以上几项健康教育接受人数比例均在一半以上，反映出边境地区流动人口对计生保健、生殖健康以及控烟等与日常生活密切相关的健康影响因素关注度较高。

（3）不同边境地区健康教育获得情况差异大，西北边境地区表现最优，西南边境地区次之，东北边境地区表现较差

如图 16-18 所示，不同边境地区的健康教育获得情况存在显著差别。在各类健康教育中，西北边境地区（新疆、甘肃）表现明显优于其他地区，且各类健康教育接受率均在 50% 以上，远超边境地区流动人口健康教育接受率的平均水平。其次，西南边境地区健康教育接受率与边境地区平均水平保持一致。东北边境地区（黑龙江、吉林、辽宁）各类健康教育接受率均低于边境地区总体平均水平，健康教育状况亟待改善。

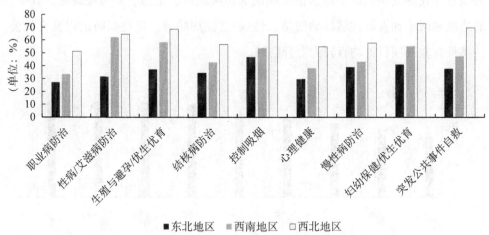

图 16-18　2017 年不同地区边境流动人口各类健康教育接受情况对比

（4）边境地区与非边境地区健康教育获取途径基本一致，传统的健康宣教依然是边境地区流动人口获取健康教育的重要形式

如表 16-2 所示，边境地区流动人口接受健康教育的方式主要为宣传资料(纸质、影视)和宣传栏/电子屏，占比分别为 85.3% 和 68.1%。其次，是通过公共健康咨询活动、社区短信/微信/网络的方式获得健康教育，分别占比 45.4% 和 43%。相对而言，边境地区流动人口在接受健康教育过程中缺乏与专业人员的现场互动和沟通，体现在通过健康知识讲座和面对面咨询等形式接受健康教育的比例较低。总体上看，边境地区流动人口是通过多样化的途径来接受健康教育。

尽管通过不同途径接受健康教育的人数比例有所差别，但边境地区和非边境地区健康教育的获取途径却基本一致。在边境地区，现代化信息手段在流动人口中更受青睐，通过社区短信/微信/网络接受健康教育的人数比例高出非边境地区 2.9 个百分点，而通过健康知识讲座和个体化面对面咨询途径接受健康教育人数比例则低于非边境地区和全国平均水平。这体现了专业性和权威性更强的专家科普途径尚未在边境地区推广普及，而当下较为流行的新媒体作为传播健康知识的媒介存在一定的局限性，应加强引导和规范。

表 16-2　2017 年全国、边境地区、非边境地区流动人口健康教育接受途径情况对比

	边境地区	非边境地区	全国
宣传资料(纸质、影视)	85.3%	85.6%	85.6%
宣传栏/电子显示屏	68.1%	75%	74.8%
公众健康咨询活动	45.4%	45.3%	45.3%
社区短信/微信/网站	43.0%	40.1%	40.2%
健康知识讲座	41.5%	44.7%	44.6%
个体化面对面咨询	29.1%	30.1%	30.1%

如图 16-19 所示，近年来，边境地区流动人口接受健康教育的途径主要是通过宣传资料和宣传栏，说明传统的宣教形式依然是边境地区流动人口获取健康教育的重要形式。随着科技发展，新媒体途径正逐渐受到边境地区流动人口获取健康教育的青睐，加强对相关领域的监督尤为重要。而健康知识讲座和面对面咨询形式开展的健康教育活动在边境地区流动人口中受众受限，应提高专业人员进行健康教育的参与率。

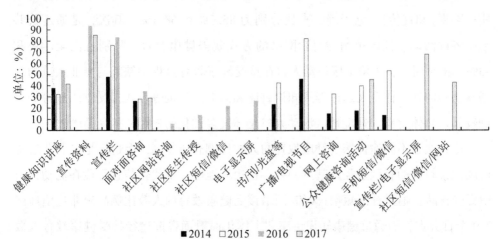

图 16-19　2014—2017 年边境地区流动人口健康教育获取途径对比

（5）边境地区流动人口的慢病管理服务接受率略高于非边境地区流动人口，非农业户口流动群体接受率优于农业户口流动群体

在健康中国建设进程中，边境地区的慢性病防控形势比较严峻。慢性病已成为边疆民族地区"因病致贫、因病返贫"的主要原因，健康扶贫已成为打赢扶贫攻坚战最难啃的硬骨头。如表 16-3 所示，边境地区社区卫生服务中心（站）/乡镇卫生院免费提供的针对高血压/Ⅱ型糖尿病的管理服务的接受率略高于非边境地区。此外，非农业户口的流动群体慢病管理服务接受率为 41.8%，高于农业户口流动群体 7 个百分点。

表 16-3　　2017 年边境地区、非边境地区流动人口慢病服务接受情况对比

慢病管理	边境地区		非边境地区	
	人数	百分比（%）	人数	百分比（%）
接受过	114	3.10	3262	2.00
没有接受过	198	5.30	5698	3.40
总计	312	8.40	8960	5.40

四、边境地区流动人口卫生健康领域存在的问题

（一）边境地区地广人稀，医疗卫生服务供给有限，政府扶持力度亟待加强

虽然边境地区的医疗卫生机构布局已经接近全国水平，但由于边境地区地域面积相对广阔，各医疗卫生服务机构所辐射范围和服务人群极为有限，边境地区医疗卫生资源处于不充分、不平衡状态。近年来，中央对边境地区的财政转移支付数额逐年增多，但增幅整体呈下降趋势，由 2017 年的 11.9% 到 2020 年的 8.6%。针对边境省、自治区等偏远地区本应加大卫生投入和支持力度，边境地区政府卫生投入占比近年来却不增反减，扶持力度未能得到充分体现。

（二）边境地区基层医疗设施落后，专业人才严重缺乏

边境地区地理位置偏远，经济发展水平相对滞后等因素致使边境地区基层医疗设施相对落后，边境地区的乡镇卫生院在实行传染病预检分诊、医疗废物处置等方面未能达到规范化标准。此外，由于基层医疗卫生人员工作量较大、环境相对艰苦，人员收入却不成正比，导致边境地区基层医疗卫生机构人才也在近年来不断流失，各地普遍存在全科医生数量不足、卫生技术人才缺乏等较为突出的问题。

（三）边境地区外防输入压力较大，成为疫情防控薄弱环节

作为与邻国接壤的边境地区，边民往来频繁，口岸通道众多，外防输入的压力远大于非边境地区，不能做到全方位的防疫检测使得疫情传播的防线出现可乘之机。一是边境地区在长时间、高强度的疫情防控中较容易产生疲劳感、松懈感、厌倦感；二是边境防控面过宽过稀，对于疫情防控人力、物力和财力要求巨大，与边境地区相对薄弱的地方财政支持形成张力，如何补齐边境地区疫情防控短板成为一大难题。

(四) 边境地区流动人口卫生服务利用情况不容乐观，基本公共卫生服务均等化任重道远

调研数据显示，近年边境地区流动人口健康档案建档率仅为25%，与国家基本公共卫生服务项目中要求的建档率保持在75%以上的目标相距甚远。此外，调研数据还显示边境地区流动人口接受健康教育的种类不平衡，边境地区健康教育水平虽然在逐年提升，但内容主要集中在生殖健康与避孕方面，职业病防治教育和精神健康教育尤为缺乏。卫生服务利用上的短板也成为了边境地区健康水平提升的阻碍因素。

(五) 边境地区流动人口卫生服务利用不平衡，东北边境地区服务水平亟待提升

西北边境地区(新疆、甘肃)流动人口在各类健康教育服务获得情况都高于全部边境地区流动人口。一方面，这可能是由于西北边境地区人口偏少，人均医疗卫生资源水平高于其他地区；另一方面，当地政府对基本公共卫生服务工作的重视也能促使健康教育服务项目的实施效果显著。而东北边境地区(黑龙江、吉林、辽宁)流动人口各类健康教育各项服务获得情况均低于其他地区。东北边境地区短期流入人口多、季节性用工现象显著，边境流动人口健康服务存在盲区，地方政府无法顾及此类流动人口，现有卫生服务体系面临较大压力，从而导致健康教育服务项目实施效果差。

五、推进边境地区卫生健康事业发展的政策建议

(一) 助力实施兴边富民行动，加大政策扶持力度，提高边境地区医疗保障水平

结合全面推进健康中国建设的战略部署进一步实施兴边富民行动。我国应充分考虑边境地区特殊需要，继续加大中央财政对边境地区的财政转移支付力度，增加卫生专项投入，扩大补助范围，提高补助标准，促进边境地区卫生服务发

展。同时进一步提高医疗卫生基础设施建设支持力度，中央和地方共同分担建设资金，尽可能提高中央支付比例、降低地方政府分担比例，在基层医疗卫生机构标准化建设的基础上将边境地区尚未达标的县级医院全部纳入中央支持范围。此外，实施边境地区健康扶贫工程，保障贫困人口享有基本医疗卫生服务，防止因病致贫、因病返贫。

(二) 健全基层医疗卫生人员培养体系，加大人才培养力度，建设优秀基层医疗卫生人才队伍

促进医疗人才队伍建设往边境基层发力，立足边境地区特殊的实际情况，制定有吸引力的倾斜性人才引进政策，提高对边境地区卫生技术人员的补贴，创新薪酬制度，吸引优秀医疗卫生人才下沉基层，充实边境地区基层医疗卫生队伍。另外，对已经在职的卫生技术人员，一方面定期进行规范化教育培训，给卫生专业人才提供到其他优秀医院学习进修的机会，全面提高其业务素质，不断补齐服务水平和质量短板；另一方面实行合理的绩效核定和科学的职称评聘制度，激活卫生技术人员工作积极性，拓宽边境地区卫生人才的发展空间，缓解人才流失现象。

(三) 形成内地以医援边对口帮扶机制，升级边境地区医疗卫生服务体系

在援藏援疆经验的基础上，广泛开展医疗卫生服务领域内地援边行动，形成内地市对边境县的至少一对一覆盖援边机制，为边境地区援助医疗卫生资源，升级卫生服务体系。由两地政府主管部门统筹，通过对口帮扶机制使边境地区卫生医疗机构与各地能力较强的医院签订一对一帮扶协议，明确帮扶目标任务，落实一对一帮扶。内地三级医院可以与边境地区医院形成地域不连接的医联体，为边境地区医院提供远程诊疗和技术指导；形成两地医生交流轮转制度，内地派遣医生援边，边境地区选派医生来内地规培实习。

(四) 全力助推分级诊疗制度，以点带面提高边境地区医疗服务水平

加快推进边境地区构建县乡一体、上下联动的新型基层医疗卫生服务体系，

助推分级诊疗，推动优质医疗资源的扩容和区域均衡布局，营造高效、便捷、经济的就医环境。通过试点先行的策略，以点带面，因地制宜，探索推进区域医疗中心、医联体建设工作，完善相关监测评估以及保障体系，整体推动边境地区医疗卫生服务工作发展的进程。

(五)加大边境地区流动人口卫生管理，利用多主体合作构建流动人口健康追踪管理机制

根据边境地区流动人口的人群特征制定国家层面健康服务规划并开展卫生服务项目。加强多主体合作，建立各个部门对流动人口基本公共卫生服务协同管理、共享资源的联动机制，实现流动人口的追踪管理。一方面，主管部门要进一步明确职责、积极沟通、加强配合，使流动人口流入后及时被纳入系统管理，提高基本公共卫生服务供给效率。另一方面，加强基层医疗卫生机构与海关口岸、公安、检验检疫、旅游环保等部门联防联动，共同打击偷渡行为，加强境外流入人群健康链条管理，共享流动人口公共卫生服务信息(如核酸结果、健康档案等)，突出边境特色、建立边境人口健康数据共享平台。

(六)加大边境地区基本公共卫生服务宣传力度，增加基层健康服务供给，扩大基本公共卫生服务覆盖范围，逐渐缩小与非边境地区差距

边境地区作为我国陆地国境线上的"健康国门"，其战略意义逐渐凸显。加之边境地区政治、经济、文化、宗教习俗比较复杂，人口流动频繁，监测这一地区流动人口的健康状况并提供针对性的健康服务显得更加重要。上文分析指出，我国边境地区卫生服务利用状况与非边境地区的差距是各种因素综合造成的。针对此问题，边境地区卫生健康部门首先应该采取措施以提高流动人口基本公共卫生服务的主动参与率。其次，相关部门也应该出台专项法规政策，切实优化边境地区的健康服务供给水平。最后，还要利用多种渠道加强对基本公共卫生服务项目的宣传，提高边境地区流动人口的健康素养，有效增进其对基本公共卫生服务项目和服务理念的了解。

（七）针对人群特点精准开展特色健康教育活动，创新健康教育形式，构建多元化健康宣教体系

针对边境地区人口年龄、职业、文化程度等人群特征，加强对职业病防治、传染病防治、精神健康等健康教育的推广力度，普及健康知识、提高边境地区人民健康素养。在健康教育方式上，完善健康教育线上信息化渠道建设，丰富线下健康教育形式，联合新时代红色文艺轻骑兵开展主题健康宣传活动，以艺术化的形式、接地气的群众语言向居民宣传健康知识，多方面开展多类健康教育，在寓教于乐、潜移默化的过程中提升人群整体健康水平。最后，可以采取合理措施促进社会组织参与边境城市的健康教育，督促企业和相关利益方承担相应的社会责任，营造全人群参与的良好社会氛围，形成服务管理成本的社会分摊机制，减轻政府财政压力。

附　　录

我国陆境边境县(旗)、市(市辖区)分布

地区	个数	县、旗、市(市辖区)
内蒙古自治区	1 市辖区 4 县级市 15 旗	包头市：达尔罕茂明安联合旗 呼伦贝尔市：扎赉诺尔区、满洲里市、额尔古纳市 陈巴尔虎旗、新巴尔虎左旗、新巴尔虎右旗 巴彦淖尔市：乌拉特中旗、乌拉特后旗 乌兰察布市：四子王旗 兴安盟：阿尔山市、科尔沁右翼前旗 锡林郭勒盟：二连浩特市、阿巴嘎旗、苏尼特左旗 苏尼特右旗、东乌珠穆沁旗 阿拉善盟：阿拉善左旗、阿拉善右旗、额济纳旗
辽宁省	3 市辖区 1 县级市 1 自治县	丹东市：振兴区、元宝区、振安区、东港市、宽甸满族自治县
吉林省	1 市辖区 6 县级市 2 县 1 自治县	通化市：集安市 白山市：浑江区、临江市、抚松县、长白朝鲜族自治县 延边朝鲜族自治州：图们市、珲春市、龙井市、和龙市、安图县

地区	个数	县、旗、市(市辖区)
黑龙江省	1 市辖区 7 县级市 10 县	鸡西市：虎林市、密山市、鸡东县 鹤岗市：萝北县、绥滨县 双鸭山市：饶河县 伊春市：嘉荫县 佳木斯市：同江市、抚远市 牡丹江市：绥芬河市、穆棱市、东宁市 黑河市：爱辉区、逊克县、孙吴县 大兴安岭地区：呼玛县、塔河县、漠河县
广西壮族自治区	1 市辖区 3 县级市 4 县	防城港市：防城区、东兴市 百色市：靖西市、那坡县 崇左市：凭祥市、宁明县、龙州县、大新县
云南省	5 县级市 11 县 9 自治县	保山市：腾冲市、龙陵县 普洱市：江城哈尼族彝族自治县、孟连傣族拉祜族佤族自治县 澜沧拉祜族自治县、西盟佤族自治县 临沧市：镇康县、耿马傣族佤族自治县、沧源佤族自治县 红河哈尼族彝族自治州：绿春县、金平苗族瑶族傣族自治县、河口瑶族自治县 文山壮族苗族自治州：麻栗坡县、马关县、富宁县 西双版纳傣族自治州：景洪市、勐海县、勐腊县 德宏傣族景颇族自治州：芒市、瑞丽市、盈江县、陇川县 怒江傈僳族自治州：泸水市、福贡县、贡山独龙族怒族自治县
西藏自治区	18 县	日喀则市：定日县、康马县、定结县、仲巴县、亚东县、吉隆县、聂拉木县、萨嘎县、岗巴县 林芝市：墨脱县、察隅县 山南市：洛扎县、错那县、浪卡子县 阿里地区：噶尔县、普兰县、札达县、日土县
甘肃省	1 自治县	酒泉市：肃北蒙古族自治县

地区	个数	县、旗、市(市辖区)
新疆维吾尔自治区	1 市辖区 6 县级市 22 县 5 自治县 1 直辖县级单位	哈密市：伊州区、巴里坤哈萨克自治县、伊吾县 阿克苏地区：温宿县、乌什县 喀什地区：叶城县、塔什库尔干塔吉克自治县 和田地区：和田县、皮山县 昌吉回族自治州：奇台县、木垒哈萨克自治县 博尔塔拉蒙古自治州：博乐市、阿拉山口市、温泉县 克孜勒苏柯尔克孜自治州：阿图什市、阿克陶县、阿合奇县、乌恰县 伊犁哈萨克自治州：霍尔果斯市、霍城县、昭苏县、察布查尔锡伯自治县 塔城地区：塔城市、额敏县、托里县、裕民县、和布克赛尔蒙古自治县 阿勒泰地区：阿勒泰市、布尔津县、富蕴县、福海县、哈巴河县、青河县、吉木乃县 自治区直辖县级行政单位：可克达拉市

参 考 文 献

[1] Anderson KK, McKenzie KJ, Kurdyak P. Examining the impact of migrant status on ethnic differences in mental health service use preceding a first diagnosis of schizophrenia. *Social Psychiatry and Psychiatric Epidemiology*. 2017; 52 (8): 949-961.

[2] Aoki T, Inoue M. Association between health literacy and patient experience of primary care attributes: A cross-sectional study in Japan. *Plos One*. 2017; 12 (9): 10.

[3] Arah OA, Westert GP, Hurst J, Klazinga NS. A conceptual framework for the OECD Health Care Quality Indicators Project. *International Journal for Quality in Health Care*. 2006; 18 Suppl 1: 5-13.

[4] Beutel ME, Junger C, Klein EM, Wild P, Lackner KJ, Blettner M, et al. Depression, anxiety and suicidal ideation among 1st and 2nd generation migrants-results from the Gutenberg health study. *BMC Psychiatry*. 2016; 16: 10.

[5] Biddle L, Menold N, Bentner M, Nost S, Jahn R, Ziegler S, et al. Health monitoring among asylum seekers and refugees: a state-wide, cross-sectional, population-based study in Germany. *Emerging Themes in Epidemiology*. 2019; 16: 21.

[6] Boerleider AW, Wiegers TA, Mannien J, Francke AL, Deville W. Factors affecting the use of prenatal care by non-western women in industrialized western countries: a systematic review. *BMC Pregnancy and Childbirth*. 2013; 13: 11.

[7] Bosqui T, O'Reilly D, Vaananen A, Patel K, Donnelly M, Wright D, et al. First-generation migrants' use of psychotropic medication in Northern Ireland: a record

linkage study. *International Journal of Mental Health Systems*. 2019; 13(1): 9.

[8] Brenne S, David M, Borde T, Breckenkamp J, Razum O. Are women with and without migration background reached equally well by health services? The example of antenatal care in Berlin. *Bundesgesundheitsblatt Gesundheitsforschung Gesundheitsschutz*. 2015; 58(6): 569-576.

[9] Chepo M, Astorga-Pinto S, Cabieses B. Initial care for migrants in Chile: status of a primary health care initiative after one year of implementation. Revista Panamericana De Salud Publica-Pan. *American Journal of Public Health*. 2019; 43: e71.

[10] Coovadia H, Jewkes R, Barron P, Sanders D, McIntyre D. The health and health system of South Africa: historical roots of current public health challenges. *Lancet*. 2009; 374(9692): 817-834.

[11] David M, Borde T, Brenne S, Ramsauer B, Henrich W, Breckenkamp J, et al. Obstetric and perinatal outcomes among immigrant and non-immigrant women in Berlin, Germany. *Archives of Gynecology and Obstetrics*. 2017; 296(4): 745-762.

[12] Diaz E, Calderón-Larrañaga A, Prado-Torres A, Poblador-Plou B, Gimeno-Feliu LA. How do immigrants use primary health care services? A register-based study in Norway. *European Journal of Public Health*. 2015; 25(1): 72-78.

[13] El-Gamal S, Hanefeld J. Access to health-care policies for refugees and asylum-seekers. *International Journal of Migration Health and Social Care*. 2020; 16(1): 22-45.

[14] Epping-Jordan JE, Galea G, Tukuitonga C. Preventing chronic diseases: taking stepwise action. *Lancet*. 2005; 366(9497): 1667-1671.

[15] Fakoya I, Alvarez-Del Arco D, Monge S, Copas AJ, Gennotte AF, Volny-Anne A, et al. HIV testing history and access to treatment among migrants living with HIV in Europe. *Journal of the International Aids Society*. 2018; 21: 14.

[16] Griffiths G, Tarricone I, Study G. The provision of mental health services to immigrants and refugees in Italy: the barriers and facilitating factors experienced by mental health workers. *Journal of Psychopathology-Giornale Di Psicopatologia*.

2017; 23(2): 79-86.

[17] Gu H, You H, Ning WQ, Zhou H, Wang JM, Lu Y, et al. Internal migration and maternal health service utilisation in Jiangsu, China. *Tropical Medicine & International Health*. 2017; 22(2): 124-132.

[18] Han J, Meng Y. Institutional differences and geographical disparity: the impact of medical insurance on the equality of health services utilization by the floating elderly population: evidence from China. *International Journal for Equality in Health*. 2019; 18: e91.

[19] Hargreaves S, Friedland JS, Gothard P, Saxena S, Millington H, Eliahoo J, et al. Impact on and use of health services by international migrants: questionnaire survey of inner city London A&E attenders. *BMC Health Services Research*. 2006; 6: 7.

[20] Hargreaves S, Nellums L, Ravensbergen SJ, Friedland JS, Stienstra Y, Mig EWGV. Divergent approaches in the vaccination of recently arrived migrants to Europe: a survey of national experts from 32 countries, 2017. *Eurosurveillance*. 2018; 23(41): 21-29.

[21] He DA, Zhou Y, Ji N, Wu SZ, Wang ZJ, Decat P, et al. Study on sexual and reproductive health behaviors of unmarried female migrants in China. *Journal of Obstetrics and Gynaecology Research*. 2012; 38(4): 632-638.

[22] Helou A. Early detection of cancer in the German National Cancer Plan. Health policy and legal regulations. *Bundesgesundheitsblatt-Gesundheitsforschung-Gesundheitsschutz*. 2014; 57(3): 288-293.

[23] Hildebrandt H, Hermann C, Knittel R, Richter-Reichhelm M, Siegel A, Witzenrath W. Gesundes Kinzigtal Integrated Care: improving population health by a shared health gain approach and a shared savings contract. *International Journal of Integrated Care*. 2010; 10: 15.

[24] Hsiao. W. C, Li. K. T. *What is a Health System? Why Should We Care?* Cambridge Massachusetts: Harvard School of Public Health: 2003.

[25] Huschke S. Performing deservingness. Humanitarian health care provision for

migrants in Germany. *Social Science & Medicine*. 2014; 120: 352-359.

[26] Ikhilor PO, Hasenberg G, Kurth E, Asefaw F, Pehlke-Milde J, Cignacco E. Communication barriers in maternity care of allophone migrants: Experiences of women, healthcare professionals, and intercultural interpreters. *Journal of Advanced Nursing*. 2019; 75(10): 2200-2210.

[27] Ishii-Kuntz M. Book Review: *Foreign Migrants in Contemporary Japan*: Sage Publication. Sage CA: Los Angeles; 2003.

[28] Jaeger FN, Pellaud N, Laville B, Klauser P. The migration-related language barrier and professional interpreter use in primary health care in Switzerland. *BMC Health Services Research*. 2019; 19: 10.

[29] Jing Z, Wang Y, Ding L, al. e. Effect of social integration on the establishment of health records among elderly migrants in China: a nationwide cross-sectional study. *BMJ Open*. 2019; 9: e034255.

[30] Kleinert E, Müller F, Furaijat G, Hillermann N, Jablonka A, Happle C, et al. Does refugee status matter? Medical needs of newly arrived asylum seekers and resettlement refugees—A retrospective observational study of diagnoses in a primary care setting. *Conflict and Health*. 2019; 13: 39.

[31] Kohrt BK, Murray MP, Salinas LC. Establishing Context to Build Capacity: A Qualitative Study to Determine the Feasibility, Utility, and Acceptability of a Complex Trauma Training for Psychologists Working in Urban Migrant Communities in Northern Peru. *Community Mental Health Journal*. 2020; 56(8): 1508-1520.

[32] Lamsa R, Castaneda AE, Weiste A, Laalo M, Koponen P, Kuusio H. The Role of Perceived Unjust Treatment in Unmet Needs for Primary Care Among Finnish Roma Adults. *International Journal of Environmental Research and Public Health*. 2020; 17(16): 15.

[33] Liang J, Shi Y, Kelifa M, al. e. The association between social integration and utilization of essential public health services among internal migrants in China: a multilevel logistic analysis. *International Journal of Environmental Research and*

Public Health. 2020；17：e6524.

［34］Manhica H, Almquist Y, Rostila M, Hjern A. The use of psychiatric services by young adults who came to Sweden as teenage refugees：a national cohort study. *Epidemiology and Psychiatric Sciences.* 2017；26(5)：526-534.

［35］Mendel JM, Korjani MM. On establishing nonlinear combinations of variables from small to big data for use in later processing. *Information Sciences.* 2014；280：98-110.

［36］Morawa E, Dragano N, Jockel KH, Moebus S, Brand T, Erim Y. Somatization among persons with Turkish origin：Results of the pretest of the German National Cohort Study. *Journal of Psychosomatic Research.* 2017；96：1-9.

［37］Nadeau L, Jaimes A, Johnson-Lafleur J, Rousseau C. Perspectives of Migrant Youth, Parents and Clinicians on Community-Based Mental Health Services：Negotiating Safe Pathways. *Journal of Child and Family Studies.* 2017；26(7)：1936-1948.

［38］OECD. *OECD Reviews of Health Care Quality：Portugal 2015-Raising Standards：* OECD Publishing；2015.

［39］Ospina-Pinillos L, Davenport T, Diaz AM, Navarro-Mancilla A, Scott EM, Hickie IB. Using Participatory Design Methodologies to Co-Design and Culturally Adapt the Spanish Version of the Mental Health eClinic：Qualitative Study. *Journal of Medical Internet Research.* 2019；21(8)：20.

［40］Porthe V, Vargas I, Sanz-Barbero B, Plaza-Espuna I, Bosch L, Vazquez ML. Changes in access to health care for immigrants in Catalonia during the economic crisis：Opinions of health professionals and immigrant users. *Health Policy.* 2016；120(11)：1293-1303.

［41］Qian ZH, Vermund SH, Wang N. Risk of HIV/AIDS in China：subpopulations of special importance. *Sexually Transmitted Infections.* 2005；81(6)：442-447.

［42］Reiter S, Poethko-Muller C. Current vaccination coverage and immunization gaps of children and adolescents in Germany. *Bundesgesundheitsblatt-Gesundheitsforschung-Gesundheitsschutz.* 2009；52(11)：1037-1044.

[43] Rivenbark JG, Ichou M. Discrimination in healthcare as a barrier to care: experiences of socially disadvantaged populations in France from a nationally representative survey. *BMC Public Health*. 2020; 20(1): 10.

[44] Riza E, Karakosta A, Tsiampalis T, Lazarou D, Karachaliou A, Ntelis S, et al. Knowledge, Attitudes and Perceptions about Cervical Cancer Risk, Prevention and Human Papilloma Virus (HPV) in Vulnerable Women in Greece. *International Journal of Environmental Research and Public Health*. 2020; 17(18): 18.

[45] Ronsmans C, Graham WJ, Lancet Maternal Survival S. Maternal survival 1-Maternal mortality: who, when, where, and why. *Lancet*. 2006; 368 (9542): 1189-1200.

[46] Sacchetti E, Garozzo A, Mussoni C, Liotta D, Novelli G, Tamussi E, et al. Post-traumatic stress disorder and subthreshold post-traumatic stress disorder in recent male asylum seekers: An expected but overlooked "European" epidemic. *Stress and Health*. 2020; 36(1): 37-50.

[47] Salaberria IK, V. SHaD. Migratory stress and mental health. *Behavioral Psychology-Psicologia Conductual*. 2017; 25(2): 419-432.

[48] Sequeira-Aymar E, diLollo X, Osorio-Lopez Y, Goncalves AQ, Subira C, Requena-Mendez A. Recommendations for the screening for infectious diseases, mental health, and female genital mutilation in immigrant patients seen in Primary Care. Atencion Primaria. 2020; 52(3): 193-205.

[49] Smithman MA, Descoteaux S, Dionne E, Richard L, Breton M, Khanassov V, et al. Typology of organizational innovation components: building blocks to improve access to primary healthcare for vulnerable populations. *International Journal for Equity in Health*. 2020; 19(1): 17.

[50] Starfield B, Cassady C, Nanda J, Forrest CB, Berk R. Consumer experiences and provider perceptions of the quality of primary care: Implications for managed care. *Journal of Family Practice*. 1998; 46(3): 216-226.

[51] Starker A, Hovener C, Rommel A. Utilization of preventive care among migrants and non-migrants in Germany: results from the representative cross-sectional study

'German health interview and examination survey for adults (DEGS1)'. *Archives of Public Health*. 2021; 79(1): 13.

[52] Sun XY, Chen MT, Chan KL. A meta-analysis of the impacts of internal migration on child health outcomes in China. *BMC Public Health*. 2016; 16: 11.

[53] Teunisen E, Van Bavel E, Mareeuw FV, Macfarilane A, Van Weel-Baumgarten E, Van Den Muijsenbergh M, et al. Mental health problems of undocumented migrants in the Netherlands: A qualitative exploration of recognition, recording, and treatment by general practitioners. *Scandinavian Journal of Primary Health Care*. 2015; 33(2): 82-90.

[54] Vianello FA, Zaccagnini F, Pinato C, Maculan P, Buja A. Health status of female Moldovan migrants to Italy by health literacy level and age group: a descriptive study. *BMC Public Health*. 2020; 20(1): 14.

[55] Watkins EL, Larson K, Harlan C, Young S. A model program for providing health services for migrant farmworker mothers and children. *Public Health Reports*. 1990 Nov-Dec; 105(6): 567-575.

[56] Wetzke M, Happle C, Vakilzadeh A, Ernst D, Sogkas G, Schmidt RE, et al. Healthcare Utilization in a Large Cohort of Asylum Seekers Entering Western Europe in 2015. *International Journal of Environmental Research and Public Health*. 2018; 15(10): 9.

[57] WHO. Health Promotion Glossary. Available from: http://www. ohprs. ca/ hp101/toolkit/gloss. htm#publichealth.

[58] WHO. The World health report 2000. Health Systems: Improving Performance. Geneva: WHO: 2000.

[59] Wohler Y, Dantas J. Barriers accessing mental health services among culturally and linguistically diverse (CALD) immigrant women in Australia: policy implications. *Journal of Immigrant and Minority Health*. 2017; 19: 697-701.

[60] Zhao YR, Lin JF, Shang XP, Yang Q, Wang W, Qiu YW. Impact of the Universal Two-Child Policy on the Workload of Community-Based Basic Public Health Services in Zhejiang Province, China. *International Journal of*

Environmental Research and Public Health. 2019；16(16)：10.

[61]鲍建敏，胡红艳，任建华．广州市越秀区登峰街道流动儿童免疫接种状况及影响因素分析[J]．中华全科医学，2013，11(03)：446-447.

[62]蔡黎，鲁周琴，谢年华，等．武汉市基本公共卫生服务均等化评价指标体系的建立[J]．现代预防医学，2015，42(01)：76-79，153.

[63]陈丙欣，叶裕民．德国政府在城市化推进过程中的作用及启示[J]．重庆工商大学学报(社会科学版)，2007(03)：33-37.

[64]陈丙欣，叶裕民．中国流动人口的主要特征及对中国城市化的影响[J]．城市问题，2013(03)：2-8.

[65]陈洪，方太坤．全面两孩政策背景下我国政府对城市流动人口的生育治理研究[J]．重庆师范大学学报(社会科学版)，2019(02)：79-88.

[66]陈晓艳，杨翠芹，张翠敏，等．儿童预防接种质量的影响因素及对策[J]．现代预防医学，2009，36(15)：2944-2945.

[67]陈笑辉，郝晓宁，李士雪，等．我国儿童卫生保健管理工作面临的问题及对策[J]．中国全科医学，2008(03)：274-276.

[68]陈艳，龚华生．新公共管理在日本的实践——兼谈对中国的启示[J]．中国行政管理，2005(11)：105-109.

[69]储亚萍．政府购买社区公共卫生服务的模式与成效研究——基于国内五个典型案例的分析[J]．东北大学学报(社会科学版)，2014，16(02)：170-175.

[70]邓兵，梁静．流动人口慢性病患者公共卫生服务利用现状及影响因素[J]．中国慢性病预防与控制，2020，28(06)：401-405.

[71]翟振武，王宇，石琦．中国流动人口走向何方？[J]．人口研究，2019，43(02)：6-11.

[72]丁志宏，张亚锋，杜书然．我国已婚流动育龄妇女避孕方式选择状况及其影响因素[J]．人口研究，2018，42(04)：27-38.

[73]董立兴，杨敬坤．基本公共服务绩效评价浅析——以X省2014年度基本公共卫生服务绩效评价为例[J]．财政监督，2016(13)：52-55.

[74]杜本峰，韩筱，付淋淋，等．流动人口医疗卫生服务需求、供给、利用与健康促进策略选择——基于医疗服务利用行为模型视角[J]．中国卫生政策研

究，2018，11（02）：23-29.

[75] 杜洁，高林慧，王娜，等. 流动老人健康档案建立现状及影响因素分析[J]. 现代预防医学，2020，47（22）：4033-4037.

[76] 段成荣. 中国流动人口研究[M]. 北京：中国人口出版社，2012.

[77] 段成荣，程梦瑶. 深化新时代人口迁移流动研究[J]. 人口研究，2018，42（01）：27-30.

[78] 段成荣，梁宏. 我国流动儿童状况[J]. 人口研究，2004（01）：53-59.

[79] 段成荣，吕利丹，王宗萍，等. 我国流动儿童生存和发展：问题与对策——基于2010年第六次全国人口普查数据的分析[J]. 南方人口，2013，28（04）：44-55，80.

[80] 段成荣，吕利丹，邹湘江. 当前我国流动人口面临的主要问题和对策——基于2010年第六次全国人口普查数据的分析[J]. 人口研究，2013，37（02）：17-24.

[81] 段成荣，杨舸. 我国流动人口的流入地分布变动趋势研究[J]. 人口研究，2009，33（06）：1-12.

[82] 段成荣，杨舸，张斐，等. 改革开放以来中国流动人口变动的九大趋势[J]. 当代中国人口（英文版），2008，25（04）：32-39.

[83] 段成荣，赵畅，吕利丹. 中国流动人口流入地分布变动特征（2000—2015）[J]. 人口与经济，2020（01）：89-99.

[84] 段丁强，应亚珍，周靖. 促进我国流动人口基本公共卫生服务均等化的筹资机制研究[J]. 人口与经济，2016（04）：34-44.

[85] 段巍芳，张卫社. 高龄对妊娠特有疾病的影响及影响机制的研究进展[J]. 现代妇产科进展，2019，28（01）：65-70.

[86] 段俞西，梁静. 流动妇女孕产期保健服务利用及影响因素分析[J]. 中外女性健康研究，2020（01）：23-26，68.

[87] 樊立华. 基本公共卫生服务均等化理论与实践[M]. 北京：人民卫生出版社，2014.

[88] 樊立华，张仲，孙涛，等. 基于TOPSIS分析法的基本公共卫生服务均等化实施过程评价[J]. 中国公共卫生管理，2015，31（02）：140-142.

[89]范宪伟.流动人口健康状况、问题及对策[J].宏观经济管理,2019(04):42-47.

[90]冯虹,赵一凡,艾小青.中国超大城市新生代农民工婚姻状况及其影响因素分析——基于2015年全国流动人口动态监测调查数据[J].北京联合大学学报(人文社会科学版),2017,15(01):57-63.

[91]冯瑾.为了农民工的"特别行动"[J].劳动保护,2006(08):64-65.

[92]付晶,夏瑶,赵瑞瑞,等.国外城市社区慢性病健康教育研究现状及其对我国的启示[J].中国全科医学,2017,20(31):3841-3846.

[93]傅崇辉.流动人口管理模式的回顾与思考——以深圳市为例[J].中国人口科学,2008(05):81-86,96.

[94]高轶,徐飚,胡花,等.非户籍妇女孕产期保健服务利用影响因素的定性研究[J].中国妇幼保健,2008(26):3741-3743.

[95]管仲军,黄恒学.公共卫生服务均等化:问题与原因分析[J].中国行政管理,2010(06):56-60.

[96]郭海健,徐金水,沈雅,等.不同视角下我国基本公共卫生服务现状与发展[J].中国健康教育,2018,34(04):360-362,366.

[97]郭静,郭宇濛,朱琳,等.中国流动人口传染病健康素养具备情况及其影响因素分析[J].中国公共卫生,2021,37(02):209-213.

[98]郭静,邵飞,范慧,等.流动人口基本公共卫生服务可及性及影响因素分析[J].中国卫生政策研究,2016,9(08):75-82.

[99]郭静,翁昊艺,周庆誉.流动人口基本公共卫生服务利用及影响因素分析[J].中国卫生政策研究,2014,7(08):51-56.

[100]郭静,薛莉萍,范慧.流动老年人口自评健康状况及影响因素有序 logistic 回归分析[J].中国公共卫生,2017,33(12):1697-1700.

[101]郭静,周庆誉,翁昊艺,等.流动人口卫生服务利用及影响因素的多水平 logistic 回归模型分析[J].中国卫生经济,2015,34(03):50-52.

[102]郭静,朱琳,郭宇濛,等.线上健康教育对流动人口健康素养影响结构方程模型分析[J].中国公共卫生,2021,37(02):228-232.

[103]郭均平,张金安(2010).探讨分析我国医院药事管理现状.全国医院药学

(药事管理)学术会议,中国上海.

[104]郭佩佩,叶俊.温州市流动妇女性病知识和态度状况调查[J].医学与社会,2018,31(06):71-73.

[105]国家人口计生委.国家人口计生委关于印发全国流动人口计划生育工作"一盘棋""三年三步走"实施方案的通知[EB/OL].(2009-03-18)[2021-05-10]. http://www.nhc.gov.cn/ldrks/s7846/201306/2c95b254d66f455c9db4d28a5e1bd873.shtml.

[106]国家统计局.第七次全国人口普查主要数据情况[EB/OL].(2021-05-11)[2021-05-17]. http://www.stats.gov.cn/tjsj/zxfb/202105/t20210510_1817176.html.

[107]国家卫健委.2016年我国居民健康素养监测结果发布[EB/OL].(2017-11-21)[2021-05-13]. http://www.nhc.gov.cn/xcs/s3582/201711/308468ad910a42e4bbe9583b48dd733a.shtml.

[108]国家卫健委.2019年我国卫生健康事业发展统计公报[EB/OL].(2020-06-06)[2021-05-10]. http://www.nhc.gov.cn/guihuaxxs/s10748/202006/ebfe31f24cc145b198dd730603ec4442.shtml.

[109]国家卫健委.对十三届全国人大三次会议第7651号建议的答复[EB/OL].(2021-02-10)[2021-04-18]. http://www.nhc.gov.cn/wjw/jiany/202102/89eb20f15a674b4f91c106399bdc6b4f.shtml.

[110]国家卫健委.健康中国行动(2019—2030年)[EB/OL].(2019-07-15)[2021-05-26]. http://www.nhc.gov.cn/guihuaxxs/s3585u/201907/e9275fb95d5b4295be8308415d4cd1b2.shtml.

[111]国家卫健委.卫生部关于印发《国家基本公共卫生服务规范(2009年版)》的通知[EB/OL].(2009-10-16)[2021-04-19]. http://www.nhc.gov.cn/jws/s6456/200910/9524ec28cc164531af6f5e05b8a9af96.shtml.

[112]国家卫生和计划生育委员会流动人口司.中国流动人口发展报告2017[M].北京:中国人口出版社,2017.

[113]国家卫生和计划生育委员会流动人口司.中国流动人口发展报告2018[M].北京:中国人口出版社,2018.

[114]国家卫生计生委．国家卫生计生委办公厅关于印发流动人口基本公共卫生计生服务均等化工作评估方案的通知［EB/OL］．（2017-07-06）［2021-04-15］．http：//www.nhc.gov.cn/ldrks/s7851/201707/2248023a33ad423198d29df8828960a8.shtml.

[115]国家卫生计生委．国家卫生计生委办公厅关于印发流动人口健康教育和促进行动计划(2016—2020年)的通知［EB/OL］．（2016-06-14）［2021-05-18］．http：//www.nhc.gov.cn/ldrks/s3577/201606/cf593583b37241a58068e0aa0b86d2de.shtml.

[116]国家卫生计生委．国家卫生计生委关于印发《国家基本公共卫生服务规范(第三版)》的通知［EB/OL］．（2017-03-28）［2021-05-20］．http：//www.nhc.gov.cn/jws/s3578/201703/d20c37e23e1f4c7db7b8e25f34473e1b.shtml.

[117]韩春蕾，陈利．我国公共卫生服务均等化评价指标体系及实证研究［J］．中国卫生事业管理，2013，30(05)：324-326，399.

[118]韩开益，姚静静，王海鹏，等．山东省农村糖尿病管理现状定性研究［J］．中国公共卫生，2017，33(10)：1493-1497.

[119]韩思琪，陈雯，凌莉．流动特征对流动人口孕产妇基本公共卫生服务利用的影响探讨［J］．现代预防医学，2017，44(01)：94-98.

[120]郝爱华，王晔，许淼杰，等．广东省基本公共卫生服务项目实施现状、问题及对策［J］．中国公共卫生管理，2017，33(06)：750-756.

[121]何南芙，何元卓，时宏，等．东三省中老年流动人口健康档案建立现状及相关因素［J］．中国老年学杂志，2021，41(02)：392-395.

[122]和红，曹桂，沈慧，等．健康移民效应的实证研究——青年流动人口健康状况的变化趋势及影响因素［J］．中国卫生政策研究，2018，11(02)：1-9.

[123]侯晨辉，史云菊．深圳市流动人口艾滋病健康教育效果分析［J］．中国艾滋病性病，2016，22(09)：750-751，758.

[124]胡连鑫，陈燕燕．我国流动人口的公共卫生现状［J］．现代预防医学，2007(01)：96-98.

[125]胡联，张小雨．中国流动人口基本公共卫生服务均等化分析——基于2017年中国流动人口动态监测调查专题数据［J］．安徽理工大学学报(社会科学

版), 2020, 22(06): 31-37.

[126] 胡琪, 滕文, 张苹. 上海市 0~3 岁流动儿童基本公共服务均等化对策研究 [J]. 国际生殖健康/计划生育杂志, 2012, 31(03): 166-169, 185.

[127] 胡同宇. 国家基本公共卫生服务项目回顾及对"十三五"期间政策完善的思考[J]. 中国卫生政策研究, 2015, 8(07): 43-48.

[128] 黄爱群, 潘晓平, 叶健莉, 等. 城市 5 岁以下流动儿童健康体检状况及影响因素分析[J]. 中国妇幼保健, 2007(33): 4728-4730.

[129] 黄可慧, 李颖, 冯星淋. 慢性病管理视角下吉林省基本公共卫生服务覆盖现状及影响因素分析[J]. 中国公共卫生, 2019, 35(06): 665-669.

[130] 黄匡时. 加强人口监测 优化生育政策[N]. 人民日报, 2021-06-08.

[131] 黄瑞芹, 王雪佳子. 流动人口医疗保险参保行为及其治理——基于 2016 年全国流动人口动态监测调查数据[J]. 社会科学动态, 2019(05): 70-75.

[132] 黄薇, 朱晓丽, 胡锦梁, 等. 分级诊疗推进中的医保支付制度改革初探[J]. 中国医院管理, 2019, 39(08): 59-61.

[133] 黄银安. 健康教育在传染病预防控制中的意义探讨[J]. 中国现代药物应用, 2017, 11(03): 191-192.

[134] 江立华. 改革开放四十年来的人口流动与农业转移人口市民化[J]. 社会发展研究, 2018, 5(2): 22-40.

[135] 江苏省人民政府. 江苏省财政厅江苏省卫生厅关于加强农村基本公共卫生服务工作的意见 [EB/OL]. (2021/1/27) [2020/6/2]. http://www.jiangsu.gov.cn/art/2007/10/24/art_47081_2685379.html.

[136] 江苏省人民政府. 江苏省政府关于深入推进"健康江苏"建设不断提高人民群众健康水平的意见 [EB/OL]. (2015-11-25) [2021-04-18]. http://www.jiangsu.gov.cn/art/2015/11/25/art_46647_2556764.html.

[137] 江苏省卫生健康委员会. 关于加快推进流动人口基本公共卫生计生服务均等化工作的意见 [EB/OL]. (2015-09-02) [2021-05-21]. http://wjw.jiangsu.gov.cn/art/2015/9/2/art_48809_4423854.html.

[138] 江苏省卫生健康委员会. 关于全面开展"互联网+医疗健康"便民惠民活动的通知(苏卫规划[2018]39 号) [EB/OL]. (2019-07-23) [2021-04-13].

http：//wjw. jiangsu. gov. cn/art/2019/7/23/art_7298_8634688. html.

[139]江苏省卫生健康委员会 ." 健康江苏 2030" 规划纲要[EB/OL]. (2017-02-10) [2021-04-18]. http：//wjw. jiangsu. gov. cn/art/2017/2/10/art _ 7297 _ 4466692. html.

[140]金梦华, 李玉艳, 周颖, 等 . 中国 3 个直辖市流动育龄妇女人工流产现况及影响因素分析[J]. 复旦学报(医学版), 2019, 46(05)：598-604.

[141]冷晨昕, 祝仲坤 . 中国流动人口基本公共卫生服务：现状及因素分析[J]. 经济体制改革, 2020a(06)：36-42.

[142]冷晨昕, 祝仲坤 . 中国流动人口基本公共卫生服务：现状及因素分析[J]. 经济体制改革, 2020b(06)：36-42.

[143]黎赵, 徐义海 . 农民工医疗保障制度的公平性之考量——改革开放 40 年农民工医疗保障研究[J]. 社会福利(理论版), 2020(08)：3-10, 31.

[144]李红娟, 徐水源 . 流动人口健康素养及健康知识获取分析[J]. 卫生经济研究, 2017(10)：37-42.

[145]李佳洋, 刘文利 . 澳门学校性教育课程实施推广策略经验及启示[J]. 中国学校卫生, 2020, 41(10)：1446-1449, 1454.

[146]李莉, 李英华, 聂雪琼, 等 .2014—2016 年流动人口健康素养水平及其影响因素分析[J]. 中国健康教育, 2018, 34(11)：963-967.

[147]李培林, 田丰 . 中国农民工社会融入的代际比较[J]. 社会, 2012, 32(5)：1-24.

[148]李升, 黄造玉 . 超大城市流动老人的流动与生活特征分析——基于对北上广深流动家庭的调查[J]. 调研世界, 2018(02)：3-9.

[149]李升, 苏润原 . 户籍地禀赋与流入地融合——流动人口定居意愿影响因素研究[J]. 南方人口, 2020, 35(04)：41-56, 67.

[150]李霞, 程湛恒 . 成都户改：引领中国城乡四元结构一元化转型[J]. 经济体制改革, 2012(04)：42-46.

[151]李相荣, 张秀敏, 任正, 等 . 东三省流动人口住院服务利用情况及其影响因素[J]. 医学与社会, 2020, 33(11)：66-70.

[152]李晓霞 . 融合与发展：流动人口基本公共服务均等化的思考[J]. 华东理工

大学学报(社会科学版), 2014, 29(02): 110-116.

[153] 李长明, 姚建红. 大力推进医疗卫生体制改革 加快发展社区卫生服务[J].中华医院管理杂志, 2003(02): 5-9.

[154] 李珍, 王德文, 徐昊楠, 等. 福建省流动人口门诊需求行为及影响因素分析[J]. 中国公共卫生, 2019, 35(07): 838-841.

[155] 练惠敏, 胡正路. 广州市基本公共卫生服务均等化评价指标体系的建立[J]. 中国卫生事业管理, 2012, 29(01): 74-76.

[156] 梁小烟, 梁大斌, 黄敏莹, 等. 2013—2017年广西流动人口肺结核流行特征分析[J]. 现代预防医学, 2019, 46(15): 2708-2712.

[157] 梁勇, 马冬梅. 现阶段我国城市流动人口变动的新特点及服务管理创新[J]. 理论与改革, 2018(01): 173-182.

[158] 刘传江, 程建林. 第二代农民工市民化: 现状分析与进程测度[J]. 人口研究, 2008(05): 48-57.

[159] 刘传江, 徐建玲. "民工潮"与"民工荒"——农民工劳动供给行为视角的经济学分析[J]. 财经问题研究, 2006(05): 73-80.

[160] 刘花, 唐尚锋, 陈莉, 等. 中国农村基本公共卫生服务项目政策变迁研究[J]. 中国卫生事业管理, 2019, 36(10): 747-750, 767.

[161] 刘晶, 王昊君, 李京辉, 等. 以公平正义的视角审视我国基本公共卫生服务均等化[J]. 卫生软科学, 2016, 30(12): 17-20.

[162] 刘璐婵. 老年流动人口异地就医: 行为特征、支持体系与制度保障[J]. 人口与社会, 2019, 35(01): 39-51.

[163] 刘璐婵. 流动人口跨省异地就医困局的缘起、政策分析与制度破解[J]. 四川轻化工大学学报(社会科学版), 2020, 35(05): 31-34.

[164] 刘晓婷, 黄洪. 医疗保障制度改革与老年群体的健康公平——基于浙江的研究[J]. 社会学研究, 2015, 30(04): 94-117, 244.

[165] 刘亚娜, 谭晓婷. 基本公共服务均等化视阈下京津冀流动人口管理政策比较与发展——基于省级政策文本的NVivo质性分析[J]. 云南行政学院学报, 2020, 22(05): 148-159.

[166] 刘艺敏, 何甜田, 孙宇恒. 湖北省女性流动人口基本公共卫生服务利用及影

响因素分析[J]. 中国社会医学杂志, 2020, 37(05): 549-552.

[167] 刘玉照, 王元腾. 跨界公共服务供给中社会组织参与的多重困境及其超越——对长三角流动儿童教育服务领域社会组织实践的考察[J]. 中国第三部门研究, 2020, 20(02): 3-30, 197-198.

[168] 陆碧茹, 丁灿华, 廖小燕, 等. 流动儿童计划免疫现状及管理策略[J]. 现代预防医学, 2007(03): 585-586, 594.

[169] 陆继霞, 汪东升, 吴丽娟. 新中国成立70年来人口流动政策回顾[J]. 中国农业大学学报(社会科学版), 2019, 36(05): 120-128.

[170] 陆万军, 张彬斌. 就业类型、社会福利与流动人口城市融入[J]. 经济学家, 2018(8): 34-41.

[171] 罗桂华, 张雪玲, 李秀芹, 等. 流动人口传染病社区防控的探讨[J]. 医学与哲学(A), 2015, 36(01): 48-50.

[172] 罗霞, 王春光. 新生代农村流动人口的外出动因与行动选择[J]. 浙江社会科学, 2003(01): 111-115.

[173] 马志飞, 尹上岗, 张宇, 等. 中国城城流动人口的空间分布、流动规律及其形成机制[J]. 地理研究, 2019, 38(04): 926-936.

[174] 马忠东, 石智雷. 流动过程影响婚姻稳定性研究[J]. 人口研究, 2017, 41(01): 70-83.

[175] 南昌市卫生健康委员会. 关于印发《南昌市流动人口区域协作工作规范》的通知[EB/OL]. (2017-04-07)[2021-05-12]. http://hc.nc.gov.cn/ncwjw/gzdt/201704/475dbc4fa458453e8d432e6de83b122e.shtml.

[176] 倪冰莹, 张静茹, 纪颖, 等. 流动人口家庭0~6岁儿童流动状态对其保健利用的影响[J]. 中国妇幼保健, 2019, 34(17): 3880-3883.

[177] 倪泽敏, 韩仁锋. 武汉市0~7岁流动儿童保健现况调查[J]. 中国妇幼保健, 2010, 25(16): 2258-2262.

[178] 牛建林. 人口流动对中国城乡居民健康差异的影响[J]. 中国社会科学, 2013(02): 46-63, 205.

[179] 齐明珠, 童玉芬. 北京市区县间医疗资源配置的人口公平性研究[J]. 北京社会科学, 2010(05): 27-33.

[180]齐亚强,牛建林,威廉·梅森,等.我国人口流动中的健康选择机制研究[J].人口研究,2012,36(01):102-112.

[181]邱晗波,李敏.促进基本公共卫生服务均等化探析[J].中国卫生资源,2016,19(03):238-241.

[182]裘奕嘉,曹梅娟,刘慧萍.基于安德森模型的流动老年人社区健康管理利用行为影响因素的研究进展[J].护理研究,2019,33(15):2619-2622.

[183]饶克勤.三医联动改革与国际经验借鉴[J].卫生经济研究,2019,36(01):4-9.

[184]沈诗杰,沈冠辰.中国省际人口流动的空间结构特征研究[J].人口学刊,2020,42(04):103-112.

[185]师保国,王芳,刘霞,等.国内流动儿童心理研究:回顾与展望[J].中国特殊教育,2014(11):68-72.

[186]石名菲,李英华,李莉,等.我国3省流动人口健康素养现状访谈结果分析[J].中国健康教育,2018,34(12):1059-1062.

[187]石郑.流动人口健康自评状况及影响因素分析[J].江汉学术,2020,39(02):17-28.

[188]宋月萍,张光赢.中国流动人口慢性病患者公共卫生服务利用现状及其影响因素[J].中国公共卫生,2021,37(02):198-202.

[189]孙德俊.发展城市社区卫生服务体系与改善卫生公平[J].中国医学伦理学,2007(04):108-110.

[190]孙基耀,何东炀,王萌,等.乡镇卫生院基本公共卫生服务开展中的"病症"与"良药"[J].中国卫生事业管理,2017,34(10):772-774.

[191]孙婷.新型城镇化过程中人口服务管理创新研究——基于实施全面两孩政策后的思考[J].人口与计划生育,2016(07):28-29.

[192]孙小悦,何雪松.流动儿童生活质量及其影响因素研究[J].江苏行政学院学报,2018(05):68-75.

[193]汤璨,孙文凯,赵忠.技术变革、流动人口就业结构与收入极化趋势[J].学术研究,2021(03):80-85,178.

[194]田昌伟,郑艳敏,孙乃玲,等.我国基本公共卫生服务标准化现状分析暨均

等化的标准化策略初探[J]. 中华流行病学杂志, 2020, 41(10): 1723-1730.

[195]汪海琴, 王泳仪, 侯志远. 医疗保险影响了流动人口住院机构选择吗？——基于2014年全国流动人口动态监测调查的证据[J]. 中国卫生政策研究, 2016, 9(05): 61-66.

[196]汪晓慧, 李剑波, 杨洋. 中国老年流动人口接受健康教育和建立健康档案现状及其影响因素分析[J]. 中国公共卫生, 2021, 37(02): 203-208.

[197]汪志豪, 杨金侠, 陈馨, 等. 国家基本公共卫生服务项目实施效果评价[J]. 中国卫生经济, 2018, 37(10): 63-66.

[198]王春光. 新生代农村流动人口的社会认同与城乡融合的关系[J]. 社会学研究, 2001(03): 63-76.

[199]王春兰, 刘陆雪. 上海市老年人口体检行为的群体差异及政策启示[J]. 江汉学术, 2019, 38(03): 49-55.

[200]王甫勤. 社会经济地位、生活方式与健康不平等[J]. 社会, 2012, 32(02): 125-143.

[201]王海娇, 马超, 光明, 等. 山西省离石区2014年麻疹暴发疫情的调查分析[J]. 中国疫苗和免疫, 2016, 22(03): 293-297.

[202]王鸿儒, 成前, 倪志良. 卫生和计划生育基本公共服务均等化政策能否提高流动人口医疗服务利用[J]. 财政研究, 2019(4): 91-101.

[203]王会光. 流动老人的自评健康状况及影响因素研究——基于城乡差异的视角[J]. 西北人口, 2018, 39(06): 48-58.

[204]王军, 张露. 中国低生育水平下的人口形势、长期发展战略与治理策略[J]. 治理研究, 2021, 37(04): 61-70.

[205]王丽平. 深化十七大精神 探索医改"中国"之路——记2008年全国卫生工作会议[J]. 中国卫生产业, 2008(03): 12-16.

[206]王璐瑶, 尹勤, 朱凯. 中国流动人口健康教育现状及其影响因素分析[J]. 中国公共卫生, 2021, 37(02): 193-197.

[207]王培安. 创新流动人口服务管理体制 推进基本公共服务均等化[J]. 人口与计划生育, 2010(12): 4-6.

[208]王培安. 继续推进流动人口计划生育基本公共服务均等化试点工作[J]. 人

口与计划生育, 2012(02): 1.

[209] 王培安. 解放思想 大胆探索 推动流动人口服务管理体制机制创新[J]. 人口与计划生育, 2009(02): 10-12.

[210] 王桥. 中国户籍改革与人口信息化管理[J]. 当代经济管理, 2014, 36(12): 57-64.

[211] 王钦池. 我国流动人口的健康不平等测量及其分解[J]. 中国卫生经济, 2016, 35(01): 69-72.

[212] 王瑞, 贾晓蓉, 李善鹏, 等. 青岛市居民健康素养与健康状况的关系研究[J]. 中华疾病控制杂志, 2019, 23(01): 70-74.

[213] 王伟. 基于 DEA 模型的山东省基本公共卫生服务效率评价[J]. 中国行政管理, 2014(12): 86-89.

[214] 王曦影, 张林林. 中国 21 世纪性教育干预研究系统综述[J]. 中国学校卫生, 2021, 42(01): 146-152.

[215] 王晓霞. 流动人口基本公共卫生服务均等化问题探究[J]. 天津行政学院学报, 2017, 19(03): 3-7, 2.

[216] 王永明. 基本公共服务均等化: 西部边疆民族地区铸牢中华民族共同体意识的路径选择[J]. 民族论坛, 2021(02): 33-43.

[217] 王泳仪, 王伟, 严非. 上海市流动老年人口卫生服务利用情况及其影响因素混合研究[J]. 中国全科医学, 2019, 22(01): 32-37.

[218] 王泳仪, 王伟, 严非. 上海市流动老年人卫生服务利用的定性研究[J]. 医学与社会, 2017, 30(02): 5-7.

[219] 王玉海, 张鹏飞. 双循环新格局的实现与增长极的跃变——兼议都市圈(城市群)发展的价值意义[J]. 甘肃社会科学, 2021(01): 32-40.

[220] 王媛, 胡燕. 家长参加儿童健康体检的依从性调查[J]. 中国儿童保健杂志, 2013, 21(05): 555-558.

[221] 王哲. 陆地边境地区人口流出对当地社会生活的影响及对策[J]. 社会科学家, 2013(04): 49-52.

[222] 王震. 新冠肺炎疫情冲击下的就业保护与社会保障[J]. 经济纵横, 2020(03): 7-15, 12.

[223]王志理,张婧文,庄亚儿.2011—2017年中国流动人口避孕模式变化分析[J].人口学刊,2019,41(05):5-17.

[224]王宗萍,段成荣.新生代流动人口的现状、困境及对策[J].人民论坛,2015(36):21-24.

[225]嵬怡.中国不同区域流动人口卫生服务供给与利用情况比较[J].中国公共卫生,2021,37(02):219-223.

[226]魏丽坤,余丽敏,王宝晨,等.高龄孕产妇的围产期妊娠结局分析[J].中华医学杂志,2018,98(39):3205-3207.

[227]温秀芹,赵洁,曾庆奇,等.提高老年人群健康素养对其基本公共卫生服务利用的影响研究[J].中华疾病控制杂志,2016,20(02):204-206.

[228]吴红,王凤,任胜洪.贵州少数民族家庭教育的现状、困境及对策[J].民族教育研究,2020,31(06):98-104.

[229]吴小龙,刘冬莲,姜杰.流动人口对传染病流行影响浅析[J].中国农村卫生事业管理,1992(07):37-38.

[230]吴愈晓.影响城镇女性就业的微观因素及其变化:1995年与2002年比较[J].社会,2010,30(06):136-155.

[231]习近平.决胜全面建成小康社会 夺取新时代中国特色社会主义伟大胜利[N].人民日报,2017-10-28.

[232]夏贵芳,朱宇,林李月,等.东部三大经济区城市流动人口的社会融入及其地区差异[J].地理科学进展,2018,37(3):373-384.

[233]夏昆昆,张元洁."80后"与"90后"流动人口城市长期居留意愿比较研究[J].统计与管理,2020,35(11):4-11.

[234]夏迎秋,景鑫亮,段沁江.我国城乡居民基本医疗保险制度衔接的现状、问题与建议[J].中国卫生政策研究,2010,3(01):43-48.

[235]肖海英.日本户籍制度与居民基本台账制度及其对完善我国户籍制度的启示[J].人口研究,2013,37(01):94-103.

[236]肖辉英.德国的城市化、人口流动与经济发展[J].世界历史,1997(05):63-72.

[237]肖丽萍.做好孕产期保健 降低孕产妇死亡率[J].中国妇幼保健,2008,23

(36)：5121-5122.

[238] 肖索未，陈彬莉，胡晓江，等. 北京市流动儿童麻疹强化免疫接种率及影响因素研究[J]. 现代预防医学，2014，41(14)：2634-2637.

[239] 肖子华. 总结历史经验 把握发展规律 努力做好新时代流动人口服务工作[J]. 人口与计划生育，2018(12)：19-24.

[240] 谢瑾，朱青，王小坤. 我国老年流动人口健康影响因素研究[J]. 城市发展研究，2020，27(11)：30-35.

[241] 辛向阳. 中国城市公共服务发展的趋势[J]. 城市管理与科技，2019，21(06)：26-27.

[242] 徐玲，孟群. 第五次国家卫生服务调查结果之二——卫生服务需要、需求和利用[J]. 中国卫生信息管理杂志，2014，11(03)：193-194.

[243] 徐双飞，武俊青，于传宁，等. 中国3个直辖市育龄流动人口接受生殖健康服务情况及其特征的相关分析[J]. 中华流行病学杂志，2018，39(10)：1303-1308.

[244] 徐水源. 流动人口基本公共服务均等化的德国经验及其启示[J]. 人口与社会，2016，32(04)：45-51.

[245] 薛莉萍，范慧，郭静. 流动人口健康教育现状及其影响因素研究[J]. 中国健康教育，2017，33(09)：771-774，796.

[246] 薛艳. 基于分层线性模型的流动人口社会融合影响因素研究[J]. 人口与经济，2016(03)：62-72.

[247] 闫淑娟，陈欣欣. 城市流动人口妇幼保健服务项目对流动儿童保健状况的改善作用[J]. 中国儿童保健杂志，2011，19(08)：689-691.

[248] 严琼，童连. 青年流动人口基本公共卫生服务利用及影响因素分析[J]. 中国公共卫生，2019，35(06)：680-684.

[249] 杨菊华. 从隔离、选择融入到融合：流动人口社会融入问题的理论思考[J]. 人口研究，2009，33(01)：17-29.

[250] 杨菊华. 流动人口在流入地社会融入的指标体系研究：基于社会融入理论的进一步研究[J]. 人口与经济，2010(2)：64-70.

[251] 杨菊华. 中国流动人口的社会融入研究[J]. 中国社会科学，2015(2)：

61-79.

[252] 杨菊华, 王毅杰, 王刘飞, 等. 流动人口社会融合: "双重户籍墙"情景下何以可为? [J]. 人口与发展, 2014, 20(03): 2-17, 64.

[253] 杨菊华, 张娇娇. 人力资本与流动人口的社会融入[J]. 人口研究, 2016, 40(4): 3-20.

[254] 杨梨, 崔永鸿. 健康中国背景下小学生性健康教育模式构建[J]. 中国学校卫生, 2020, 41(05): 645-647.

[255] 杨胜利, 姚健. 中国流动人口失业风险变动及影响因素研究[J]. 中国人口科学, 2020: 33-46, 127.

[256] 杨素雯. 流动人口健康素养与提升路径研究[N]. 中国人口报, 2017-12-01.

[257] 杨素雯, 崔树义. 大健康理念下流动人口健康服务提升策略[N]. 中国人口报, 2018-06-25.

[258] 杨昕. 户籍与流动人口基本公共卫生服务利用差异及影响因素[J]. 中国公共卫生, 2018, 34(06): 781-785.

[259] 姚宏文, 石琦, 李英华. 我国城乡居民健康素养现状及对策[J]. 人口研究, 2016, 40(02): 88-97.

[260] 尹勤, 徐千里. 流动人口健康档案建立现状及影响因素分析[J]. 中国公共卫生, 2018, 34(10): 1351-1355.

[261] 尹文强, 傅华, 安妮, 等. 我国社区卫生服务发展阶段分析及可持续发展策略研究[J]. 中华医院管理杂志, 2004(03): 18-22.

[262] 于梦根, 何平, 刘晓云, 等. 社会医疗保险下的整合型战略购买——德国保健改革的实践与启示[J]. 医学与社会, 2020, 33(12): 98-103.

[263] 于全德, 孙栗. 关于加强流动人口健康教育的思考[N]. 中国人口报, 2017-12-06.

[264] 于勇, 陶立坚, 杨土保. 基本公共卫生服务均等化评价指标体系的构建[J]. 中南大学学报(医学版), 2014, 39(05): 511-516.

[265] 余运江, 高向东, 郭庆. 新生代乡-城流动人口社会融合研究——基于上海的调查分析[J]. 人口与经济, 2012(01): 57-64.

[266] 余志涛, 杜渐. 杭州市开发区流动儿童免疫工作中存在的问题与对策[J].

现代预防医学, 2008(03): 579, 582.

[267]俞世裕. 2019 年迈向国家战略的长三角[M]. 北京: 社会科学文献出版社, 2020.

[268]郁建兴, 秦上人. 论基本公共服务的标准化[J]. 中国行政管理, 2015 (04): 47-51.

[269]袁晓玲, 唐晓宏, 周志成. 探索流动人口服务新路子[J]. 人口与计划生育, 2013(08): 33-34.

[270]岳经纶, 李晓燕. 社区视角下的流动人口健康意识与健康服务利用——基于珠三角的研究[J]. 公共管理学报, 2014, 11(04): 125-135, 144.

[271]岳亿玲, 李玉芹, 李影, 等. 淮北市区流动儿童计划免疫现状与对策[J]. 中国学校卫生, 2005(04): 312.

[272]张保仓, 曾一军. 流动人口家庭化迁移模式的影响因素——基于河南省流动人口监测数据[J]. 调研世界, 2020(12): 31-37.

[273]张慧, 于贞杰, 李向云, 等. 基本公共卫生服务均等化研究[J]. 中国卫生统计, 2018, 35(02): 269-271, 275.

[274]张检, 蔡金龙, 何中臣, 等. 流动人口与户籍人口健康教育状况及其影响因素比较分析[J]. 医学与社会, 2021, 34(07): 1-6.

[275]张金梦, 贾腾腾, 程梦菲, 等. 基本公共卫生服务均等化评价的实证研究[J]. 中国卫生统计, 2018, 35(06): 932-934.

[276]张景奇, 刘伊婧, 纪秀娟. 2016 年中国流动人口健康传播方式的现状分析[J]. 中国健康教育, 2020, 36(06): 491-495, 505.

[277]张静, 孙春阳, 刘慧燕, 等. 7 岁以下流动和常住儿童卫生服务现状及需求调查[J]. 中国妇幼保健, 2007(15): 2113-2115.

[278]张丽. 3~6 岁儿童父母对幼儿保健知识需求的调查研究[J]. 中国妇幼保健, 2015, 30(13): 2060-2061.

[279]张平, 赵德余. 社区卫生服务综合配套改革[J]. 中国卫生经济, 2007 (08): 37-39.

[280]张萍, 何士平, 沈星亮, 等. 重庆市九龙坡区基本公共卫生服务管理模式的探讨[J]. 重庆医学, 2014(43): 4971-4974.

[281]张启春,冀红梅.新生代农业转移人口的就业身份选择——基于2016年全国流动人口动态监测数据的分析[J].江汉论坛,2018(07):30-36.

[282]张启春,山雪艳.基本公共服务标准化、均等化的内在逻辑及其实现——以基本公共文化服务为例[J].求索,2018(01):115-123.

[283]张全,王俊华.流动人口孕产妇死亡率畸高背后"失落"的卫生正义[J].中国卫生事业管理,2008(06):371-374.

[284]张容瑜,尹爱田,安健.基本医疗卫生制度作用下的城乡居民就医行为[J].中国卫生事业管理,2012,29(05):324-326.

[285]张薇,马汉平,郝爱华,等.珠三角地区流动育龄妇女基本公共卫生服务均等化调查[J].中国公共卫生管理,2016,32(02):150-152.

[286]张晓杰.长三角基本公共服务一体化:逻辑、目标与推进路径[J].经济体制改革,2021(01):56-62.

[287]张银萍,韦欢欢,张蓓,等.卫生政策认知对社区居民求医行为及就医体验的影响[J].护理研究,2015,29(18):2212-2215.

[288]张跃国.广州蓝皮书:广州社会发展报告(2020)[M].北京:社会科学文献出版社,2020.

[289]赵军洁,张晓旭.中国户籍制度改革:历程回顾、改革估价和趋势判断[J].宏观经济研究,2021(09):125-132,160.

[290]赵扬玉,原鹏波,陈练.二孩时代高龄产妇面临的问题[J].中国实用妇科与产科杂志,2020,36(02):97-100.

[291]赵一凡,王晓慧.公共健康教育对流动人口健康状况的影响研究——基于2018年全国流动人口动态监测调查数据的实证分析[J].湖南农业大学学报(社会科学版),2020,21(05):61-67,94.

[292]郑杭生.农民市民化:当代中国社会学的重要研究主题[J].甘肃社会科学,2005(4):4-8.

[293]郑韵婷,纪颖,常春.我国流动人口健康促进政策发展与特点[J].中国卫生事业管理,2017,34(04):310-312,318.

[294]中共中央国务院."健康中国2030"规划纲要[EB/OL].(2016-10-25)[2021-04-10].http://www.gov.cn/xinwen/2016-10/25/content_5124174.htm.

[295]中共中央国务院.卫生事业发展"十二五"规划[EB/OL].(2012-10-19)
[2021-04-18]. http：//www. gov. cn/zwgk/2012-10/19/content_2246908. htm.

[296]中华人民共和国国家发展和改革委员会."十三五"全国流动人口卫生计生
服务管理规划[EB/OL].(2017-07-20)[2021-04-15]. https：//www.
ndrc. gov. cn/fggz/fzzlgh/gjjzxgh/201707/t20170720_1196847. html.

[297]中华人民共和国人力资源和社会保障部.人力资源和社会保障部财政部关
于基本医疗保险异地就医结算服务工作的意见[EB/OL].(2009-12-31)
[2021-05-18]. http：//www. mohrss. gov. cn/SYrlzyhshbzb/shehuibaozhang/
zcwj/yiliao/200912/t20091231_86858. html.

[298]中央人民政府.财政部 国家卫生健康委2020年下达603.3亿元支持各地
开展基本公共卫生服务和基层疫情防控工作[EB/OL].(2020-01-27)
[2021-04-18]. http：//www. gov. cn/xinwen/2020-01/27/content _ 5472491.
htm.

[299]中央人民政府.关于深化医药体制改革的意见[EB/OL].(2009-04-06)
[2021-05-18]. http：//www. gov. cn/jrzg/2009-04/06/content_1278721. htm.

[300]中央人民政府.国务院关于进一步推进户籍制度改革的意见[EB/OL].
(2014-07-30)[2021-04-03]. http：//www. gov. cn/zhengce/content/2014-
07/30/content_8944. htm.

[301]中央人民政府.国务院关于支持沿边重点地区开发开放若干政策措施的意
见[EB/OL].(2016-01-07)[2021-04-20]. http：//www. gov. cn/zhengce/
content/2016-01/07/content_10561. htm.

[302]中央人民政府.四部门关于印发基本公共卫生服务等5项补助资金管理办
法的通知[EB/OL].(2019-10-17)[2021-04-17]. http：//www. gov. cn/
xinwen/2019-10/17/content_5440912. htm.

[303]中央人民政府.卫生部发布职业病防治基本知识[EB/OL].(2011-04-18)
[2021-04-23]. http：//www. gov. cn/govweb/fwxx/jk/2011-04/18/content_18
46833. htm.

[304]中央人民政府.新划入基本公共卫生服务工作规范(2019年版)[EB/OL].
(2019-09-06)[2021-05-21]. http：//www. gov. cn/fuwu/2019-09/06/content

_5427746. htm.

[305]中央人民政府.中共中央关于坚持和完善中国特色社会主义制度 推进国家治理体系和治理能力现代化若干重大问题的决定[EB/OL].（2019-11-05）[2021-05-21]. http：//www. gov. cn/zhengce/2019-11/05/content _ 5449023. htm.

[306]钟威,毛宁,曹宏伟,等.辽宁省2006—2015年流动人口结核病流行病学特征分析[J].中华疾病控制杂志,2017,21(10)：1044-1047.

[307]周妮,沈秋明,施悦,等.上海和广州部分工厂外来未婚女工自杀意念及其相关因素分析[J].上海交通大学学报(医学版),2020,40(01)：93-100.

[308]周庆誉,翁昊艺,郭静.青年流动人口健康知识水平与行为形成状况调查[J].中国公共卫生,2014,30(09)：1157-1159.

[309]周晓英,宋丹,张秀梅.健康素养与健康信息传播利用的国家战略研究[J].图书与情报,2015(04)：2-10.

[310]周亚东,黄绪凯.目前我国社区卫生服务发展的困境探析[J].卫生软科学,2007(02)：158-160.

[311]朱海平,郦秀丽.改良的宣传干预对流动人口未婚女性生殖健康的改善效果[J].中国妇幼保健,2013,28(06)：985-987.

[312]朱琳,王筱婧.城市流动人口基本公共卫生服务均等化与精准脱贫研究[J].北方民族大学学报(哲学社会科学版),2019(05)：54-59.

[313]诸萍.近50年我国流动人口的婚姻匹配模式及时代变迁——基于初婚夫妇户籍所在地及性别视角的分析[J].南方人口,2020,35(01)：53-68.

[314]邹艳辉,刘鸿雁,王晖.新时期避孕模式的演变(2010—2016)[J].人口研究,2018,42(05)：3-16.